シヴァナンダ
ヨーガ入門

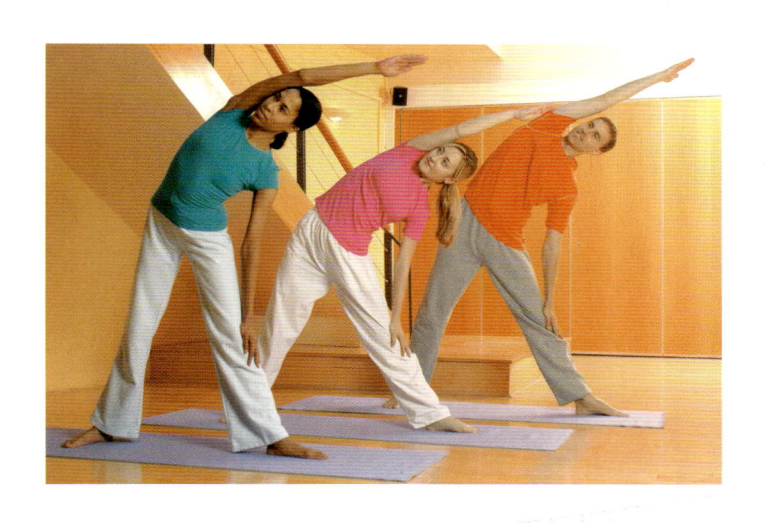

シヴァナンダ・ヨーガ・センター 著

木村 慧心 監修

大田 直子 訳

監修にあたって

　本書の出版元シヴァナンダ・ヨーガ・センターの創始者であるスワミ・ヴィシュヌ＝デーヴァナンダ師はスワミ・シヴァナンダ大師の直弟子として欧米に赴き、ヨーガの伝統を伝え広めました。スワミ・シヴァナンダ大師は医師としてマレーシアで活躍なさったお方でしたが、肉体の医師よりも魂の医師として生きたいという思いに至り、インドに戻って両親の承諾を得て出家し、ヨーガ行者になられたお方です。

　本書にも、そのような魂の癒しに繋がる貴重な教えが豊富に伝えられていることを読み取ってください。そして、肉体は勿論、精神性や霊性の癒しまでをも得て頂きたいと想います。

木村慧心
（日本ヨーガ・ニケタン代表）

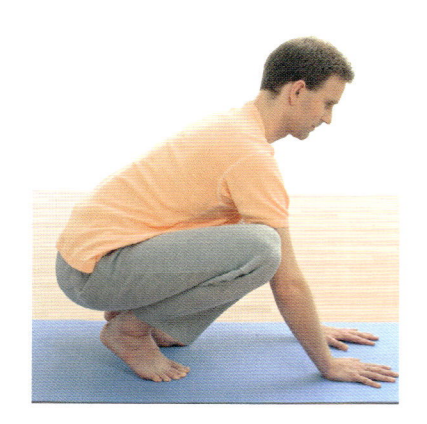

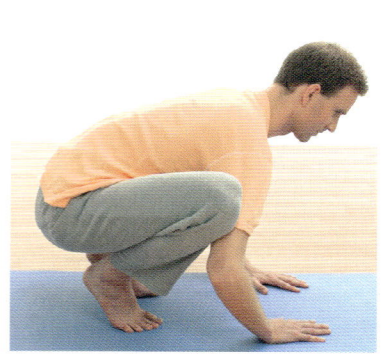

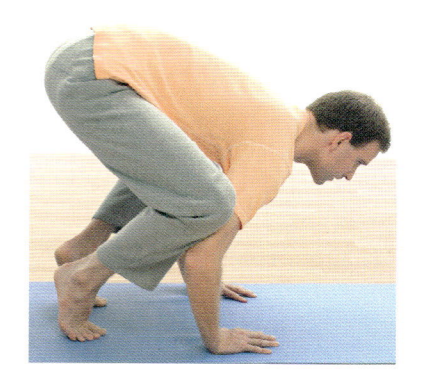

SIVANANDA
beginner's guide to
yoga
The Sivananda Yoga Centre

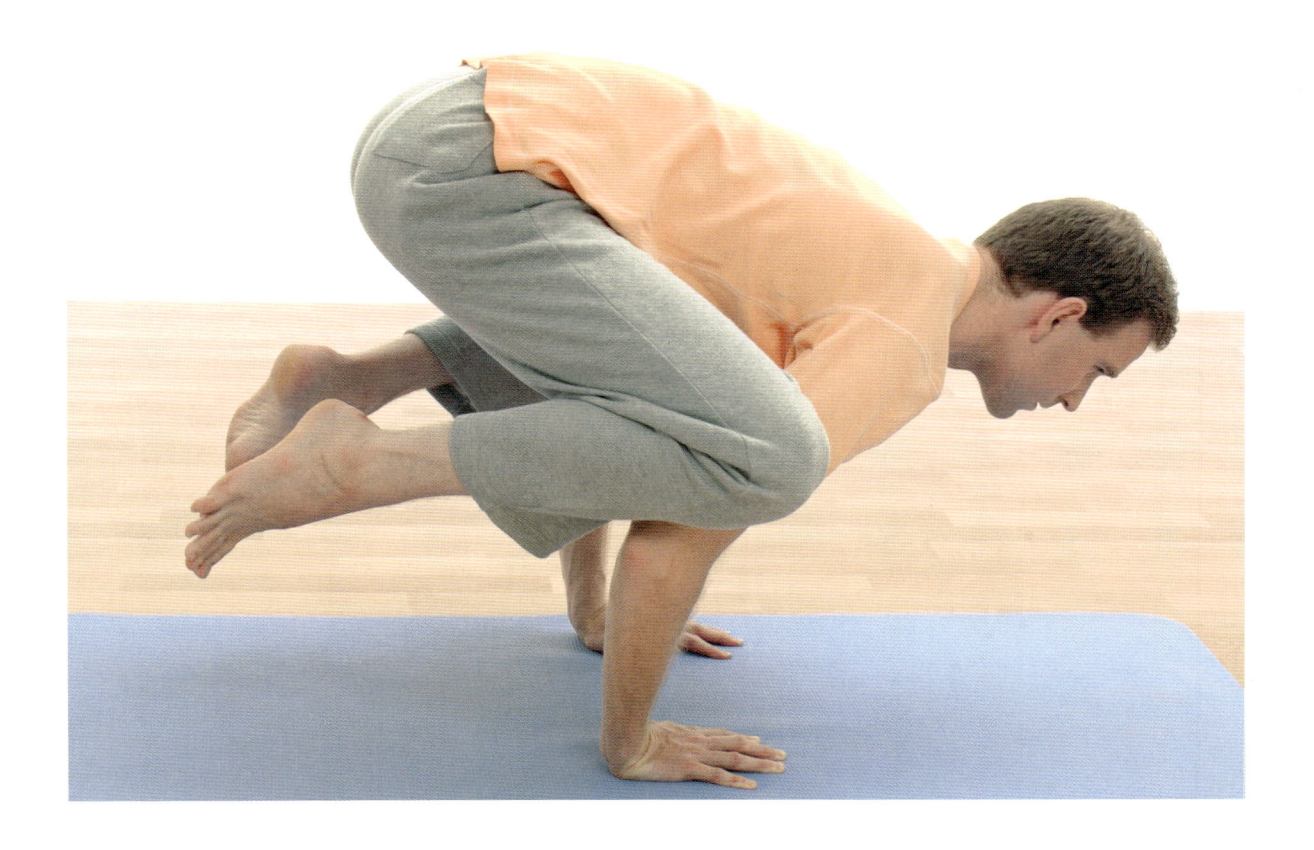

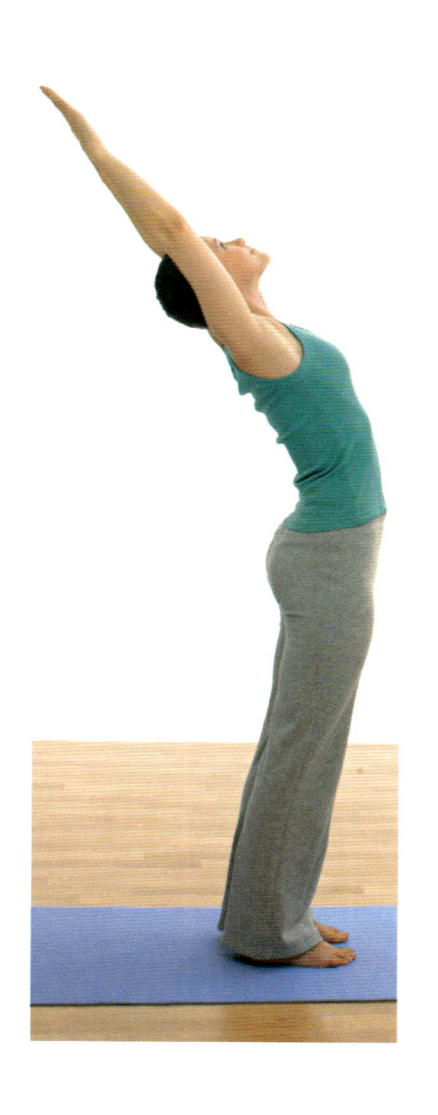

First published in Great Britain in 2006 by Gaia Books, a division of Octopus Publishing Group Ltd
Copyright © Octopus Publishing Group Ltd 2006 Text copyright © Sivananda Yoga Vedanta Seminarhaus 2006
Distributed in the United States and Canada by Sterling Publishing Co., Inc.
All rights reserved. No part of this work may be reproduced or utilized in any form or by any means, electronic or mechanical, including photocopying, recording or by any information storage and retrieval system, without the prior written permission of the publisher.
The right of the International Sivananda Yoga Centre to be identified as the Author of this work has been asserted in accordance with Sections 77 and 78 of the Copyright, Designs and Patents Act 1988.

ACKNOWLEDGEMENTS

Special photography
© Octopus Publishing Group Limited/Mike Good.

Other photography: DigitalVision 154 right. ImageSource 150–151. Octopus Publishing Group Limited 8, 9, 20–21, 146–147, 155;
/Adrian Swift 141, 142, 143 right.

Executive Editor Jo Godfreywood
Managing Editor Clare Churly
Executive Art Editor Leigh Jones
Designer Lucy Guenot
Picture Librarian Sophie Delpech
Production Controller Simone Nauerth

注記

本書で提示した情報は、医学的なアドバイスに代わるものとして受け取られることを意図したものではありません。医学的な処方を必要とする状態にある方は、本書でご紹介したポーズを始める前に、信頼のおける医師や治療の専門家にご相談することをお薦めします。

目次

序章 ……………………………… 6
- 古来の伝統 ……………………… 8
- 5つの基本原理 ………………… 10
- ストレスを克服する …………… 12
- 生命エネルギーを蓄える ……… 16
- リラックスするすべを身につける …… 18
- 実践的ヨーガ哲学 ……………… 20

第1章　ヨーガ・プログラム ……… 22
- プログラムの効果 ……………… 24
- クラス1 …………………………… 26
- クラス2 …………………………… 58
- クラス3 …………………………… 84
- クラス4 …………………………… 92
- クラス5 …………………………… 102
- クラス6 …………………………… 108
- クラス7 …………………………… 118
- クラス8 …………………………… 124

第2章　栄養 …………………… 128
- 菜食主義のメリット …………… 130
- 菜食の栄養源 …………………… 132
- ヨーガ式食事 …………………… 134
- アーユルヴェーダのアドバイス … 135
- 強い消化力 ……………………… 136
- ヨーガの浄化法 ………………… 138
- 簡単クイックメニュー ………… 140

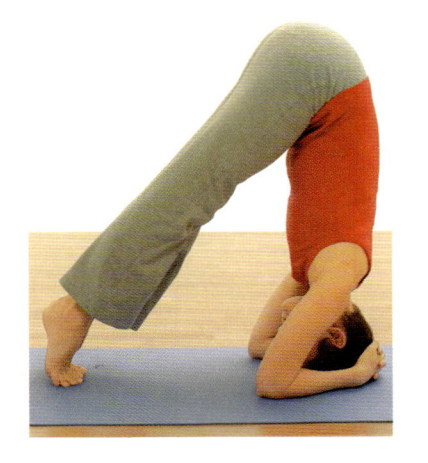

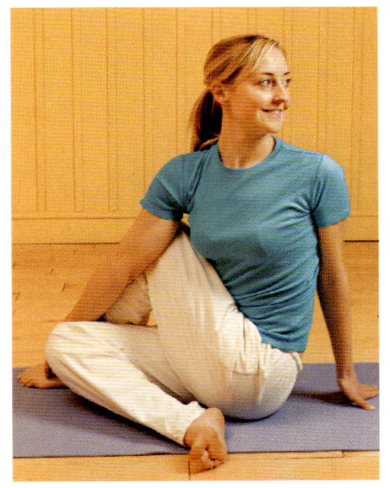

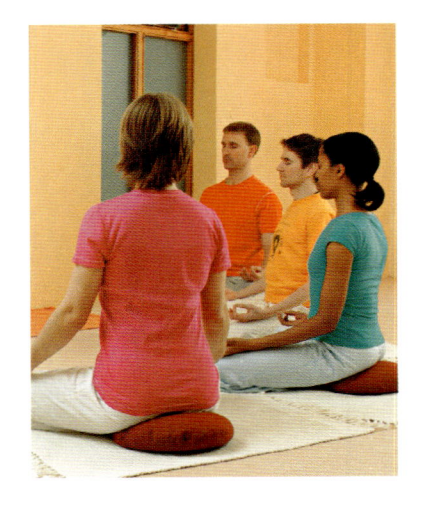

第3章　瞑想 …………………… 144
- 心の働き ………………………… 146
- ポジティブ思考 ………………… 148
- 思考から運命へ ………………… 150
- 現代生活に生きる古代の智慧 …… 151
- 肉体の瞑想 ……………………… 152
- 瞑想法 …………………………… 154

索引 ……………………………… 156

序章

「ヨーガは、実践する人の体と心と魂の
バランスをとり、調和させ、浄化します。
ヨーガが示す道は、完璧な健康、
完璧な心の統御、そして人の真我、世界、自然、
神との完全な平和へとつながっています」
スワミ・ヴィシュヌ＝デーヴァナンダ

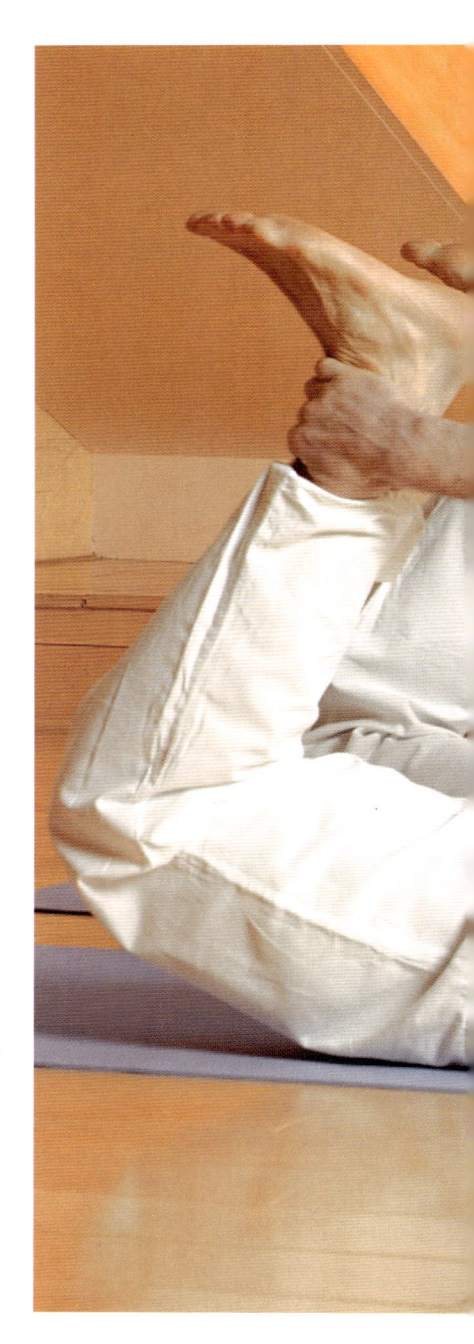

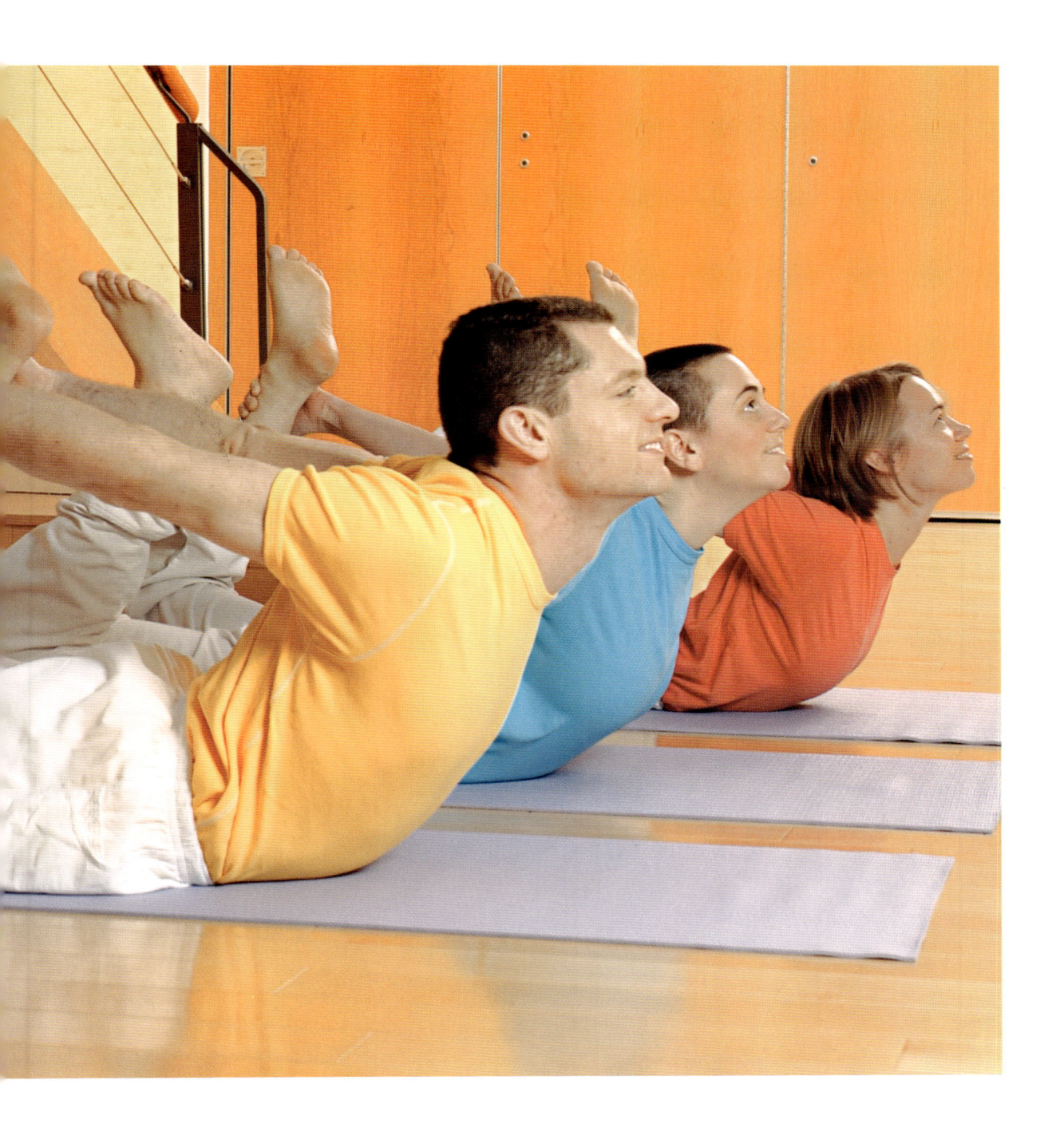

古来の伝統

　神聖なヨーガ科学はインドで数千年にわたって実践されてきました。ヨーガは文化的・宗教的・肉体的背景にかかわりなく、より高い人生の価値を求めて、心身を穏やかに自然の法則に調和させるのです。

　『ヴェーダ』という世界最古の書物も、ヨーガについて言及しています。ヨーガの教えの哲学的基礎となっているのは『ウパニシャッド』——『ヴェーダ』の後の部分——です。すべてのヨーガの基本目的は、個人の自我あるいは個我（ジーヴァ）を宇宙意識、至高の霊性、あるいは純粋意識（ブラーフマン）と再結合させることであるとされています。この不変の存在との結合によって、個我はあらゆる分離の思いから自由になり、時空の幻想から解放され、人は真の本質を認識することができると言われています。事実、「ヨーガ」という言葉そのものが「結合」を意味するのです。世界中に数えきれないほどいるヨーガの実践者や指導者が、古典的な教えを自分自身の経験によって再確認し、この伝統を生き生きと脈打たせ続けています。

　ヨーガは4本の道が統合したものとして知られています。4本の道とは、哲学を探究するジニャーナ・ヨーガ、信仰を実践するバクティ・ヨーガ、無私無欲に行動するカルマ・ヨーガ、そして心身を統御するハタまたはラージャ・ヨーガ。端的に言うと、これらの道は知性（ジニャーナ）、感性（バクティ）、手（カルマ）、そして人間の内的精神（ハタまたはラジャ）の完璧な調和に相当します。本書は、ハタまたはラージャ・ヨーガへのシンプルで実際的な道案内です。

偉大なる師

　ヨーガが持つ予防および治療の効果は広範囲におよぶもので、大勢のヨーガ・マスターによる草分け的

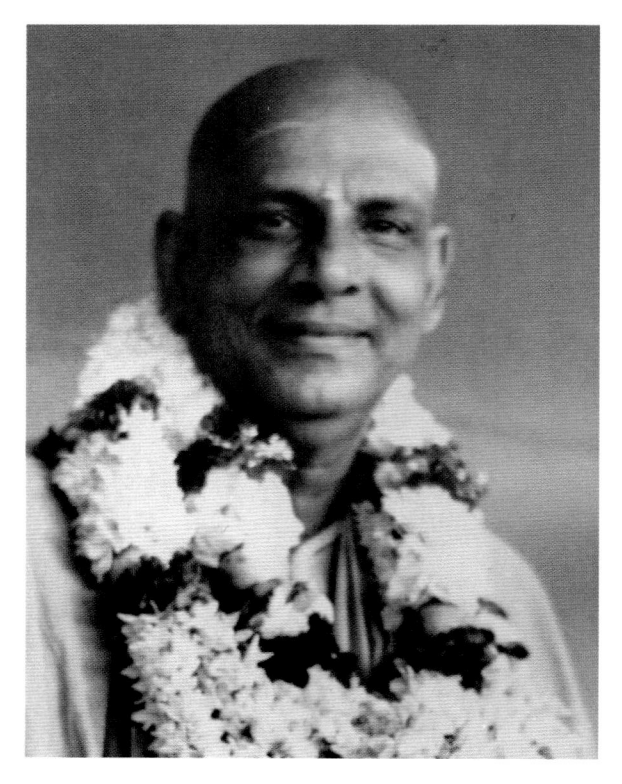

H・H・スワミ・シヴァナンダ大師

な業績のおかげで、今日ヨーガは世界中で広く信頼されています。

　20世紀を代表する偉大なヨーガの教えの体現者は、H・H・スワミ・シヴァナンダ大師（1887～1963年）です。大師はインドでヨーガを実践し、教えていたのですが、ヨーガは全世界に益するべきだと考えていました。ヨーガの道に人生を捧げるようになる前は医師だったスワミ・シヴァナンダ大師は、ヨーガの教えを科学的な方法で示し、とりわけ複雑な哲学的テーマもシンプルにわかりやすく表現しました。ヨーガのあらゆる面について、権威ある本を数多く著し（非常にまれなことに、おもに英語で）、アシュラム、ヨーガ・

アカデミー、そしてディヴァインライフ・ソサイエティ（1935年）と呼ばれる組織を設立しました。この組織は、正直、清浄、非暴力、自己実現、そして世界平和の理想のために尽くしています。さらにスワミ・シヴァナンダ大師は、ヨーガの教えを女性に開放しました。インドがまだイギリスの統治下にあり、ヨーガがもっぱら男性に教えられていた時代にあって、これは勇気ある行動でした。大師の洞察力は、現在のヨーガ人口に反映されています。今日、ヨーガの実践者の大部分が女性です。

1957年、H・H・スワミ・シヴァナンダ大師は、非凡な弟子のスワミ・ヴィシュヌ＝デーヴァナンダ師（1927〜93年）を西洋（初めはアメリカ）に送りました。スワミ・ヴィシュヌ＝デーヴァナンダ師はそこで35年以上も暮らし、ヨーガを教えることになりました。師の献身とヨーガに対するみごとなアプローチは、インドだけでなく南北アメリカとヨーロッパで確固たる地位を築きました。「はっきりとわかりやすく」をモットーに、師は5つの基本原理（10〜11ページ参照）にしたがい、きちんと組み立てられたエクササイズの流れの中でヨーガを教えました。さらに国際シヴァナンダ・ヨーガ・ヴェーダーンタ・センターを設立し、瞑想中の啓示にしたがって、世界平和の実践ツールとしてヨーガ教師トレーニングコースを始めました——師の偉大なる導師のビジョンどおりに。

なぜ今ヨーガなのか

私たちの生活は、あらゆる局面がとほうもないスピードで進んでいます。これがここ数十年に起こったテクノロジーの飛躍的な進歩の副作用であることは周知の事実です。したがって今日、ヨーガをするいちばんの理由はストレス解消です（12〜15ページ参照）。床に敷いた小さなマットの上でできるヨーガのシンプルさは、現代生活の複雑さとはうれしいほど対照的で、だんだんに心身がバランスを取り戻していけるのです。きっかけとしてはこういうストレスと闘うため、体の健康と柔軟性を保つため、あるいは腰痛など具体的な苦痛の種を取りのぞくために、ヨーガに引き込まれる人が多いのは確かですが、自分の本質である内面の平安を初めて経験し、結果として生き方が微妙に変わる人も大勢います。

初心者にとってヨーガのメリットはおもに、関節や筋肉の動きの変化、血行の増進、体温の変化、呼吸法による神経系調節機能の向上などとして感じられます。ヨーガの教えによると、これらはすべて実はプラーナの流れの変化（体内の微細な生命エネルギーの変化）であり、エクササイズにもっと深く入り込み、感受性が鋭くなるにつれ、体だけでなく精神のレベルでも、この変化を経験するようになります。プラーナ——すべての生命体に宿る微細なエネルギー——を理解してコントロールすることが、健康な体と心のバランスの鍵と考えられています。

スワミ・ヴィシュヌ＝デーヴァナンダ師

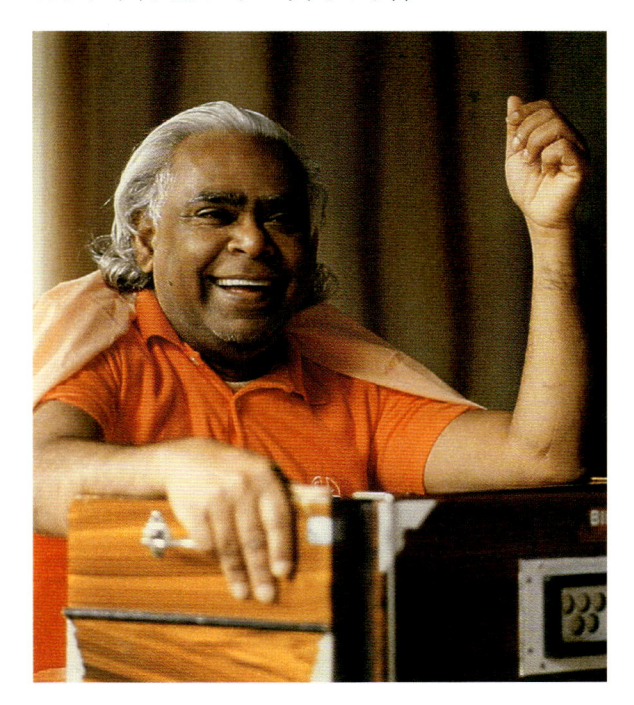

5つの基本原理

　欧米の人々のライフスタイルとニーズを注意深く観察したスワミ・ヴィシュヌ＝デーヴァナンダ師（9ページ参照）は、彼らの生活の質を上げるために古来のヨーガの知恵を、欧米の生活パターンに組み込みやすい5つの基本原理に凝縮しました。以下に説明するその5原理は、本書の基礎にもなっています。

正しい運動

　ヨーガでは、完璧でありながら比較的穏やかな形の運動を行います。ほかのフィットネスプログラムにありがちな、筋肉の疲労や過剰な刺激といった副作用のおそれはありません。サンスクリット語でアーサナ——安定した心地よい姿勢の意——と呼ばれるポ

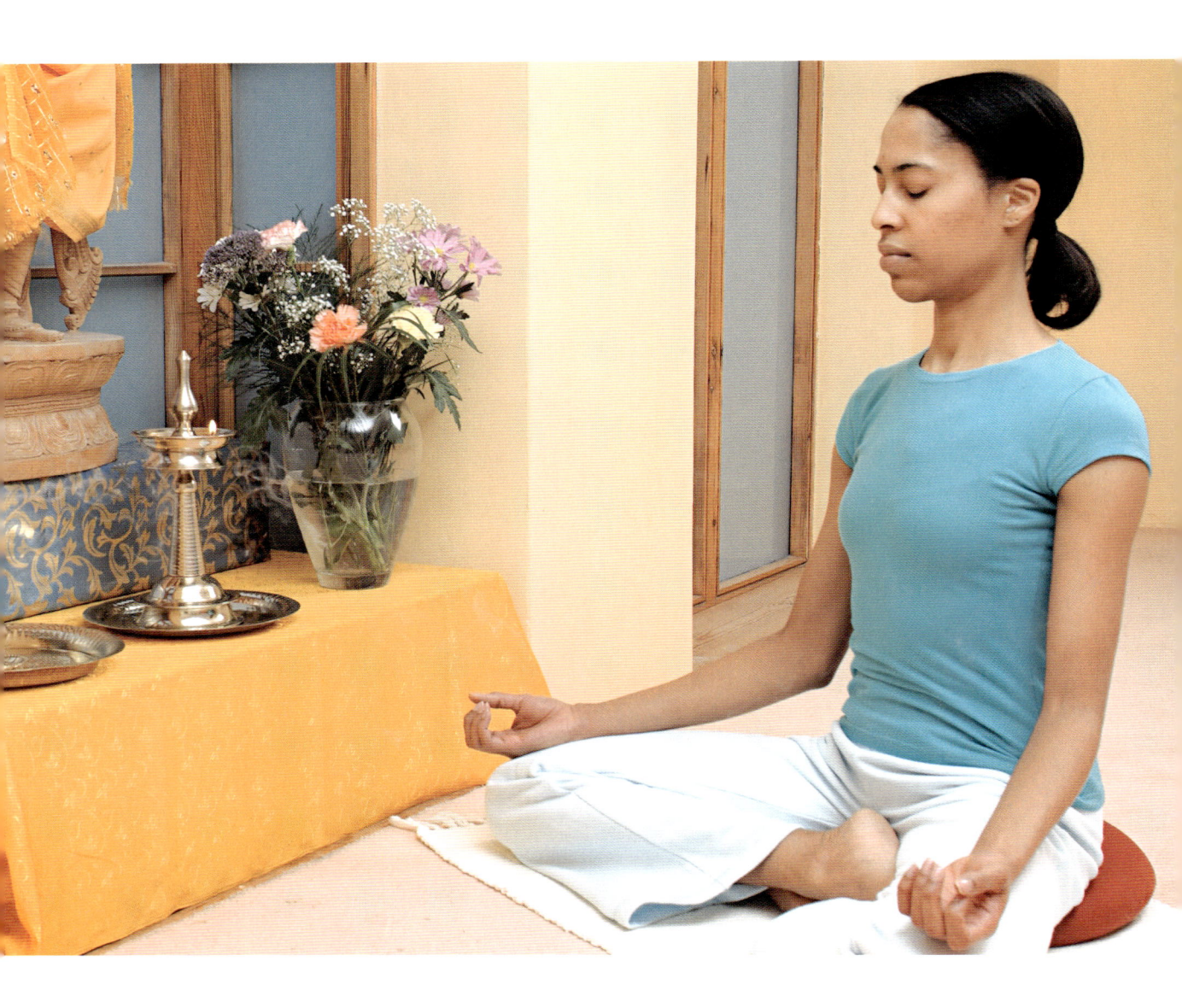

ーズは、あらゆる年齢、あらゆる職業の人が、個人のニーズに合ったレベルで練習することができます。アーサナは体の関節、筋肉、靭帯の構造にとって優れた潤滑油となり、脊椎を強くしなやかにし、体を伸ばして調整し、消化作用を高め、血行を促進し、プラーナ（あらゆる生命体を流れる生命エネルギー）を増強し、集中力を高めます。筋肉の曲げ伸ばしは、全身に休息と再生をもたらします。第1章には、みなさんのためになるヨーガのエクササイズが8段階で示されています。

正しい呼吸

ゆったりとした規則正しい呼吸は、肺の一部ではなくすべてを使うことで、酸素摂取量を最大にします。このような深い呼吸は身体活動によって自然に起こるものですが、現代社会では大部分の人が、1日中デスクやコンピュータの前に座ることを強いられる非肉体労働をしています。残念ながら、これではゆったりした呼吸にはなりません。それなのに、効率的な頭脳労働のために脳が必要とする酸素は、ほかのどの器官や組織が最適に機能するために必要な酸素よりも多いのです。ヨーガの呼吸法は、肺の能力を最大限に活用することによって、じっと座っているときでも酸素摂取量を最大にすることができるように考えられています。呼吸の癖を改善することで活力が高まり、呼吸のエクササイズ（第1章の38〜41、60〜61、86〜87ページ参照）を毎日2、3ラウンドすることで、完全に「バッテリーを充電する」ことができます。

正しいリラクゼーション

リラクゼーションはヨーガに欠かせない重要な要素です。というのも、リラクゼーションによって心配やストレスを取りのぞくことができ、すべての筋肉の緊張がほぐれ、全身が休まって若返った気分になるからです。ヨーガのリラクゼーション法によって、既存のストレス症状を克服できるだけでなく、外部のストレス要因に対する抵抗力をぐんと高めることができます。第1章では、すべてのヨーガ・エクササイズの間にリラクゼーションのエクササイズを行って、次の運動の前に体を休めることを勧めています（47ページ参照）。最後のリラクゼーション（54〜57ページ参照）は、体にも心にも冷却システムの働きをします。

正しい食事

ヨーガの教えによると、新鮮でバランスのとれた菜食は、心身を強くしてその強さを維持するための鍵となります（130〜133ページ参照）。各食事にさまざまな要素を巧みに取り入れることで、器官や筋肉が最適に機能するために必要な栄養を摂ることができます。食べ物を選ぶときは、年齢、住んでいる場所の気候、季節、仕事のタイプ、そしてもちろん体のタイプ（135ページ参照）も考慮しなくてはなりません。第2章（128〜143ページ）ではもっぱら「正しい食事」をなぜ、どうやって維持するかを説明します。

ポジティブ思考と瞑想

心は体という乗り物を操る知的な運転手と考えることができます。ですから、人生という旅の目的と目的地への行き方を理解できるように訓練する——ポジティブ思考と瞑想という形で——ことが重要です。ポジティブ思考（148〜149ページ参照）によって勇気、愛情、満足などの心躍る感情が育まれ、恐怖、怒り、嫉妬、焦燥などのネガティブな衝動に取って代わります。そして瞑想（152〜155ページ参照）を実践することで、心は波のない湖面のように静まり、内面の安らぎ——すべての思考が止まってはじめて見出される湖底の宝物——へと導かれていきます。

ストレスを克服する

　平均的な現代のライフスタイルは、どんな形であれ、とてつもないスピードに支配されています。仕事量が増え、時間に追われ、遠いところまで出かけ、期待されるものが大きくなっていく生活に、一生懸命合わせようとしがちです。人によってストレスの感じ方は違います。ストレス症状ははっきり診断できますが、それを治すための万人に共通の医学的解決策はありません。とはいっても、スポーツをする、マッサージを受ける、心を元気にさせるために休暇をとったり、転職したり、人生をもっとポジティブにとらえようとするなど、感じているストレスを何とかしようとする方法はいろいろ考えられます。

　ヨーガもまたストレス軽減のツールとしてとても人気があり、非常に効果的ですから上にあげた方法を補うことができます。ところで、第1章の8つのクラスで説明されているポーズと呼吸法とリラクゼーションの組み合わせによって、いったいどういうふうに「ストレスを解消」できるのでしょう。

「闘争か逃走」反応

　ストレス感は特定の外的要因によって直接起こるものではありません。そういう外的要因に対する「闘争か逃走」反応という体の本能的な反応によって起こるのです。これは生存本能の一部として非常に有益な反応で、自然災害や身体への直接攻撃など、切迫した脅威に直面したときに活性化します。そういうとき私たちは文字どおり、状況に立ち向かう（生きるための「闘争」）か、命を守るためにそこから逃げ出す（「逃走」）必要があります。

　時間のプレッシャー、感情的な葛藤、経済的な心配、過剰な騒音、環境汚染、競争の激しい環境などは、切迫した身体への脅威とは比べものになりませんが、それでも人間の神経系は同じものと解釈します。特定の体内組織活動が警戒態勢に入る一方で、ほかの組織は一時的に活動を停止します。こういう変化は現に、生命を脅かす身体的危機に陥っているという強い主観的印象を生み出すのです。状況によっては、だれか戦うべき相手か逃げ出すべき相手がいるかのように、体が働き始めます。

ストレス症状

　自律（不随意）神経系の一部である交感神経は、脊椎の胸部（中央）と腰部（下部）から出て体のさまざまな系に広がり、ストレス時には「緊急事態」らしいというニュースを送ります。名前が示すようにこの神経系は意識的にコントロールできないので、実際のストレス症状を経験するまで、この神経が活性化していることがわかりません。

心拍の強さと速さの増大　状況に反応するのに必要と思われる酸素を筋肉に供給するため、血液が体中に送り込まれるスピードが上がります。この反応が起こると、静かな集中した活動（睡眠も含めて）は非常に困難になります。

消化器系の変化　血液は消化器官から骨格筋に向けられ、基本的に消化器系は閉鎖されます。つまり、この期間に摂取された食物はすべて長時間胃にとどまる可能性があり、体に不要な緊張を強いることになります。

骨格筋の血流増加　ストレスの下では、多くの主要な筋肉が闘争（おもに首と肩の筋肉）または逃走（おもに脚の筋肉）を予期して収縮します。その収縮は苦痛で

あるだけでなく、大量の生命エネルギーを消費するため、ストレスの多い日の終わりには、たとえ筋肉を使う仕事をほとんどしていなくても、体に疲れを感じることになります。

呼吸速度の上昇　ストレスの下では、腹腔神経叢が緊張して正常な腹式呼吸（38〜41ページ参照）ができなくなります。その代わり、胸で短く浅い呼吸をします。このようにリラックスして呼吸ができないと、不安感が生まれ、静かに話したり長い文章を用いるのが難しくなります。

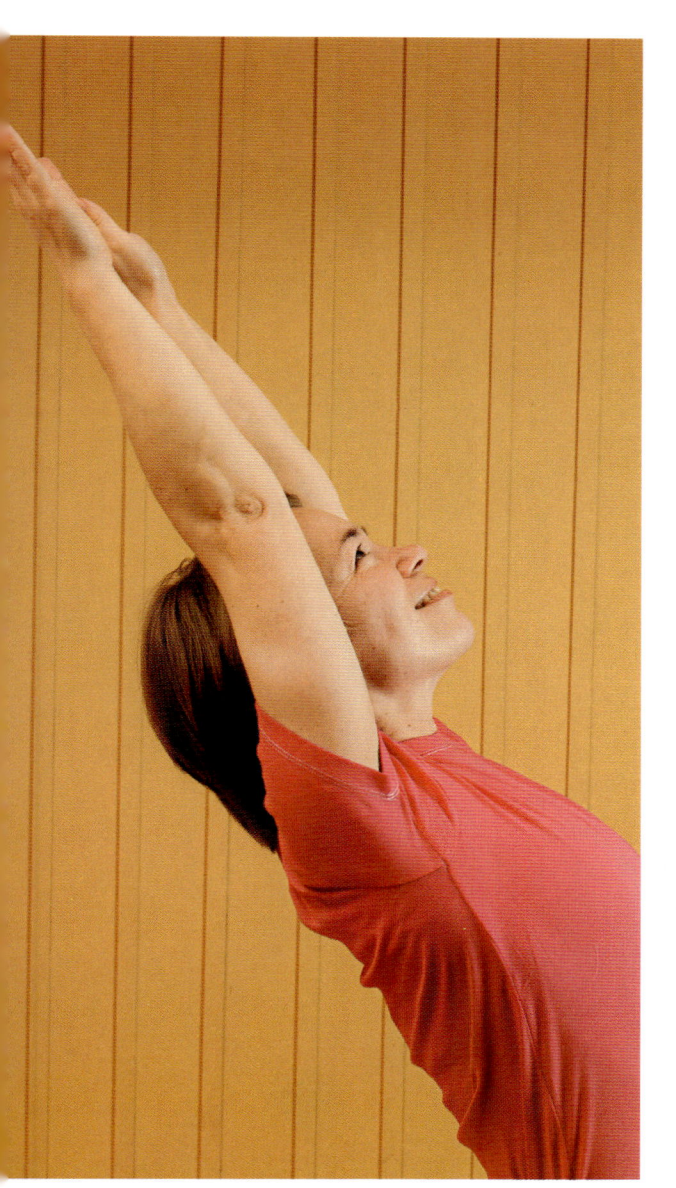

グルコース濃度の上昇　ストレスの下では、血中のグルコース濃度が高くなり、余分な血糖を消費するためにすい臓からインスリンホルモンが放出されます。このインスリン放出は非常に強力で、血糖値が急激に下がります。ストレスを感じる出来事のあとに空腹を感じるのはこのためなのです。ストレスが習慣的になった場合、典型的な反応として甘いものがむしょうに欲しくなり、たくさん食べてしまいます。

運動でストレス解消

　ストレスを「解決する」自然な方法として多くの医師がスポーツを勧めますが、興味深いことに、たいていのスポーツは実は「闘争か逃走」の状況を再現するものなのです。ほとんどのスポーツの試合は身体的または心理的な戦いであり、闘争本能を刺激して露わにします。その目標は「勝利」です。それとは対照的に、ランニングやウォーキングのようなスポーツ（ランニングマシンも含めて）は「逃走」を模倣しています。

　ヨーガ・エクササイズの太陽礼拝（64〜71ページ参照）は、動きたいという衝動を解消する穏やかで非競争的な方法です。深く規則正しい呼吸を保てるかぎり、だんだん動きのスピードを上げることもできます。この方法なら、緊張した動きによる新たなストレスを神経系に加えることはありません。そのあと横になって最後のリラクゼーション（54〜57ページ参照）を行うと、交感（ストレスで活性化する）神経系の活動がすでに静まっていることを実感できます。

休息と回復

副交感神経も自律（不随意）神経系の一部で、脊椎の脳下部と仙骨部（下部）から出ています。交感神経とまったく同じ組織につながっていますが、その作用は正反対です。器官に「休息と回復」を与える、つまりストレス反応の「緊急事態シナリオ」が終わったらすぐに、体を正常に戻すよう指示するのです。副交感神経のメッセージは

- 心拍のスピードを落とす
- 呼吸のスピードを落とす
- 消化液分泌を促す
- 消化作用を促す
- 排泄を刺激する
- 涙と唾液の分泌を増やす

ほかの神経と同様、副交感神経もメッセージを伝達するためには活性化される必要があります。交感（ストレスで活性化する）神経系は無意識のうちに興奮しますが、副交感（落ち着きを誘発する）神経系は、深くリラックスした睡眠中をのぞいては、意識的に活性化させる必要があります。ストレスの多い状況で「ただリラックスする」のは無理だと感じるのはそのためです。ところがヨーガを通じてなら、これを実行する方法を身につけることができるのです。

ストレッチでストレス解消

ヨーガの初心者がポーズをとるために筋肉を伸ばすと、少し苦痛に感じるポイントがあります。ヨーガ・プログラム（第1章参照）のクラス1では、ストレッ

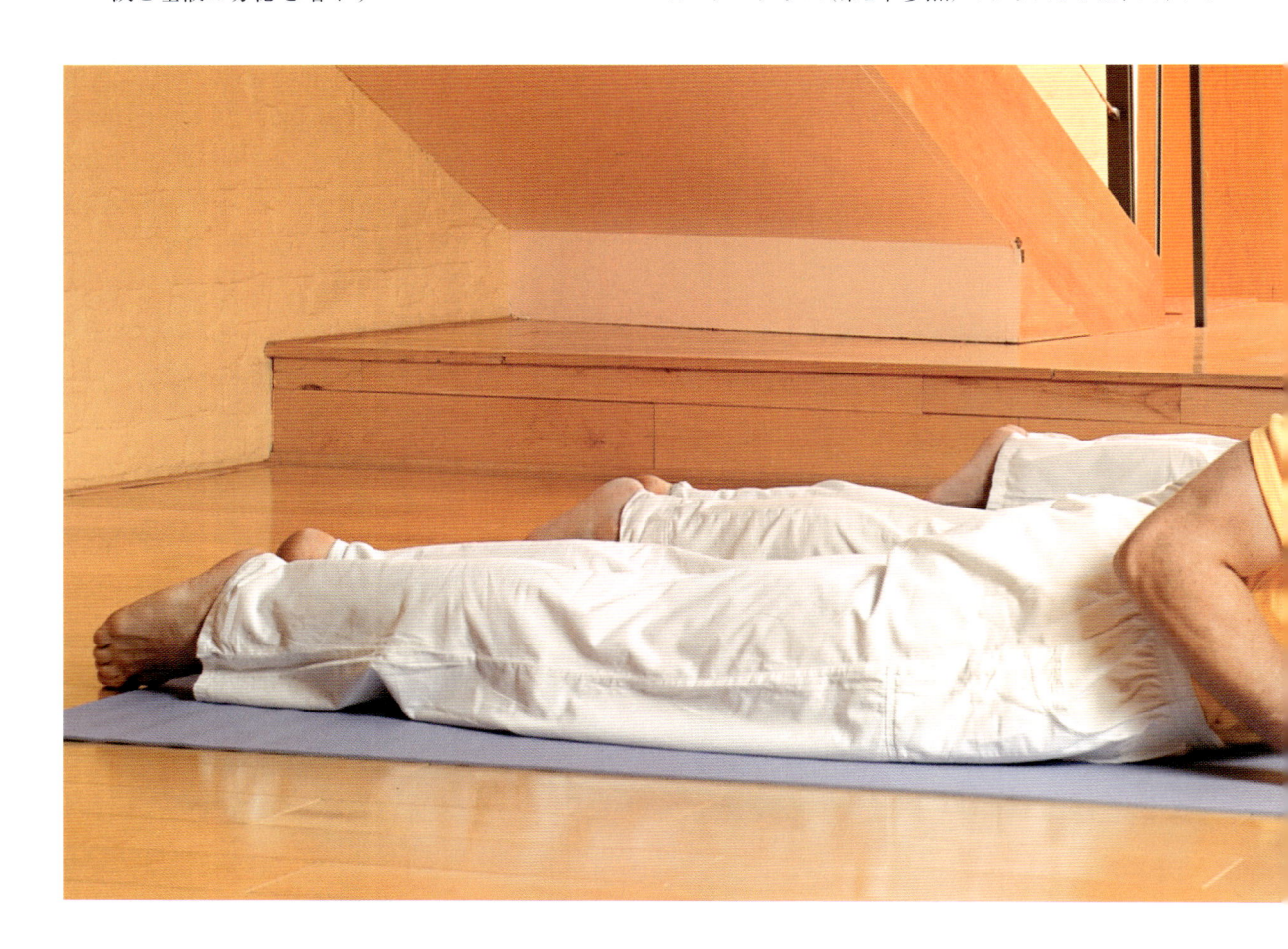

チを維持するのは短い時間だけで、そのあとすぐにリラックスします。このように、ストレッチのつらさとリラクゼーションをリズミカルに交互に体験することで、だんだん緊張した筋肉がほぐれ、副交感神経の反応が活性化されて、ゆったりした幸福感を覚えます。最後のリラクゼーション（54〜57ページ参照）に到達するまでに、足の先から頭まで、体の全細胞が休息して回復する過程を実感することができます。

リラックスでストレス解消

プログラムも後半になると、ヨーガのポーズ、とくにコブラのポーズ（80〜82ページ参照）やバッタのポーズ（90〜91ページ）、弓のポーズ（96〜97ページ）のようなアーサナには、より積極的な筋肉の収縮（ただ伸ばすだけではなく）が必要になります。このような筋肉の収縮は、さらに深いレベルのリラクゼーションを生み出します。なぜなら、筋肉が強い収縮のあとにリラックスすると、隠れていた緊張が筋肉繊維から解き放たれるからです。このように筋肉を使ったあとのリラクゼーションが増すと、心もリラックスして日常生活の難題を受け止めることができるようになります。

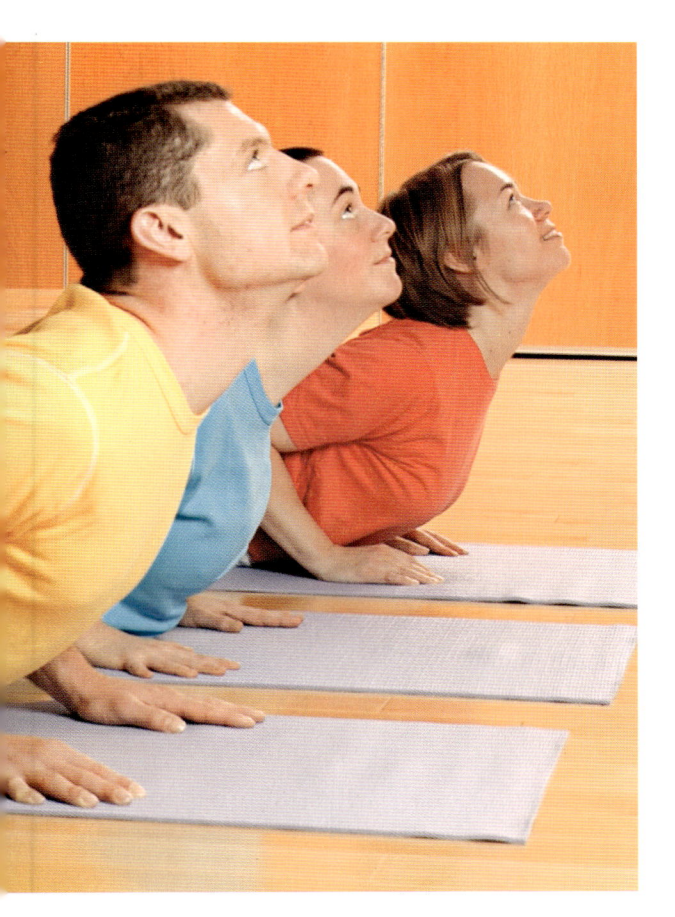

ヨーガが鍵

要するに、ヨーガのエクササイズは交感神経系の過剰興奮を弱め、副交感神経系の「休息と回復」を活性化するわけです。この効果は24時間続きますから、毎日実践することで確実にストレスを防ぐことができます。ストレスの多い生活環境は交感神経系を刺激し続けて、たとえば心拍を加速するように、あるいは消化を遅らせるように指示するかもしれませんが、活性化した副交感神経系はその刺激に効果的に対抗し、リラックスした状態を保つことができます。どうしようもない状況のためにストレス反応がいくつか現れ始めたとしても、夕方にヨーガをすればすぐに症状が消えることがわかっていれば、冷静さを保つことができます。

ストレスのコントロールにヨーガを利用するアプローチは、何よりもヨーガをするたびにストレスのない経験をすることですから、実践している間は邪魔の入らない、静かで清潔なすっきりした空間を確保してください。さらに自分をよく省みて、不健康な食習慣やネガティブ思考、あるいは自分のための「休止時間」がないことなど、不要なストレスを生む可能性のある身体的または心理的習慣を自覚することも大切です。そのような自分がつくり出すストレス状態を解消するために、体によい菜食からポジティブ思考や瞑想まで、ヨーガはさまざまなライフスタイルの秘訣を提案します。

生命エネルギーを蓄える

　ヨーガの教えによると、同じプラーナ、つまり生命エネルギーが、体の動きと心の活動と知覚作用で異なる波長を振動させています。スポーツ競技で競われるのは、身体活動に放出されるプラーナの量です。カーレースでいちばん優秀なドライバーとは、身体運動と知覚作用の両方で、プラーナを正確に調整するのに長けている人です。チェスの試合では、同じプラーナの放出が戦略的思考の最中に起こるわけです。

　こういう状況すべてに共通するのは、プラーナは競われているその瞬間に、実際に消費されているということです。同様に、食べる、話す、握手する、音楽を聴くといった基本的な活動をするときも、私たちは無意識のうちにプラーナを放出させています。

　それに比べて、ヨーガのポーズ、呼吸法、そしてリラクゼーションを行っている間は最小限のプラーナしか消費されず、多くのプラーナが温存されますから、それを日常生活のあらゆる種類の活動に自由に使うことができます。

　プラーナをバランスよく蓄積したり消費したりするヨーガのやり方は、触覚、視覚、聴覚、味覚、嗅覚の五感を精巧に調和させて働かせることと関係しています。ヨーガは感覚の訓練になるので、知覚がより正確になる一方で、わずらわしい刺激から感覚を遮断することができるようになります。

　五感の働きを注意深く観察すると、もっとバランスよく感じられる新たな方法が見つかります。これとは対照的に、私たちの感覚はふだん日常的に激しく攻めたてられ、過剰に刺激されていて、大量のプラーナを消費する必要に迫られています。

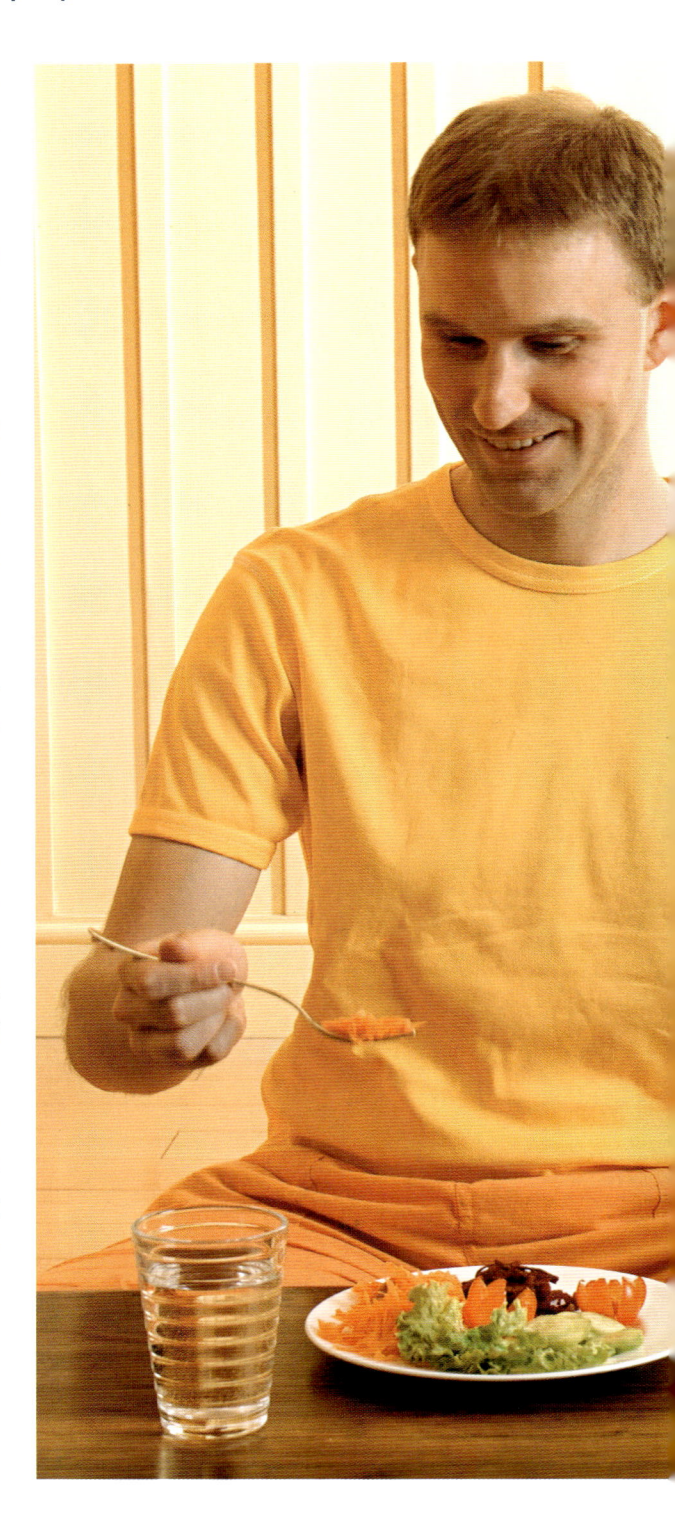

触覚

　感覚には圧力、温度、痛みの感覚が含まれており、皮膚、内臓、筋肉にある無数の感覚受容器がかかわっています。そのため、感覚は身体意識全般に関係しているのです。

　アーサナをしているときは、圧力、温度、そして時には苦痛の感覚が増し、触覚を活性化します。これらの感覚をすべて感じとって確認するために、プラーナが体に向かって放出されます。ひとたびリラックスするとプラーナが温存されるので、圧力、温もり、痛みの感覚が調和のとれた幸福感に戻ります。この「微細な触覚」が、外部のものや人に対する触覚を高めます。

視覚

　ヨーガのエクササイズには、目の活力と正しい機能を向上させるものがたくさんあります。たとえばトラータカ、つまり凝視行法（154〜155ページ参照）は涙を出すことで目を浄化します。目の運動（31〜33ページ参照）は目の筋肉をほぐして強化します。肩立ちのポーズ（50〜53ページ参照）と頭立ちのポーズ（128〜129ページ参照）のような逆転のポーズは、目の血行を増進します。屍のポーズ（28〜29ページ）でただ仰向けになって目を閉じると、緊張した目がとても楽になります。しかし何といっても身体的視覚は心の目と関係しているので、より深い休息になるのはリラックスして心の中のイメージを凝視する（154ページ参照）ことです。

聴覚

　ヨーガは聴覚を高めます。第1章のクラスには、「アウン（オーン）」という普遍の音を繰り返すエクササイズが入っています（30ページのアウン詠唱と57ページの最後のリラゼーションを参照）。クラスを始めたときと終えたときでは聴覚が驚くほど変わります。最後のリラクゼーションのあとにアウンを唱えていると、実際にその音を微細な振動として全身で感じとれます。

　心の耳は聴覚を支配しているだけでなく、バランス感覚もコントロールしています。カラスのポーズ（114〜115ページ参照）、木のポーズ（116ページ参照）、クジャクのポーズ（117ページ参照）のようなバランスをとるポーズを行うと、バランス感覚と身体意識全般が高まります。

味覚

　ヨーガの勧めにしたがって菜食を摂ることにすると、新鮮なハーブで味つけした新鮮なオーガニック食品によって、まったく新しい味の感覚を経験し、微妙な香りにも前より敏感になるでしょう。味の濃い食べ物は消化が悪い（プラーナを大量に消費する）のに対し、薄味の食べ物は消化しやすく、プラーナを温存できると考えられています。いったん菜食の微妙な味わいに慣れると、感覚が満足するだけでなくプラーナも温存できて一石二鳥です。

嗅覚

　ジャーラネーティ（138〜139ページ参照）などのクリヤーと呼ばれるヨーガの浄化法は、鼻腔から余分な粘液を取り除き、嗅覚を高めます。

　「情動脳」とも呼べるものの延長である嗅神経が脳と呼吸を直接結びつけていることを理解しているプラーナーヤーマ（呼吸の統制、86〜87ページ参照）は、プラーナの体内吸収を高めるだけでなく、情緒を調和させて集中力を高める手法でもあります。

リラックスするすべを身につける

深くリラックスするには、習慣になっている考え方や行動を理解し、変えようとする必要があります。体そのものはいつでもリラックスする準備ができています。リラックスすることでもっとも効率的に機能するからです。しかし体は心から適切なリラクゼーションの命令を受ける必要があるのです。これは車にたとえることができます。車はどこへでも行けますが、車の基本機能と目的地への最適なルートを知っているドライバーが運転しなくては動きません。

ヨーガでは、リラックスして心の中の習慣的な思考や心配やストレスを「消す」のに必要な能力を表すのに、離欲という言葉がしばしば使われます。これを促進するのに役立つ体のリラックス法を習得するだけでなく、リラクゼーションが精神面にどう働くかの基本を理解することも重要です。

意識と潜在意識

潜在意識は自律神経系をコントロールしているだけでなく、記憶、直観、感情の機能も包含しています。潜在意識という言葉は、これらの機能を私たちは自覚していない、つまりコントロールしていないことを暗示しています。ところが実は、潜在意識を支配する方法はいろいろあります。

子供時代の教育は潜在意識に深い影響を与え、基本的な価値観と心の傾向をプログラムします。習慣的な行動も潜在意識の一面です。人は歩く、食べる、車を運転するなど、多くの日常的な活動を何も考えずに習慣的に行う傾向があります。たとえば中毒の場合のようなネガティブなプログラミングの可能性もあるわけです。

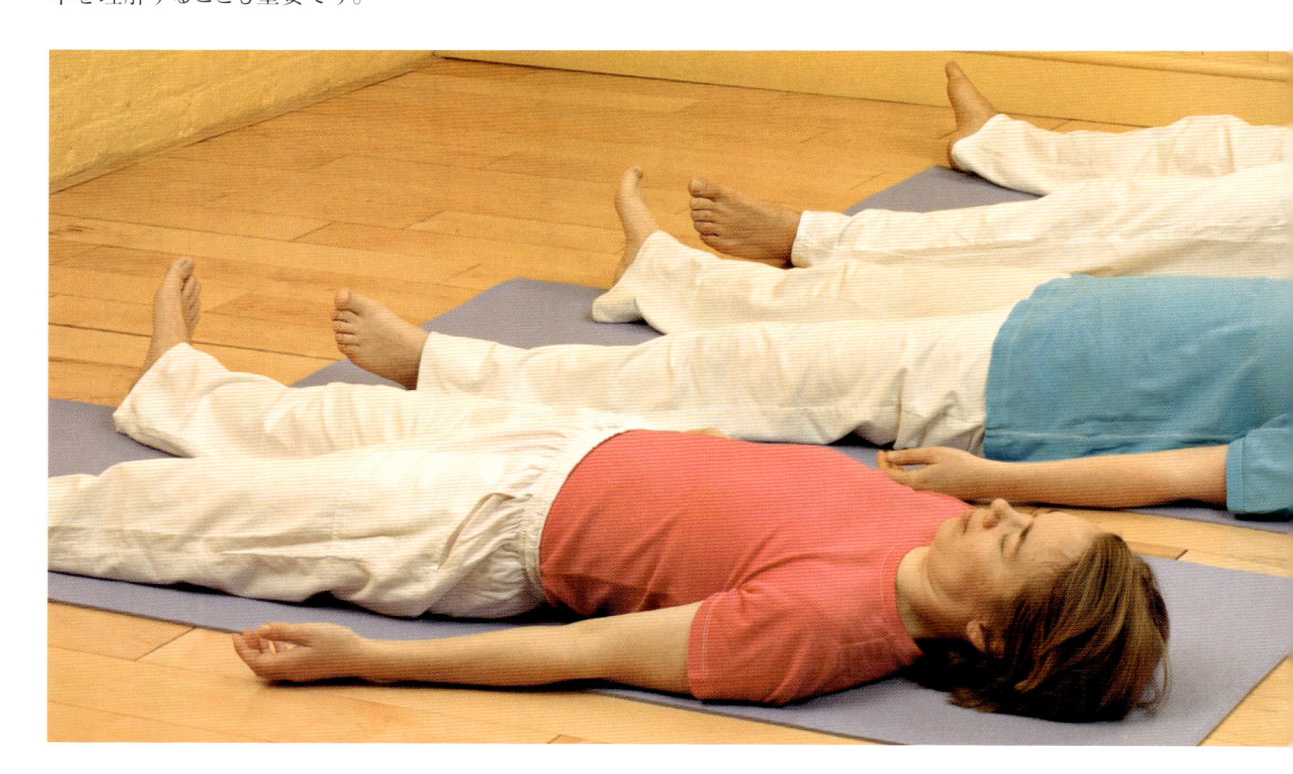

それに対して、推論と観念的思考による内省、注意、意志の力、明晰な理解はすべて意識の機能です。通常、人格の力と呼ばれるものは、意識の発達と関係しています。心理学は知力を利用して心の本質を理解し、哲学は推論を応用して自己と宇宙の関係を理解します。

深くリラックスする能力を育成するために、ヨーガは意識下の行動パターンを（意識によって）知ろうと努力することを勧めています。子供のころから根づいているものにせよ、時とともに身についた癖にせよ、そういう行動パターンのせいで、完全にリラックスしたり、健康的なライフスタイルで生活したりすることができないのかもしれません。内臓のリラクゼーション（55ページ参照）を行っている間、リラクゼーションのメッセージを送っているのは、実は潜在意識なのです。

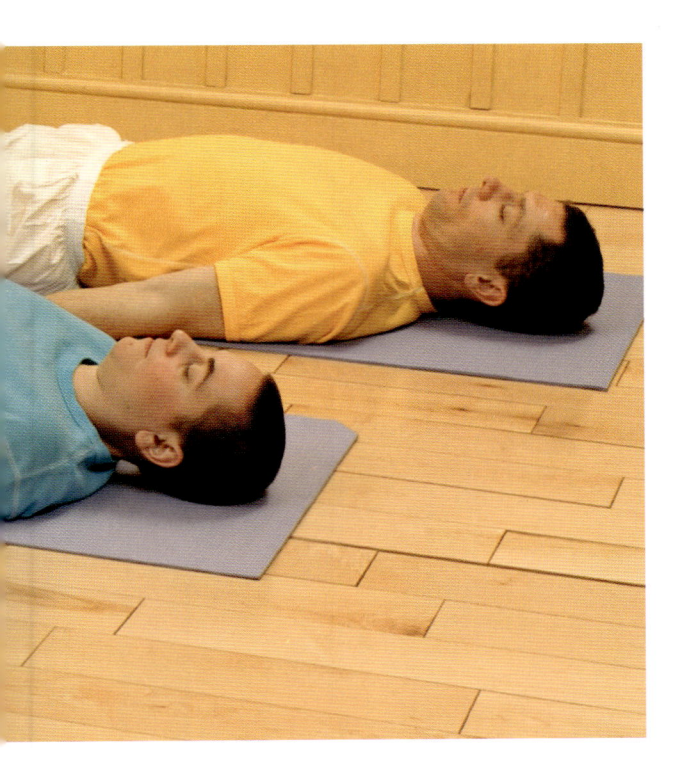

愛着しない――
リラクゼーションへの鍵

たいていの人は魅力や好きになることを人生のプラス要素として考えますが、ヨーガの考え方では、そういう態度が物質界のものと結びついた場合、緊張が生まれて完全にリラックスすることが非常に難しくなるとされています。「好むこと」が欲望につながり、欲望が満たされなければ今度は欲求不満につながりかねないからです（20ページ参照）。

魅力にはつねに失う恐怖がつきまといます。結局、物質界に永遠のものなどありません。つまり、喪失は避けられないということです。嫌悪や反感は痛みも伴い、喪失が避けられるものであるかのように思わせる、あいまいな状況をつくり出すネガティブな態度です。ですから、どんな状況でも満足するすべを身につけることが、リラクゼーションへの鍵なのです。

したがって、個人や状況に対する過剰な感情的反応をだんだんに排除していく努力が役立ちます。第一歩として、日常生活でよく使う話し方を意識するとよいでしょう。「それが気に入った」、「これはかわいい」、「これはすばらしい」、「それはいや」、「それは好きじゃない」、「これはひどい」などは一般的な好き嫌いの表現で、みなさんもおそらくよく使っているでしょう。そういう表現をあまり使わないようにすると、周囲で起きていることにあまり「愛着」がなくなります。このように愛着しないことを、何ごとにも消極的な態度と混同してはいけません。愛情や思いやりを感じないほうがいいということでもありません。ただ単に、感情がわいたとき、その感情を少し離れて観察すれば抑制できるということです。

愛着しないというのは心の状態です。社会や義務や責任から逃げ出すことではありません。必要なのは好き嫌いの影響にこだわらないことであり、そうすれば内面の満足感と完全にリラックスできる能力が得られます。

実践ヨーガ哲学

　以下の定義は、実践ヨーガ哲学の主要な考え方を示したもので、偉大なヨーガ・マスター、H・H・スワミ・シヴァナンダ大師の著書からの引用です。ここに示されている肯定的な理想によって、ヨーガ体験の意義や質が高まることでしょう。

真我

　真我、つまり至高の魂は人間の本質であり、あらゆる存在に共通する意識です。盗人、娼婦、王、聖人、イヌ、ネコ、ネズミ──すべて本質的に同じ真我なのです。ヨーガによって達成できる真我の完全な悟りは至福そのものです。

無智

　私たちが統一性よりむしろ多様性を感知するのは無智のせいです。個人と世界と真我の間の外見上の差異は、錯覚にすぎません。この錯覚が、心の揺らぎと空想によって猛スピードで作用します。時間と空間は、どんなにリアルに見えても心の産物であり、夢と同じに非現実なのです。時間も空間も超越した真我こそ、唯一の実在です。

解脱

　別個の存在の壁を壊すことによって、真我の統一を経験することができます。解脱とは、実際に束縛されている状態からの解放ではなく、すでに解放されていることに気づくことです。束縛されているという誤った認識から自由になることなのです。

欲望

　前述の無智、あるいは「見かけの束縛」の原因は欲望です。欲望は、幸福に満ちた永久不滅の魂の真の本質を覆い隠す考えを生みます。実質的には、欲望もそれを満たすことも間違ってはいません。問題は、どれだけ多くの欲望を満たしても、つねに新しい欲望が生じ、果てしなく欲求不満が生まれることです。それに対して、自制によって欲望を弱め、最終的に超越したとき、人間は真我を悟るのです。

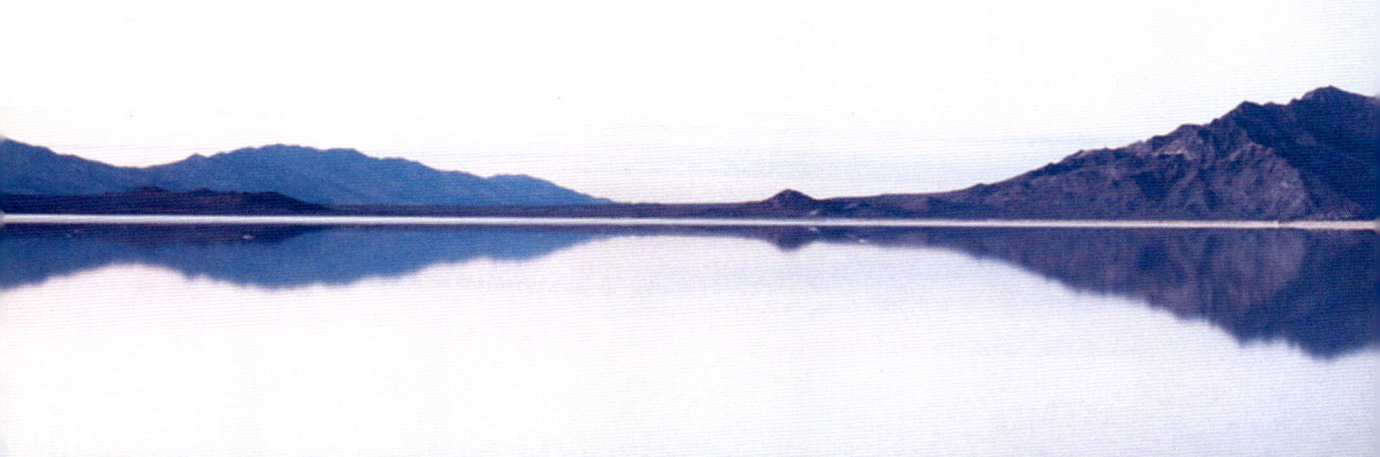

理性

　知性と理性は有限の道具であり、有限の二元界では驚異的なことを実現できますが、無限の非二元界では無力です。たとえば、理性や論理はスペースシャトル（二元）を設計して建造することはできますが、「私は何者か」という質問（非二元）に満足のいく答えを出すことはできません。真我を知ることは非二元の直観的経験ですが、心と感覚による客体の二元的知識はうわべの知識にすぎません。

直観

　直観はひらめくものであり、じわじわと出てくるものではありません。直観による直接の智慧は、個々の魂を真我、つまり至高の魂と統合します。直観的な智は真実についての不滅の智です。直観を育てなければ知性のある人間も不完全なままです。瞑想は直観につながります。

物質と宇宙意識

　あらゆる年齢に共通する根本的な間違いは、精神界と物質界が別々だという考えです。物質とはほんとうは感覚によってとらえられた宇宙意識です。世界は宇宙意識、つまり絶対的存在の表出なのです。物質は至高の宇宙意識のパワーであり、さまざまな形で輝く光、さまざまな言葉で話す1つの声、宇宙のあらゆる原子によって震える1つの命なのです。

善と悪

　生命はすべて一様です。花輪の花がすべて1本の糸に通されているように、すべての生き物は1つの宇宙意識に通されているのです。世界は善でも悪でもありません。人の心が善悪を生み出すのです。善人にとって世界は善に満ちていますが、悪人にとって世界は悪に満ちています。悪は世界にあるのではなく、人の心にあるのです。遍在する宇宙意識を見ることで、遍在する善が見えます。

実在の統合

　人種は1つしかありません。人類という人種です。身分の高低はなく、万人が平等です。人間がつくった壁は粉々に打ち砕かなくてはなりません。人類は1つの家族なのです。

ヨーガと宗教

　宗教とは人間の内なる宇宙意識の永遠の輝きの発露です。宗教の基本目的は人間の内にある神性を開花させることです。宗教は生きることであって、話すことや見せることではありません。真の宗教とは心を大切にする宗教なのです。

第1章

ヨーガ・プログラム

「ヨーガは知識の問題ではありません。
その根源は行動にあります。
習得するためには実践しなくてはならないのです。
精神的成長の豊かな源は、他人にではなく
自分自身の中に求めなくてはなりません。
成長は訪れますが、一歩ずつゆっくりです。
誠実に、定期的に、辛抱強く行っていれば、
必ずいつかは前進します」

スワミ・ヴィシュヌ＝デーヴァナンダ

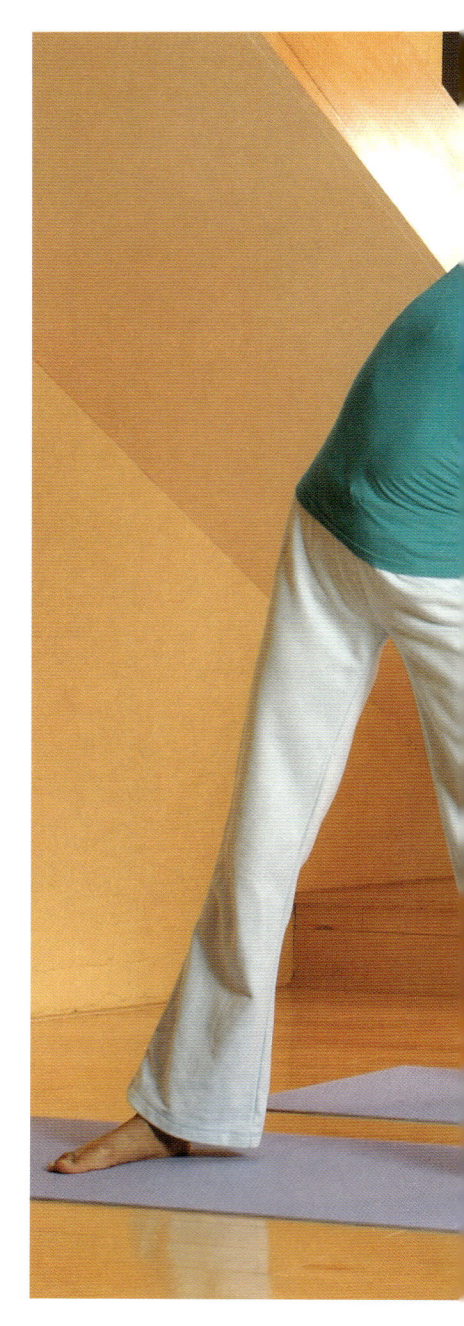

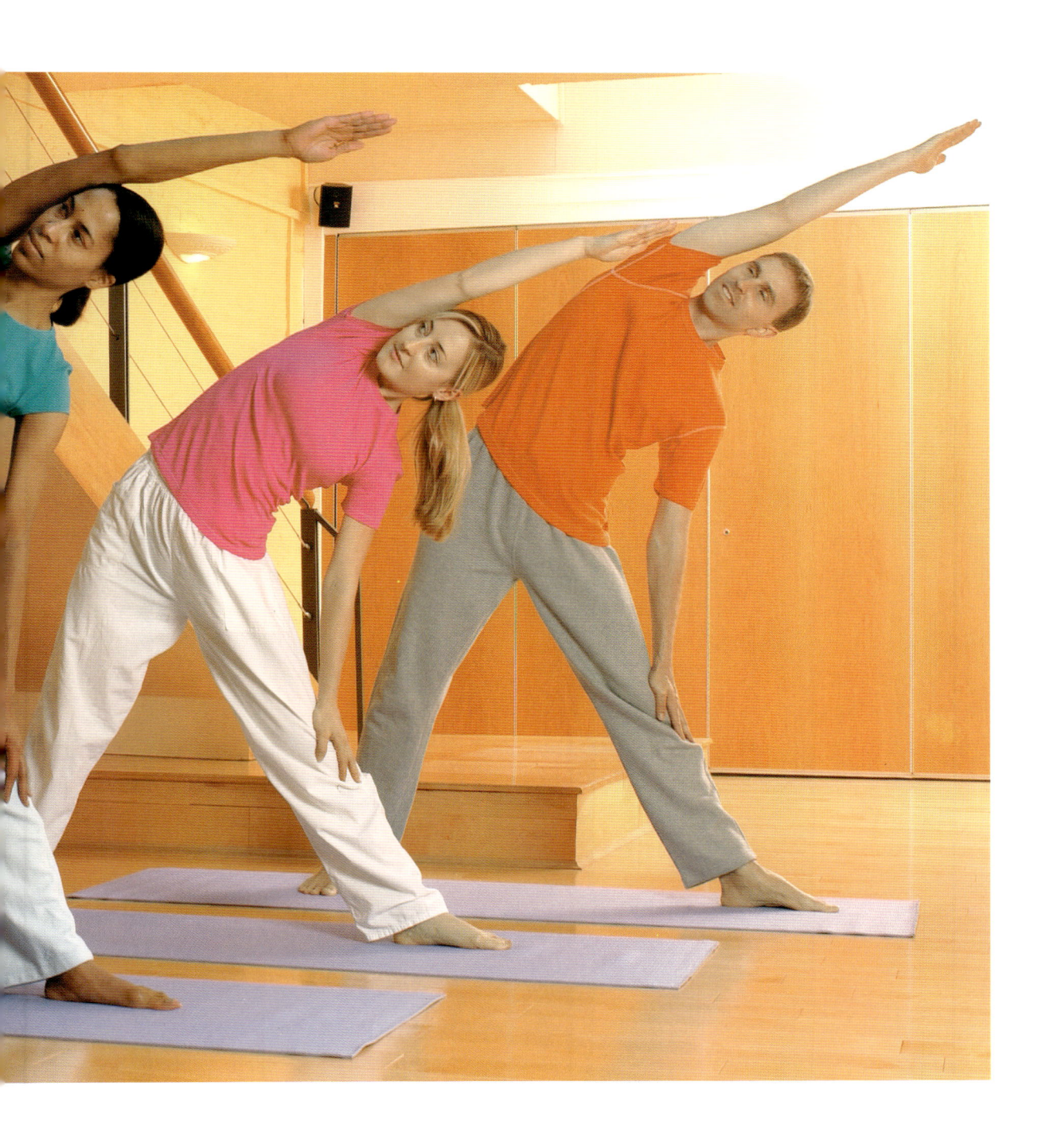

プログラムの効果

　本章のやさしいヨーガ・プログラムは8段階に分かれていますが、どのクラスもバランスのとれたヨーガ・セッションになっていますから、セッションを終えるとリラックスした気持ちになり、エネルギーがあふれるのを感じるでしょう。本章のクラスはヨーガの5原理のうちの3つ、つまり正しい運動、正しい呼吸、正しいリラクゼーションをカバーしています。正しい食事およびポジティブ思考と瞑想は、それぞれ2章と3章で説明されています（128〜143ページおよび144〜155ページ参照）。

自然な上達

　各クラスは前のクラスの続きになっていて、最後のクラス8には頭立ち、肩立ち、鋤、魚、前屈、コブラ、蓮、弓、背骨半ひねり、クジャク（またはカラス）、立位前屈、三角の12の基本アーサナが含まれています。

　各クラス冒頭のエクササイズ・プランにはそのセッションの内容が要約され、既出のエクササイズとポーズについては前のクラスのガイドを読み返し、新しいものについては先の説明を読むように指示されています。エクササイズ間のリラクゼーションのポーズはバランスのとれたヨーガを実践するために不可欠ですから、必ず実行してください。

　どのクラスも最低3回行ってから次のレベルに進むのがベストですが、3回行ったあとは、自分にとって何が心地よいか、自分の経験にしたがってください。一連の新しいエクササイズを試す自信がない場合は、そのうちの2つ3つだけを選んで、あとは前のクラスですでに習ったエクササイズを続けてもかまいません。ただし、実際にエクササイズを始める前に静かに座って、実習しようとしているクラスの解説全部に目を通すことを忘れないでください。

　実習の細かい指示だけでなく、各エクササイズのメリットや、必要に応じてステップ・バイ・ステップで完全なポーズになるようにする練習方法など、さまざまな補足情報も記されています。限界を感じる人のための別アプローチとして「アダプテーション」や、より完璧に経験するための少し違った角度からのエクササイズとして「バリエーション」もあります。自分にとっていちばん役立つ方法で、これらの情報を利用してください。

定期的実習の重要性

　初めのうち影響力がもっとも強いのは、エクササイズとポーズを体験することですが、上達していくうちにプラーナ、つまり生命エネルギーの流れや、深い呼吸とリラクゼーションの重要性がわかってきます。初めはなかなか進歩しないように思えて、自分のポーズ、つまりアーサナが写真のものとは程遠いように見えても、がっかりしないでください。欠かさずにやっていれば、ギャップは着実にせばまります。積極的に取り組むことが大切なのです。そして何より、決して無理にポーズをとらないこと。筋肉がリラックスしていなければ、絶対に上達しません。

事前準備

　満腹の状態でヨーガをしないでください。食事の2〜3時間後に行い、セッションを終えてすぐに食事かおやつを食べるようにするのがベストです。呼吸や動きを束縛することのない、清潔でゆったりした木綿の服を着ましょう。皮膚に触れるものを減らすために、アクセサリーはすべてはずしてください。眼鏡やハードコンタクトレンズをつけている人は、それもはずしてください。清潔で、整頓されていて、風通しのよい練習スペースを選び、セッションの間ずっと邪魔されることがなさそうな時間に行うようにしましょう。たたんだ毛布か、ゴムのエクササイズ用マットなどの上で行うの

がベストです。

所要時間

　各クラスの最初に一般的な時間枠が示されています。エクササイズの指示にも、1つの動きを何回繰り返すか、1つのポーズをどれくらい長く維持するかが記されています。とはいっても、時間についてはあまり気をつかわないのがベストです。何らかの理由で予想よりも長く時間がかかってしまい、クラスをすべて終える前にやめなくてはならないのなら、いつでもそうしてかまいません。ただし、エクササイズ用マットを離れる前に、必ず最後のリラクゼーションを自己暗示とともに行ってください。

　1クラスをすべて行う時間がないときもあるでしょう。その場合、円マークまたは三角マークのついたエクササイズだけをやることで、実習を短くすることができます。クラス1はすべて行う必要がありますが、それ以外のクラスはマークによって分けられており、それぞれがバランスのとれたヨーガ・セッションになっています。少しを定期的に行うほうが、たくさんを時々やるよりよいことを覚えておいてください。ですから毎日か1日おきに行うようにしましょう。

警告
深刻な病気または背骨に損傷がある人は、ヨーガをする前に医師の診察を受けてください。生理中の女性は逆転のポーズを避けたほうがよいでしょう。

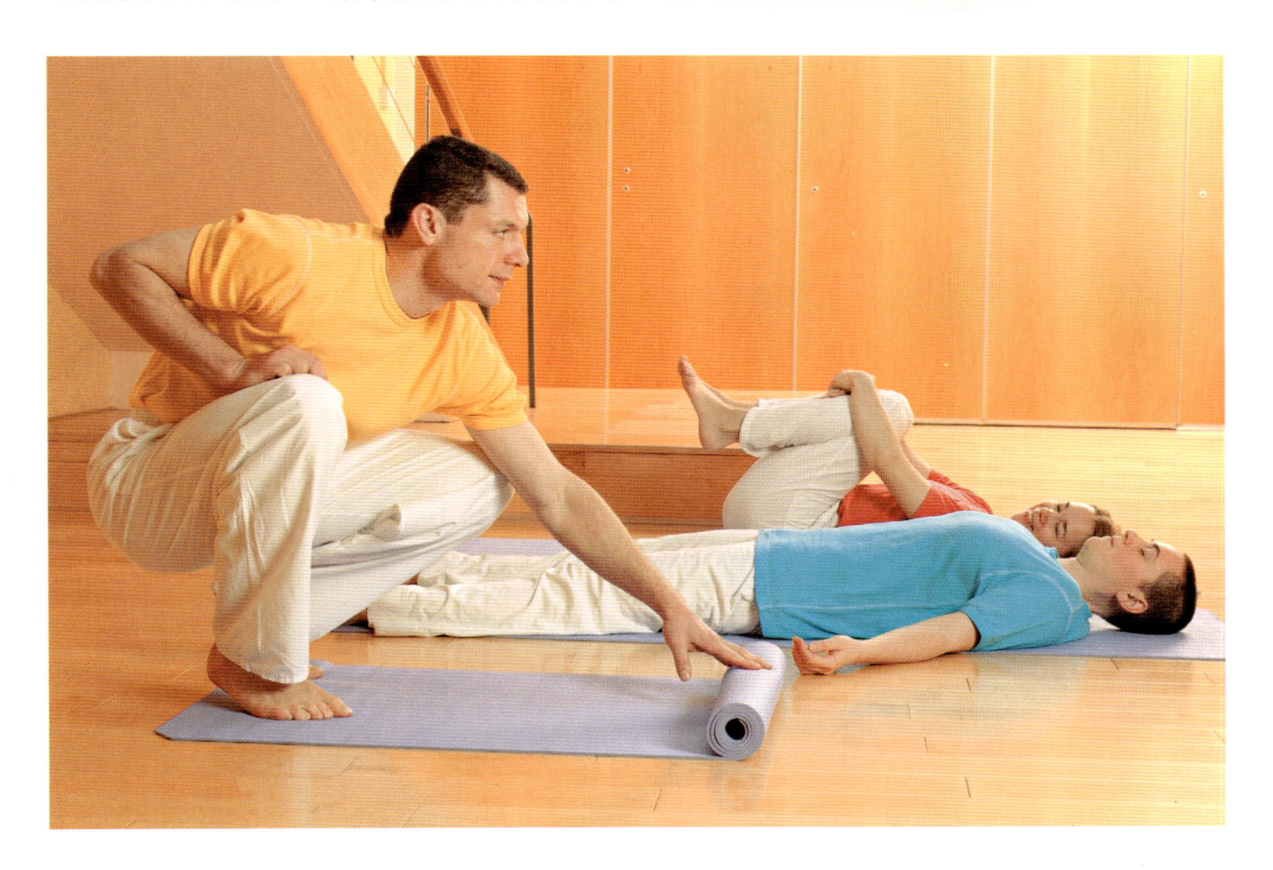

クラス1

　この最初のクラスは、2、3の簡単なストレッチと1つのアーサナだけで構成されていて、ヨーガの整体運動のやさしい入門になっています。ほかにもヨーガの重要な2つの側面、正しい呼吸法とリラックス法もカバーしています。詳細な説明を読んでいるうちに、すべてのヨーガ・エクササイズの正確さと確かな生理学的基礎がだんだんわかってきます。

　クラス1をよく理解してからほかのクラスに進むのは、まずアルファベットを覚えてから、単語を綴って文を作り、完璧な物語を書けるようになるのに似ています。物語を書くときに文字や単語を調べ直さなくてはならないことがあるのと同様、あとのクラスを始めるとき、このクラスのヨーガの基本要素を見直さなくてはならない場合もあるでしょう。

　このクラスは一見とても簡単なようですが、これからヨーガを実践していくための主要なツール——ポーズの組み合わせ、呼吸、リラクゼーション——が手ほどきされています。ですからクラス2に進む前に、すべてを3回以上実習することがとても重要です。スワミ・シヴァナンダ大師が賢くも言ったように、「1トンの理論より1グラムの実践」なのです。

所要時間

クラスをすべて読むのに30分。
初めての練習で45〜60分。
2回目以降で30〜45分。

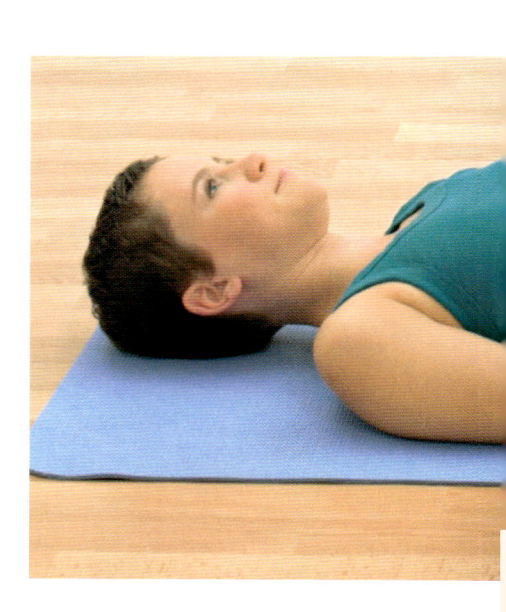

エクササイズ・プラン

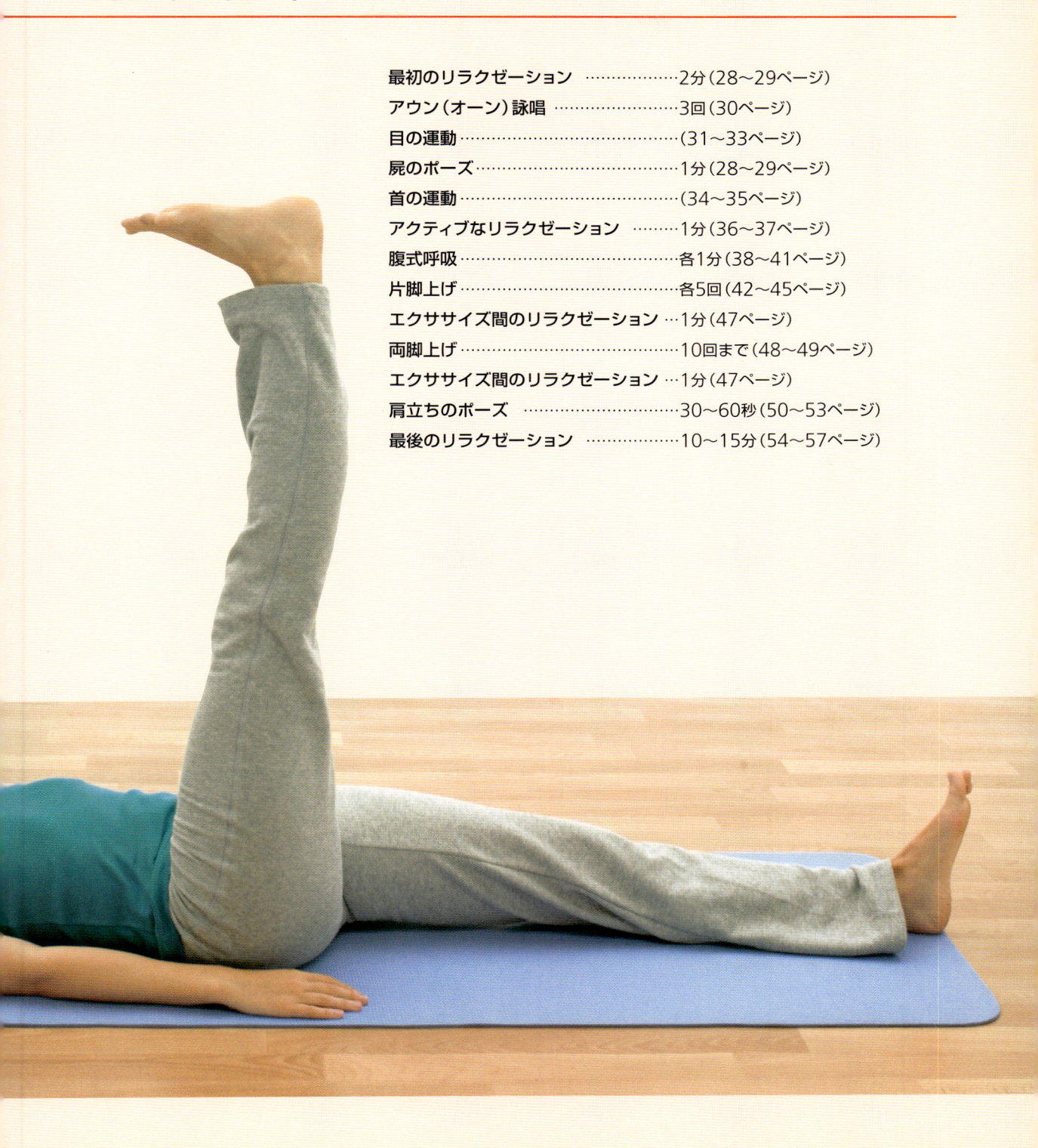

最初のリラクゼーション ……………2分（28〜29ページ）
アウン（オーン）詠唱 ……………3回（30ページ）
目の運動 ……………………………（31〜33ページ）
屍のポーズ…………………………1分（28〜29ページ）
首の運動……………………………（34〜35ページ）
アクティブなリラクゼーション ………1分（36〜37ページ）
腹式呼吸……………………………各1分（38〜41ページ）
片脚上げ……………………………各5回（42〜45ページ）
エクササイズ間のリラクゼーション …1分（47ページ）
両脚上げ……………………………10回まで（48〜49ページ）
エクササイズ間のリラクゼーション …1分（47ページ）
肩立ちのポーズ ……………………30〜60秒（50〜53ページ）
最後のリラクゼーション ……………10〜15分（54〜57ページ）

最初のリラクゼーション

シャヴァーサナ

　仰向けでリラックスする姿勢は屍のポーズと呼ばれ、体の各部位が正しい位置を理解する助けになります。一見、何もしていないようですが、ヨーガ・プログラムを通してさまざまなリラックス法を知っていくうちに、自分の体をあらためて意識し、その体に備わっている自ら休息してバランスをとる自然な力に気づくでしょう。何らかの理由で屍のポーズをそのままとるのが苦痛に感じられる場合、次ページに示されているバリエーションでもかまいません。自分のニーズにいちばん合っていると思うものを選んでください。

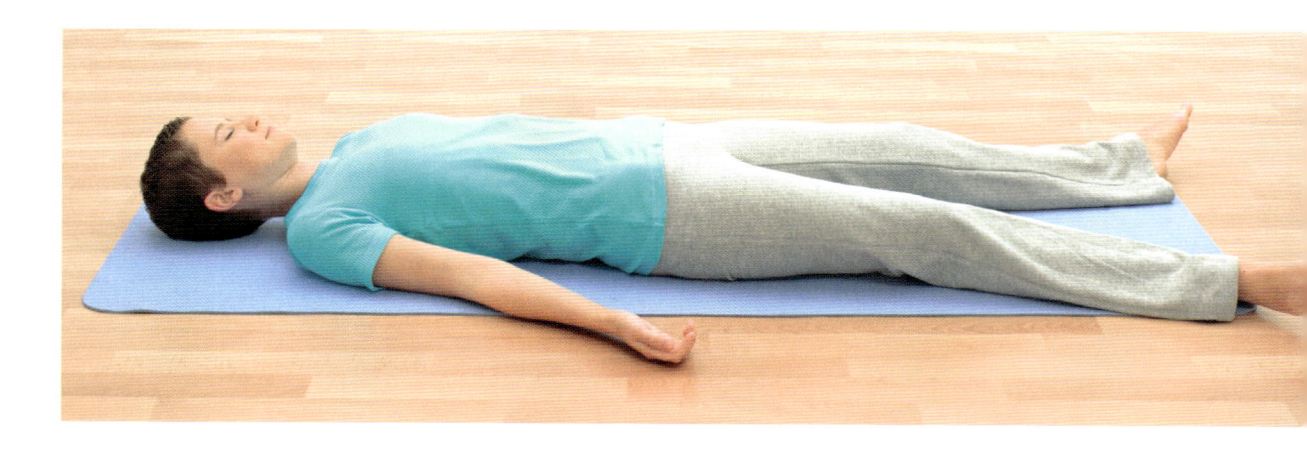

屍のポーズ

楽に仰向けに横になります。脚と腕を開き、足は力を抜いて横に倒し、手のひらを上に向けます。下背の重みを床にかけ、目を閉じて、息は鼻からゆっくり規則正しく吸ったり吐いたりします。息を吸うときに腹を膨らませ、吐くときにまたへこませます。呼吸するたびに体が重くなり、リラックスしていくのを感じてください。これを2分間行います。

屍のポーズのバリエーション

屍のポーズで何らかの問題がある、あるいは下背に不快感が生じる場合は、完全な屍のポーズの前に、または代わりに、以下のバリエーションポーズの1つを行うのがよいかもしれません。このクラスの残りのヨーガ・エクササイズをやっているうちに、だんだん背骨の整合と柔軟性がよくなり、直接屍のポーズをとることができるようになります。

バリエーション1
仰向けになって脚を胸のほうに折り曲げ、腕で膝を抱え、片方の手首を反対の手でつかみます。5回深呼吸しながら、下背を徐々に伸ばし、緩めて床に押し当てます。脚を放して完全な屍のポーズをとります。

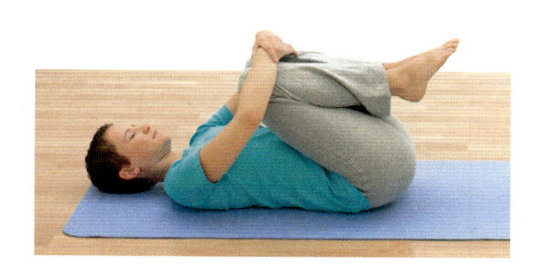

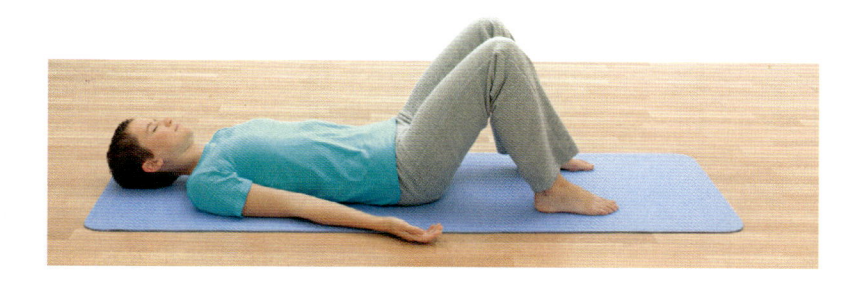

バリエーション2
仰向けになって脚を曲げ、足の裏全体を床につけ、両脚を開きます。5回深呼吸しながら、下背を緩めて床に押し当てます。両脚を伸ばして完全な屍のポーズをとります。

バリエーション3
下背の異常な湾曲を軽減してこの部位を楽にするために、屍のポーズをとっている間、枕か巻いたタオルを膝の下に入れます。

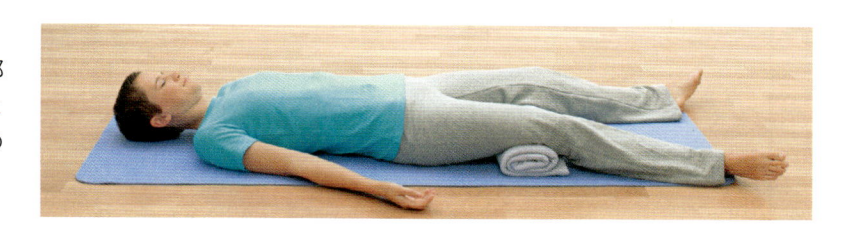

バリエーション4
背骨上部に異常な湾曲（脊柱後弯症）があって、屍のポーズで頭を床につけて寝るのがつらい場合は、頭の下に小さく畳んだタオルを入れます。

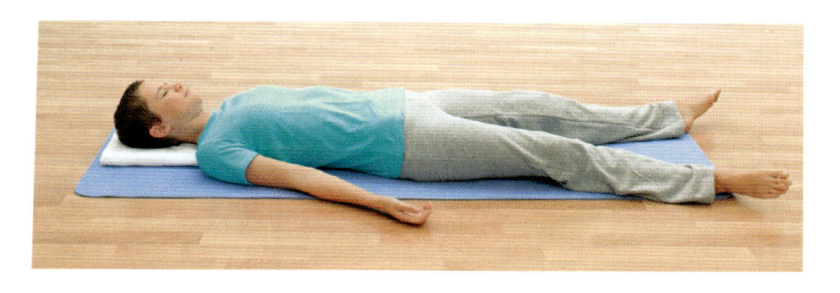

アウン詠唱

　アウンを詠唱することで、体と心の調和が高まります。これでエクササイズに集中できるだけでなく、エクササイズをしている間、体と心を意識するようになるので、アウン（オーン／オーム）詠唱はヨーガのセッションをうまく行うために必要です。154〜155ページに詳しく説明されている瞑想法の一部が、小規模ながら心を静めるために応用されています。

　アウンは普遍的な創造の音とされており、サンスクリット語のアルファベットの文字はすべてこのアウンから発展したものです。これらアウンの3つの音は、人間の声が出せる音の幅をすべてカバーしています。アウンを詠唱するときの音の振動は、へそでアウの音が始まり、ゆっくり上がってンの音に変わっていき、「第3の目のチャクラ」（153ページ参照）で振動し、さらに頭のてっぺんへと広がります。

　ヨーガマットの上であぐらを組みます。軽く背すじを伸ばしますが、固い枕か巻いた毛布の上に座るほうが心地よければそうしてください。背骨をまっすぐにして目を閉じ、始める前に2、3回深呼吸をします。そしてゆっくり3回、ただ「アウン（オーン／オーム）」と詠唱します。アウン詠唱の手本を示してくれる人がいない場合、長くゆったりとしたハミングを2、3回、1つの音で練習してみましょう。それからだんだんに口を開いた「オ」の音を加え、ハミングして長い「ン」の音で終えます。

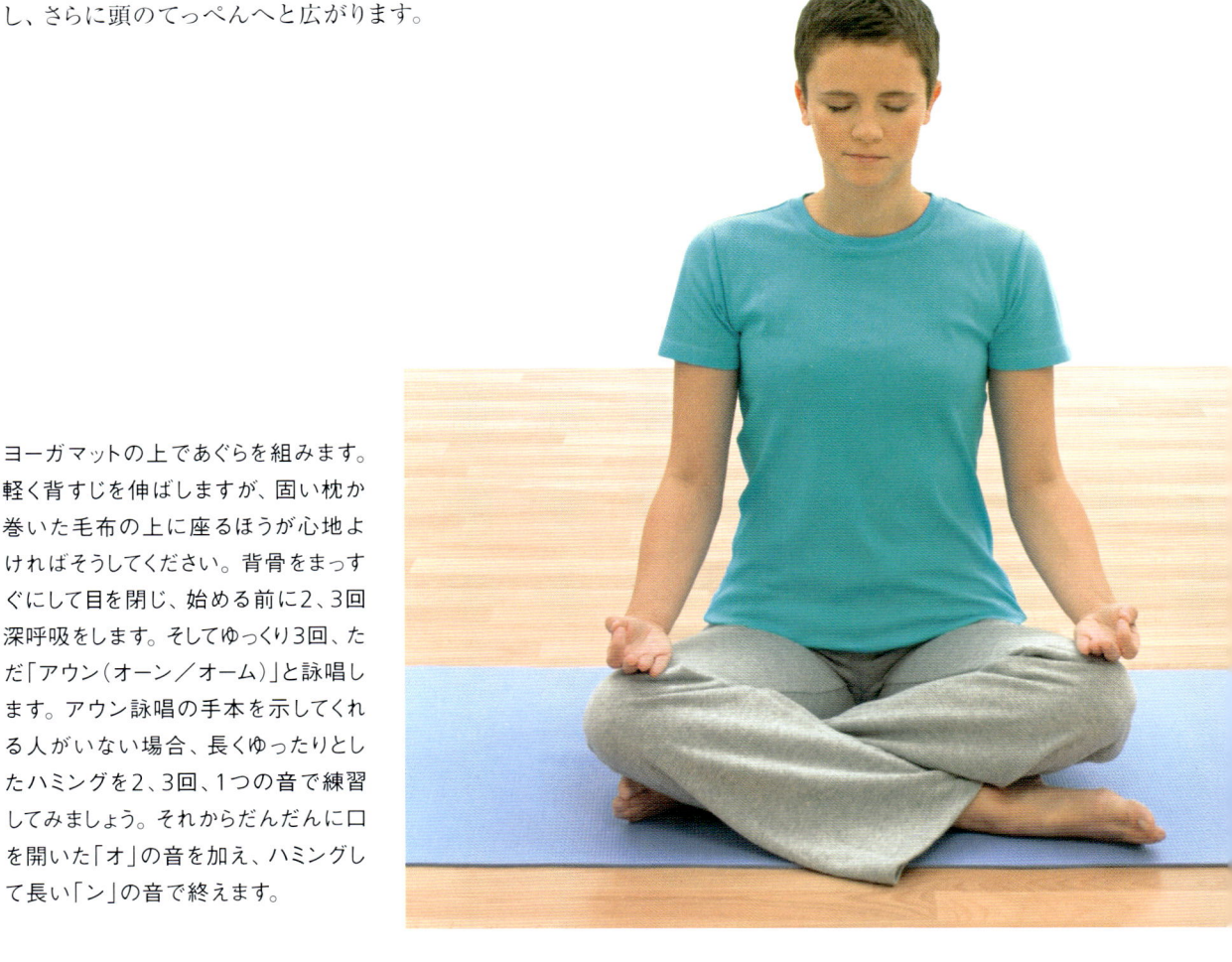

目の運動

　目の不随意筋はたえず使われていますから、時々気を配って休ませるべきです。以下に示す目の運動は、視力を強めて向上させ、知覚をリラックスさせ、心を静めるのに役立ちます。

　このエクササイズには脚を組んで座り、両手をゆったり膝の上に置いて、自由に腹で呼吸ができるように背すじを伸ばすのがベストです。頭、背中、首を動かす必要はありません。特定の筋肉グループ（目の筋肉）を鍛えながら、体のほかの部分は動かさずにリラックスさせておくエクササイズなのです。これができれば、人生のあらゆる状況をリラックスして受け止めることができるようになります。目を十分にトレーニングするためには、とにかくすべての運動を順番にやってください。

　この最初のエクササイズで大切なのは目の焦点ではなく、目をさまざまな方向に静かに、なおかつしっかりと動かすことです。

注意

眼鏡やハードコンタクトを着けている人は、このエクササイズを始める前にはずすのがベストです。ソフトレンズは邪魔にならないので、着けたままでかまいません。

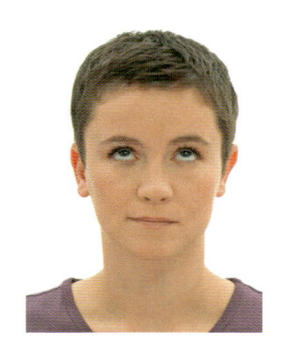

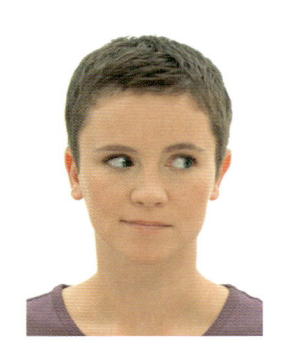

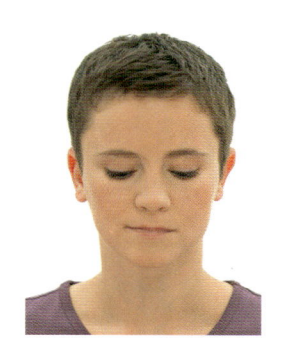

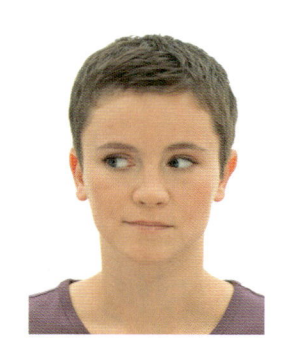

1 上下　目を大きく開き、ゆっくり上を見て下を見る動作を10回繰り返します。そして目を閉じ、2、3回深呼吸します。目の筋肉がリラックスするのを感じてください。

2 左右　再び目を開き、ゆっくり左を見て右を見る動作を10回繰り返します。そして目を閉じ、深呼吸をしてリラックスします。

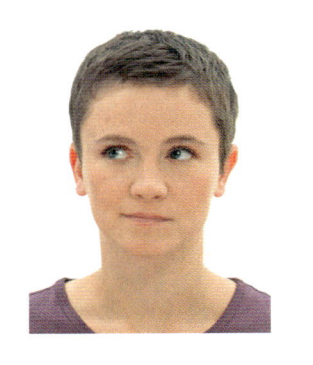

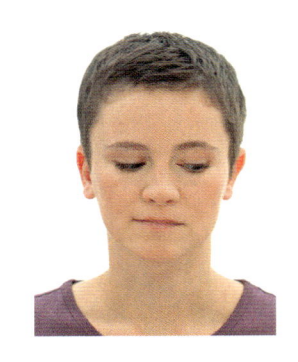

3 斜め　目を開き、左上を見て右下を見る動作を10回繰り返し、目を閉じます。次に右上を見て左下を見る動作を10回繰り返し、目を閉じます。深呼吸をしてリラックスします。

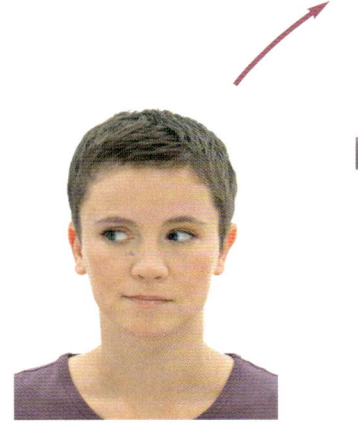

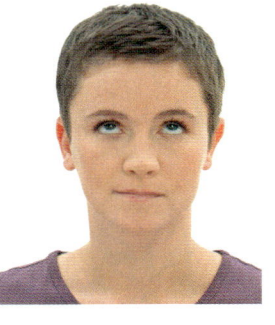

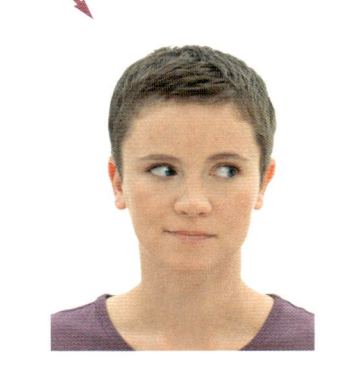

4 回す　目を開き、ゆっくり時計回りに回します——まず上を見てから右を見て、次に下を見て最後に左を見ます。これを10回繰り返してから目を閉じ、リラックスします。同じ運動を反時計回りに繰り返してから目を閉じます。

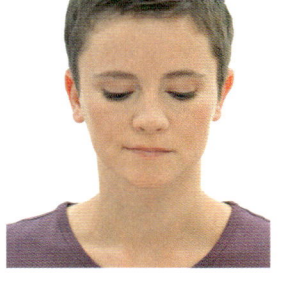

5 仕上げ　両手を温かくなるまで強くこすり合わせます。両手を閉じた目の上にやさしくかぶせ、温もりと暗さで目をリラックスさせます。

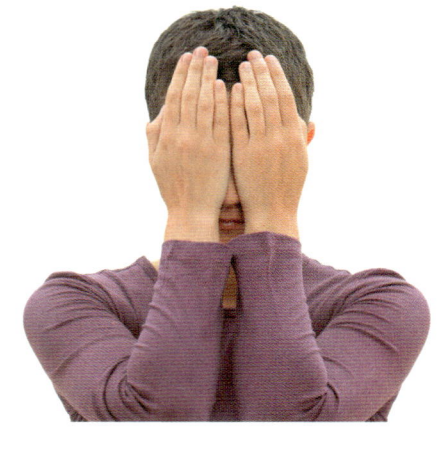

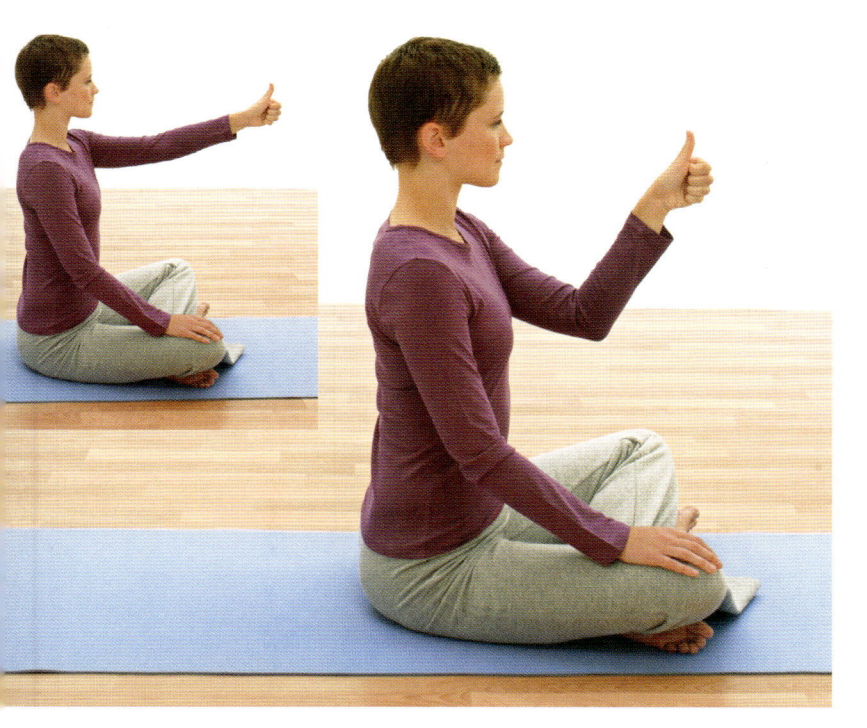

徐々に目の焦点を合わせる

1 背すじを伸ばしてあぐらを組んだ姿勢のまま、片腕を前に上げ、肘をまっすぐに伸ばしたままこぶしを握り、親指を目の高さに立てます。親指の先に焦点を合わせて凝視します。

2 その焦点を保ったまま、ゆっくり腕を曲げ、焦点をぼけさせないようにしながら、手を顔の近くに寄せます。視界がぼやけたり、親指が二重に見えたりしたら、手が顔に近づきすぎたということです。この動作を5回まで繰り返します。終わったら目を閉じ、深呼吸してリラックスします。

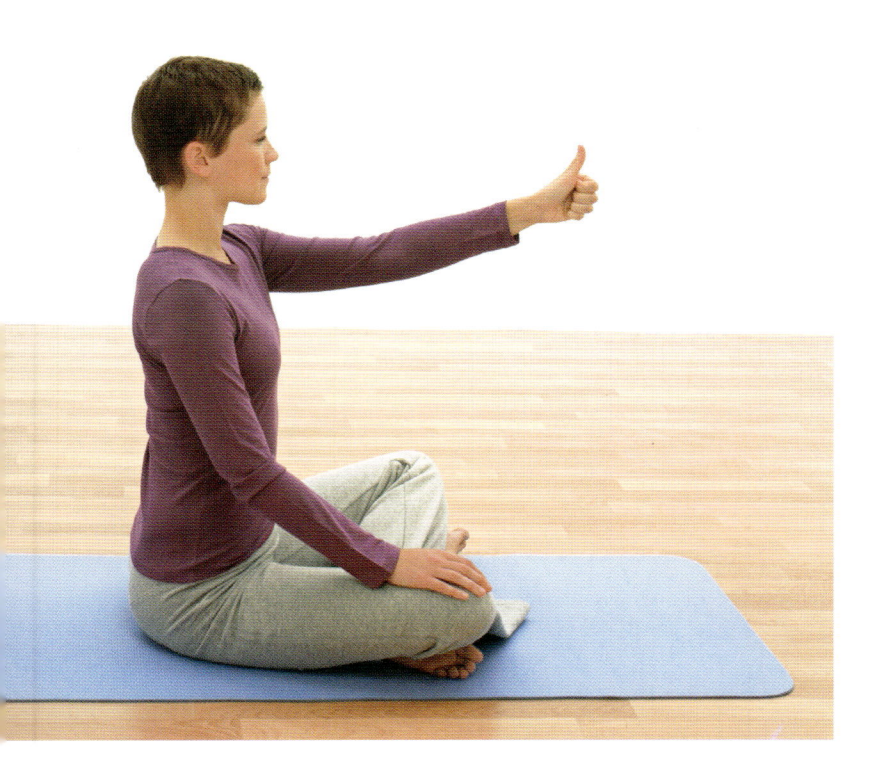

目の焦点を変える

あぐらを組んだ姿勢のまま、再び腕を前に伸ばし、親指を目の高さに立てます。腕をいっぱいに伸ばしたまま、まず親指に目の焦点を合わせてから、次に前の壁または地平線の1点に焦点を移します。これをゆっくり10回繰り返します。目を閉じ、深呼吸してリラックスします。次に、目を開けて焦点を親指、壁か水平線、自分の鼻先の3点の間でゆっくり移動させます。これを5回繰り返します。目を閉じ、深呼吸してリラックスします。両手を強くこすり合わせてから目の上を覆い、リラックスします。

最後に、最初のリラクゼーション（28〜29ページ参照）と同じように屍のポーズで仰向けになり、1分間休みます。

首の運動

　以下に示すやさしい首の運動は、ほとんどの人が首から上背に抱えている緊張をほぐすのに役立ちます。このエクササイズは、あぐらを組んでゆったり座って行うのがベストです。固い枕か畳んだ毛布の上に座るほうが楽なら、そうしてください。両手をゆったり膝の上に置いて、自由に腹で呼吸ができるように背すじを伸ばします。エクササイズの間ずっと、頭はゆっくり動かし、目は開いたままにしておいてください。

1 **前後**　背すじを伸ばしたまま、頭を前に落としてあごを胸に近づけ、首の筋肉の緊張がほぐれるのを感じるまで、頭の重みを完全に下ろします。次に、頭をできるだけ後ろに倒しますが、抵抗や痛みや目まいを感じない程度にします。喉の部分がよく伸びるように、口は閉じたままにしておきます。これを2回繰り返します。

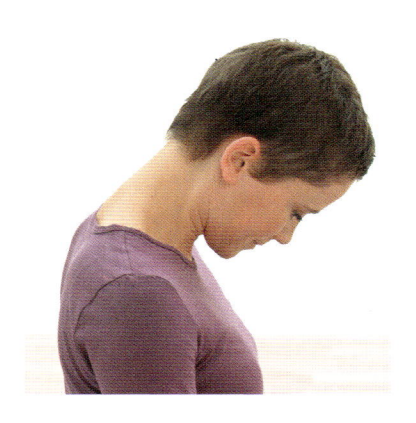

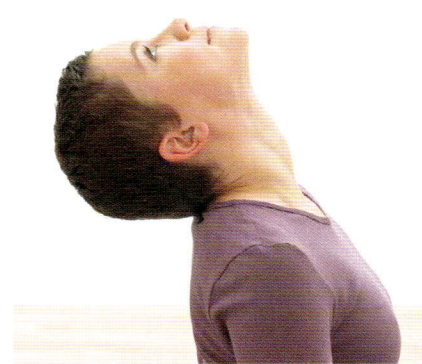

2 **左右に傾ける**　背すじを伸ばし、両肩を水平に保ったままで、頭を静かに右に傾け、耳を肩に近づけます。首の伸びを味わってください。次に頭を左に傾けます。両側とも、もう2回繰り返します。

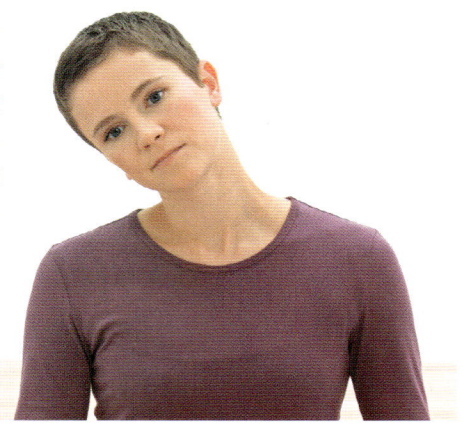

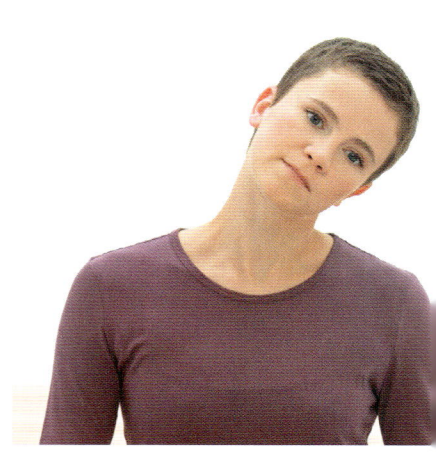

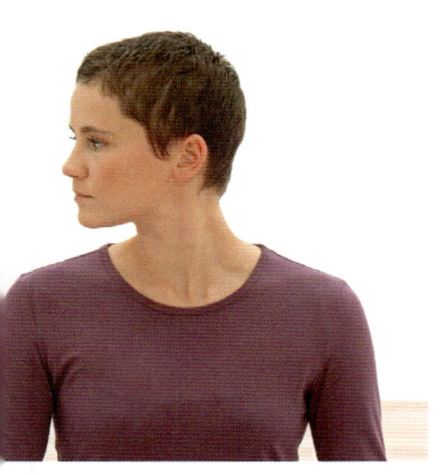

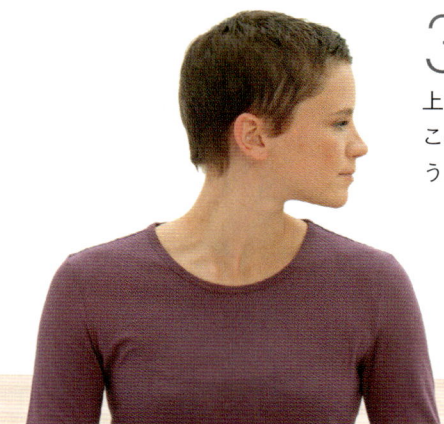

3 **左右に回す** 頭を右に回し、あごを肩のほうに動かしますが、上下させないように注意します。同じことを左でも行います。両側とも、もう2回繰り返します。

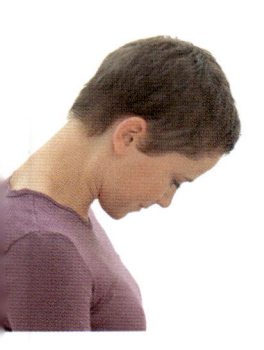

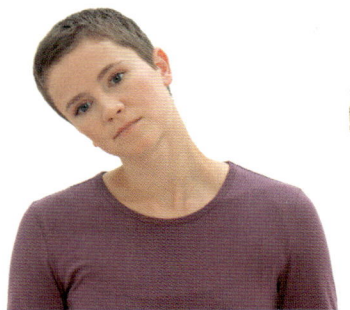

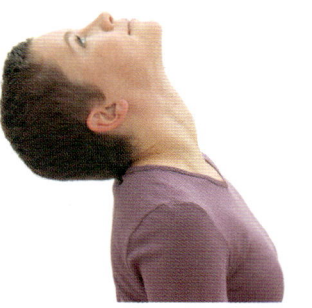

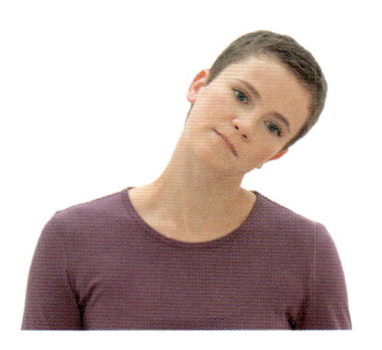

4 **ぐるりと回す** これはステップ1と2の組み合わせです。背すじを伸ばしたまま、頭を前に落とし、次に右に回して耳を（あごではなく）肩に近づけて、無理のない範囲でできるだけ後ろに落とし、左に傾けて耳を肩に近づけ、それからまた前に落とします。もう2回繰り返します。次に、反対方向で3回繰り返します。

最後に、屍のポーズで1分間横になって静かに呼吸してから、アクティブなリラクゼーションを行います（36〜37ページ参照）。

アクティブなリラクゼーション

　最初のリラクゼーション（28〜29ページ参照）のように仰向けに寝る屍のポーズというリラクゼーションの姿勢では、筋肉はまったく働いていないかのように感じられるかもしれません。けれどもこの姿勢をとっている間も、人の知覚に上らないレベルで、たくさんの筋肉がわずかに緊張していて、それが神経系にストレスを与え続け、体のエネルギーレベルを激減させているのです。

　短時間だけ積極的に筋肉を収縮させ、そのあと急に完全に筋肉を緩めると、残っている緊張がほとんど解けます。屍のポーズをとるたびに、次のアクティブなリラクゼーションを行うとよいでしょう。全部で1分ほどしかかからないはずです。

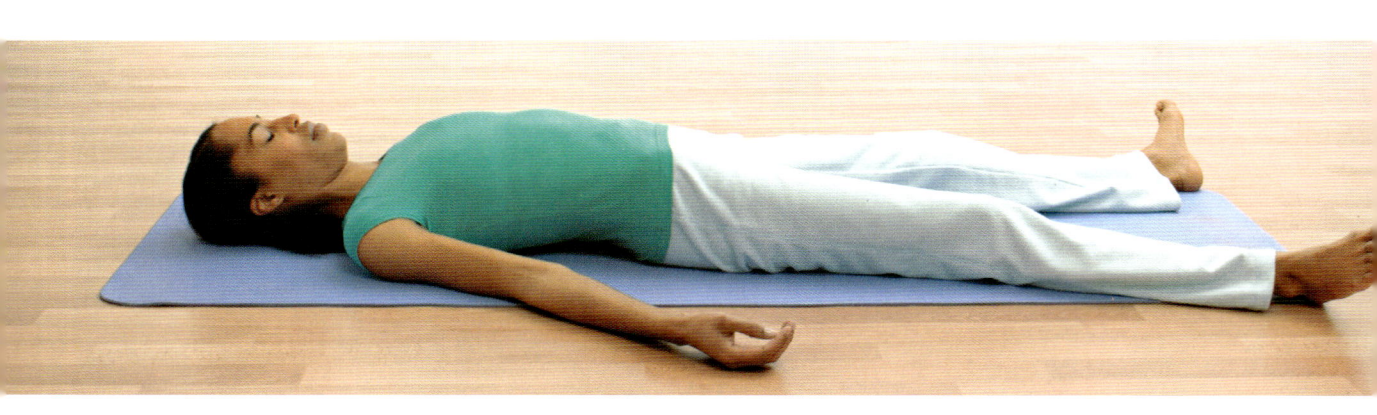

1 仰向けに横になり、腕と脚は少し開いて力を抜きます。

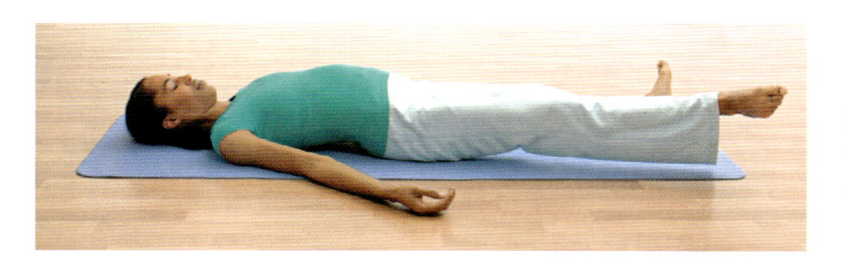

2 深く息を吸い、右脚を約5cm床から持ち上げ、一瞬、息を止めて筋肉の収縮に集中し、重力に抵抗します。次に息を吐いて脚を下ろし、屍のポーズに戻ります。ゆっくり1回呼吸して、脚の筋肉が深くリラックスするのを感じてください。息を吸って、左脚で繰り返します。

クラス1　37

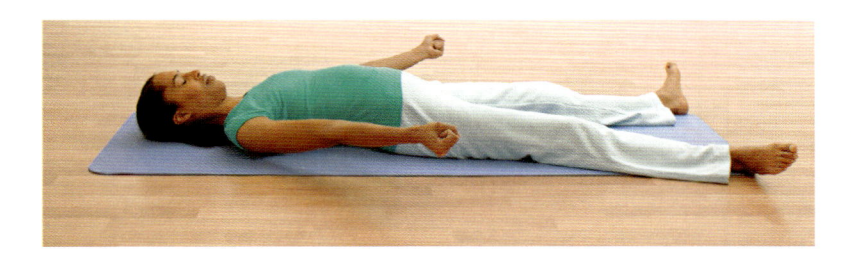

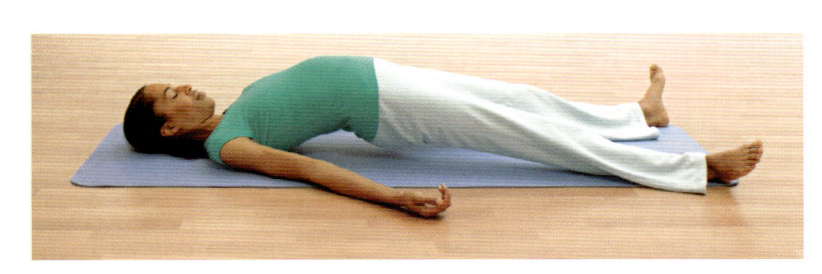

3 深く息を吸い、こぶしを握って腕を少しだけ床から持ち上げます。息を止めてから、息を吐いて腕を床に下ろします。次に再び腕を上げ、今度は手を開いて指を大きく伸ばします。また腕を下ろし、リラックスします。

4 息を吸い、尻を引き締めて少しだけ床から持ち上げます。息を止めてから、息を吐いて尻を床に下ろします。

5 息を吸い、胸を押し上げて両方の肩甲骨を寄せます。息を止めてから、息を吐いて上背を床に下ろします。

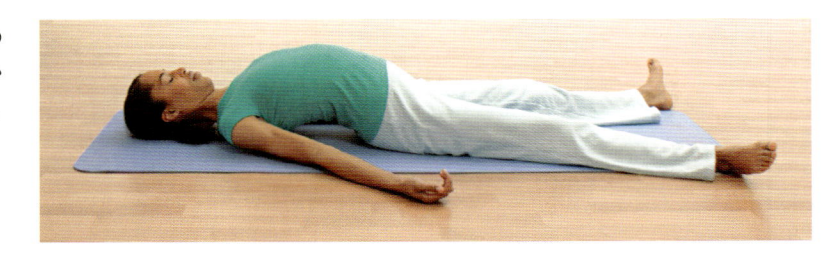

6 息を吸い、肩を耳に向かって前方に引き上げます。腕は床に沿ってすべらせます。息を止めて肩の筋肉を緊張させてから、息を吐いて肩をリラックスした位置に戻します。

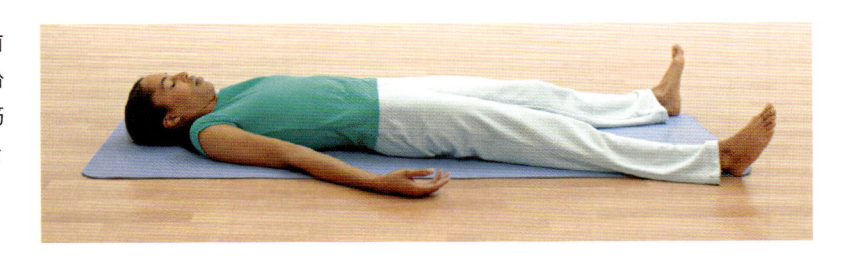

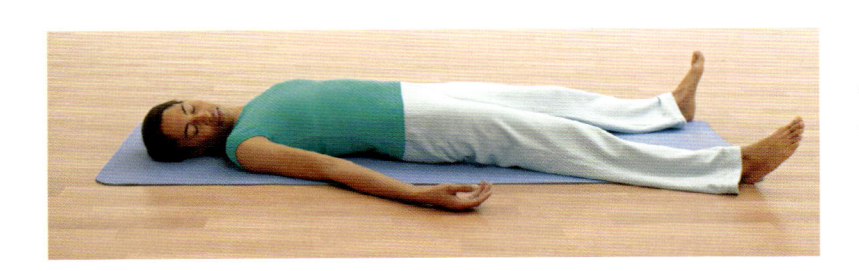

7 息を吸って、静かに頭を片側に倒します。息を吐きながら、頭を反対側に向けます。数回繰り返します。この動きの間、頭を床から離してはいけません。首をもっとリラックスさせるために、あごを少し喉に向けて引いたままにしておきます。

腹式呼吸

　どんなアーサナもプラス効果をすべて実感するためには、呼吸を意識的にコントロールすることが大切です。吸気と呼気の調和のとれた協調によって、神経系に緊張と解放の波のような動きが生まれ、ほんの数分後には心身ともにリラックスし、エネルギッシュな気分になります。
　呼吸には、腹式呼吸、胸呼吸、鎖骨呼吸の3タイプがあります。ここでは主として、肺の主要部分の通気に欠かせない腹式呼吸に注目します。息を吸うたびに横隔膜が収縮して腹部器官のほうに下がり、胃を押し下げて空気を肺の底まで引き下げます。そして息を吐くと横隔膜の緊張が解けるので腹が元に戻り、肺の底をやさしく押して、空気を押し出します。

腹式呼吸を覚えなおす

　腹式呼吸が肺にとっていちばんよい通気になるのなら、たいていの人はつねにこの基本呼吸をしていると考えるのが論理的かもしれません。しかし実際は、ほとんどの人が日常生活では胸と鎖骨の呼吸しかしていません。医師やプロスポーツ選手でさえ例外ではないのです。腑に落ちないのは、腹式呼吸は実はいちばん自然な呼吸だという点です。子供は

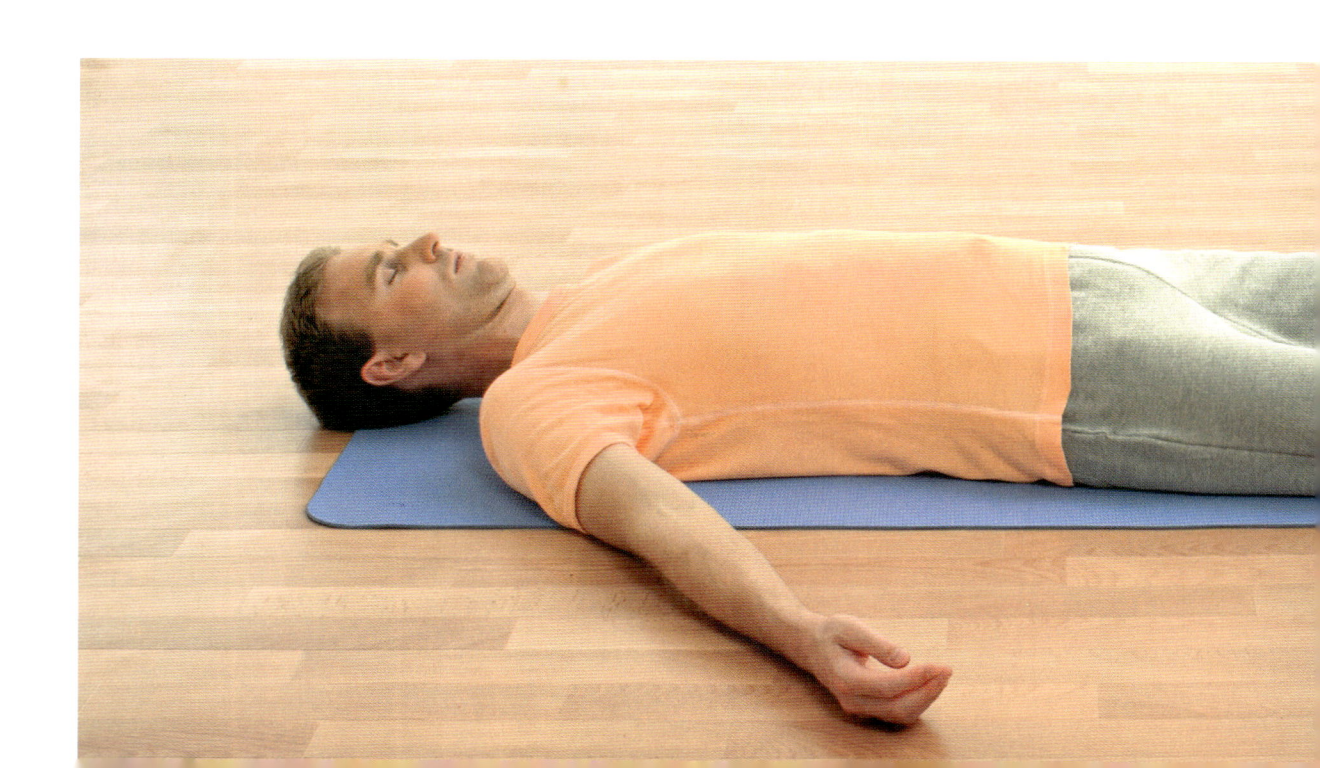

一般に腹で呼吸をしますし、子供も大人も眠っている間は腹式呼吸をするのです。では、目覚めている大人の体は、どういうわけで腹式呼吸をする自然な力を失ってしまうのでしょうか。

　主な理由は単純にストレスです。ストレスを感じているときは、神経系の主要コントロールセンターである腹腔神経叢（腹部に位置する）が腹筋と同じように緊張し、それが横隔膜の自然な動きを妨げるのです。もう1つの理由は、胸が膨らんでいて腹が引き締まっている体型に象徴される「男らしさ」の概念のような、固定観念かもしれません。

　腹式呼吸の習慣をつけることに少し時間と気持ちを向けることで、ヨーガも日常生活ももっとリラックスした力強いものになるでしょう。ヨーガを始めて最初の2、3週間は、呼吸と腹の動きを意識するのが難しいかもしれません。ですから、腹式呼吸法そのものをする前に、「準備1」を練習すると役立つでしょう。完全な腹式呼吸法の前に時々「準備2」を行って、横隔膜の動きに完全に集中する必要があるかもしれません。いずれにしろ、屍のポーズに入るときは必ず腹式呼吸をしなくてはなりません。

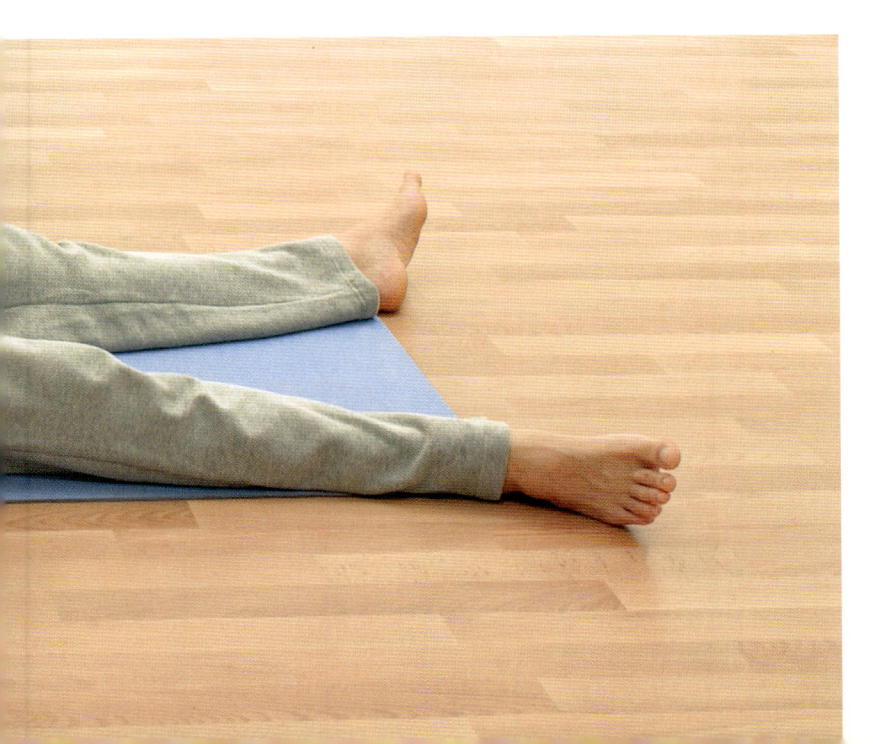

腹式呼吸法

屍のポーズで仰向けになり、腕と脚は開いてリラックスさせます。1分間、息を深く腹まで吸ったり吐いたりします。息を吸ったときに腹が膨らみ、吐いたときにへこむのを意識します。最初は集中が必要ですが、練習するうちにすっかり自然になり、楽にできるようになります。

腹式呼吸の準備

次のエクササイズは、腹式呼吸をしたいときにできるよう、自分の呼吸パターンを体で意識できるようになるためのものです。

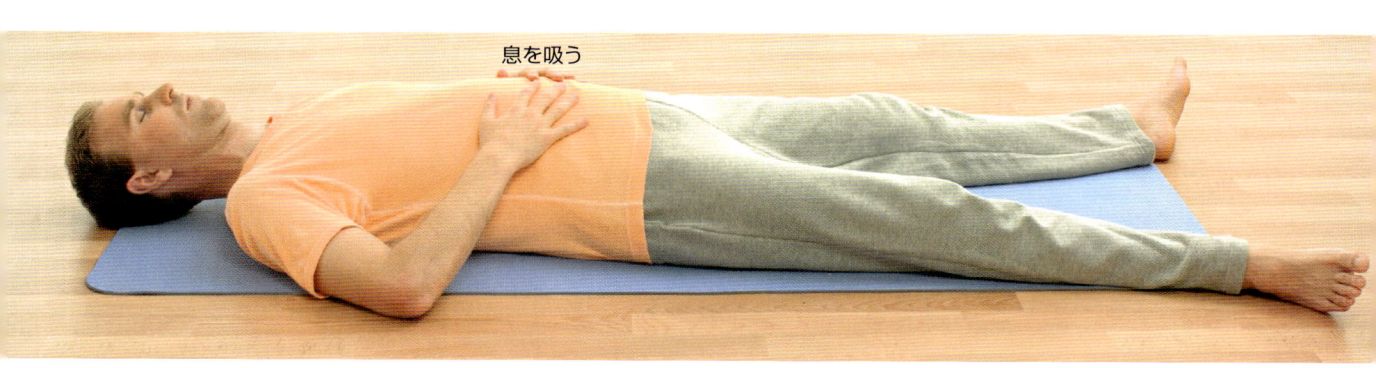

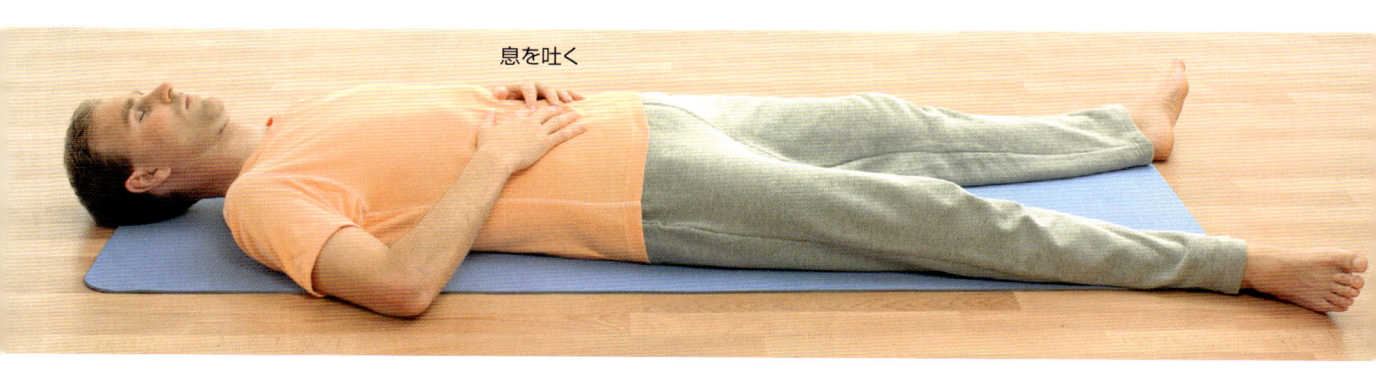

息を吸う

息を吐く

準備 1

仰向けに横になり、腕と脚を広げます。両手を腹の上に置き、第1肋骨と骨盤の間を覆うように指を広げます。規則正しく鼻から息を2〜3秒間吸い、また2〜3秒間吐きます。吸うたびに腹が持ち上がるのを感じ、吐くたびに腹がへこむのを感じてください。これを1分間続けます。

準備 2

1. 屍のポーズで、腹に重さのあるもの（本、畳んだタオル、小さなクッションなど）を置き、腕を床に投げ出します。規則正しく呼吸を続け、息を吸う間は腹が重みを押し上げ、息を吐いている間は下方向に弛緩することを意識します。これを1分間続けます。

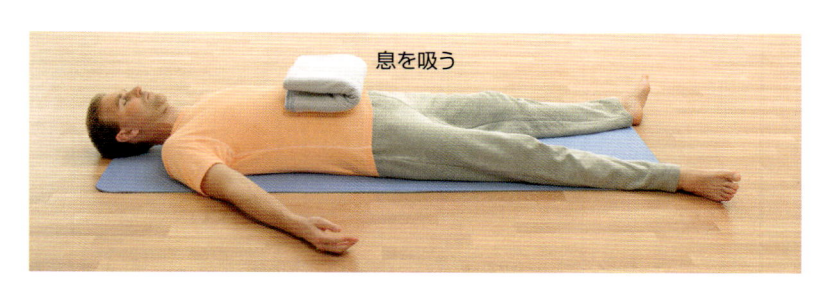

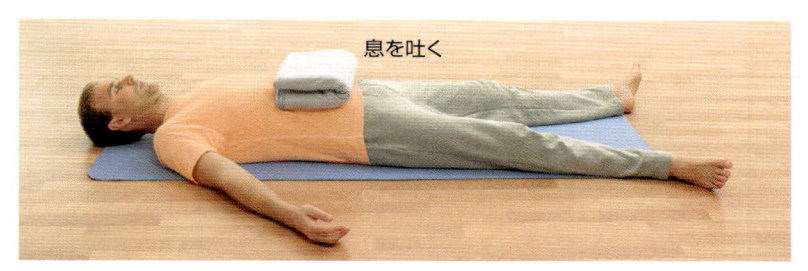

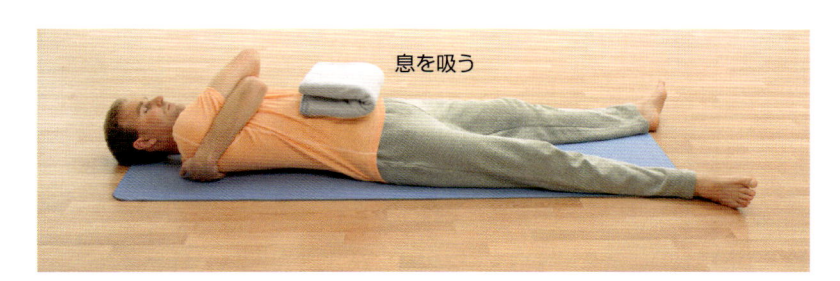

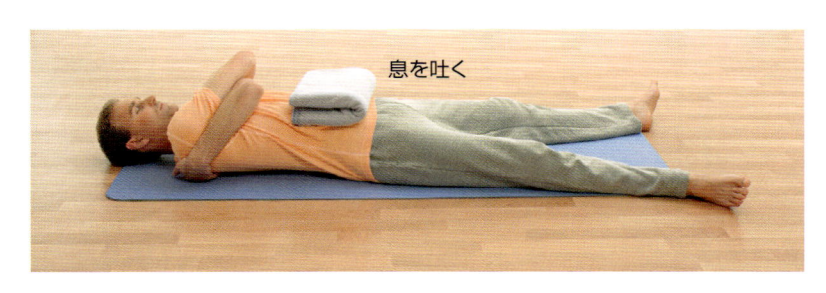

息を吸う

息を吐く

2. 腹の上のものをそのままにして、腕をきつく胸の上で交差させ、手を肩甲骨のほうに伸ばします。このように胸郭に圧力を加えると、自然に意識が腹式呼吸に移ります。息を吸うときは胸を動かそうとせず、腹をだんだん膨らませます。そして息を吐きながら腹をへこませます。これを1分間続けます。

息を吸う

息を吐く

片脚上げ

　片脚上げを定期的にやると、ふくらはぎと膝腱の筋肉の硬直を克服できます。こういうところの筋肉は、1日中イスに座っているなどのライフスタイル要因によって、短く硬くなることがよくあります。ですから片脚上げは、完全なヨーガ・セッションのための穏やかなストレッチとウォーミングアップに最適です。初めのうち単純片脚上げが難しいようであれば、脚を曲げるアダプテーションを試してください。この姿勢と単純脚上げに自信がついたら、もっと上級の脚ストレッチもやりたくなるでしょう。

単純片脚上げ

1 仰向けに寝て脚を閉じ、腕を脇に下ろし、手のひらを下に向けます。

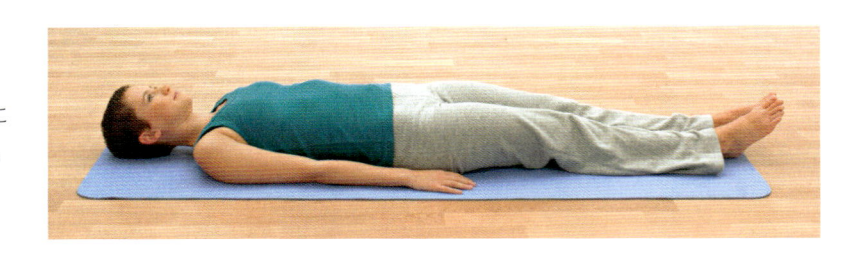

2 ゆっくり右足首を曲げ、エクササイズの間ずっと脚をまっすぐに保てるよう、右膝周辺の筋肉を収縮させます。3秒間息を吸いながら、右脚を90度まで上げてから、同じカウントで息を吐きながら脚を下ろします。反対の脚や両手のひらで床を押さないように、腹筋を使って脚を上げましょう。

次に息を吸いながら左脚を上げ、同じことを繰り返します。右左交互に、合計5回やります。毎回、前より高く脚を上げるように努力すると同時に、呼吸と動きを合わせることにも注意を向けてください。

終わったら、47ページの「エクササイズ間のリラクゼーション」にある屍のポーズで、1分ほど休んでリラックスします。

脚を曲げるアダプテーション

背中の筋肉が硬い、または下背が痛くなりやすい人は、最初は単純片脚上げの代わりにこのアダプテーションをやるとよいでしょう。こちらのほうが背中をいたわるストレッチになります。

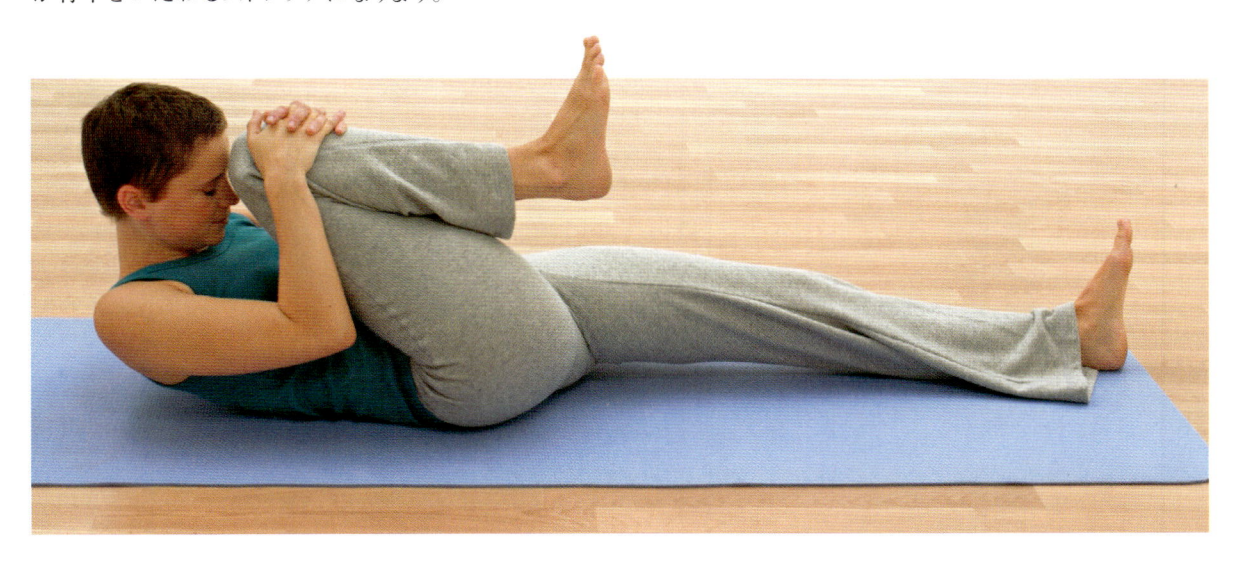

仰向けにゆったりと寝て、両脚を閉じ、腕を脇に下ろし、手のひらを下に向けます。息を吸いながら3秒数える間に、右脚を心地よい範囲で持ち上げます。次にゆっくり3数えながら息を吐き、右脚を胸のほうに曲げて、曲げた膝に両腕を回し、しっかり腹のほうに引きつけます。このプレッシャーを保ったまま深く腹で息を吸い、頭を持ち上げて額をできるだけ膝に近づけます。次に息を吐いて、頭と脚と腕を床に下ろします。左脚で繰り返します。右左交互に合計5回行います。

終わったら屍のポーズで「エクササイズ間のリラクゼーション」をします（47ページ参照）。

脚ストレッチのバリエーション

　これは難易度の高いストレッチのエクササイズですから、単純片脚上げそのものを楽にきちんとできるようになってはじめて試すべきものです。ゆっくり、定期的に、深い腹式呼吸とともに行うと、だんだんストレッチが楽になり、脚の筋肉が長くなっていきます。

1 仰向けに寝て脚を閉じ、腕を脇に下ろし、手のひらを下に向けます。息を吸いながら3つ数える間に、右脚をできるだけ高く上げます。足首を曲げ、脚をぴんとまっすぐに伸ばします。

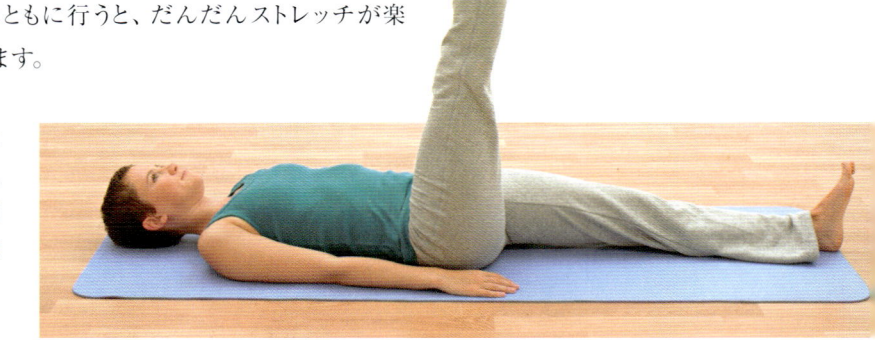

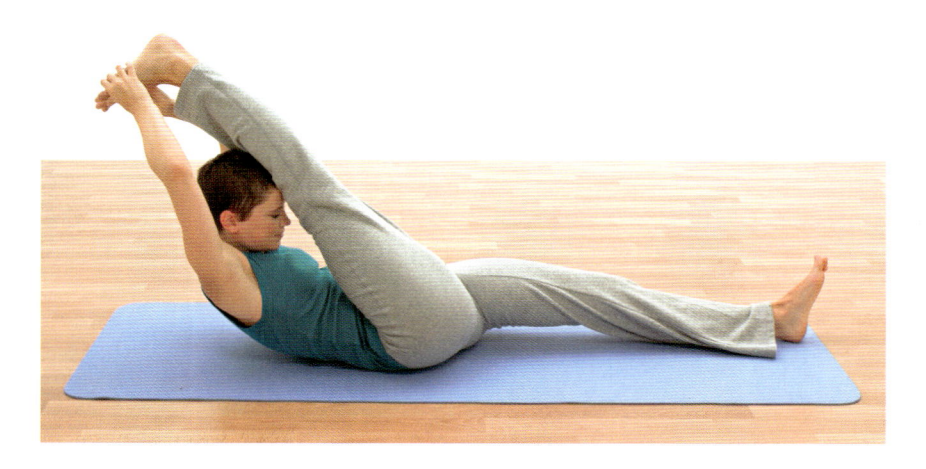

2 息を吐きながら3つ数える間に、脚を曲げずに、脚のできるだけ高いところを両手でつかみます。息を吐ききらないうちに、背を持ち上げて額を膝にできるだけ近寄せます。

3 息を吸いながら、脚をしっかりつかんだまま背中と頭を床に下ろし、脚全体を強く伸ばします。息を吐きながら、ゆっくり脚と腕を床に下ろします。次に同じことを左脚で繰り返します。右左交互に合計5回行います。

最後に1分ほど屍のポーズで「ポーズ間のリラックス」をします（47ページ参照）。

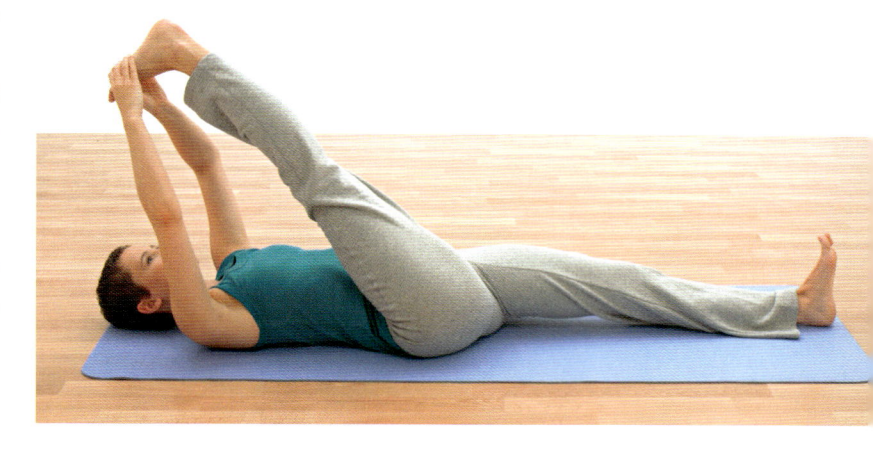

筋肉のストレッチ

あらゆるヨーガ・エクササイズに共通するルールは、体のどこかに痛みを感じたら、すぐにエクササイズを減らすかまたは中断して、仰向けになってリラックスすることです。けれども筋肉のストレッチについては、とくにこういう運動に慣れていない場合、初めは筋肉にある程度の苦痛を感じるのは体の自然な反応です。この「ストレッチのつらさ」と、神経の圧迫などほかのネガティブな要因によるつらさや痛みを区別するには、いくらか練習を重ねる必要があるかもしれません。この違いを区別する最善の方法は、その痛みが休息や深く規則正しい腹式呼吸にどう反応するかを見ることです。ストレッチの痛みがすぐに治まるのに対し、ほかの種類の痛みは治まりません。

特定の筋肉ストレッチがつらいと感じたら、2、3呼吸だけ続けて、屍のポーズ（28〜29ページ参照）に戻ることをお勧めします。そうやって深い腹式呼吸を2、3回しながら休むと痛みは消え、代わりに温かくリラックスした心地よい気分になります。慣れてきたら、筋肉のストレッチを続けながら、呼吸でその苦痛を解消する方法を習得できます。このような体の反応に対処するには、忍耐と識別力が必要です。

ストレッチのメリット

典型的な開始時のシナリオ	ヨーガによる改善
全身疲労。運動はきつくて疲れるように思える。	深い腹式呼吸が活力を高め、疲れを取り除く。
心身ともにストレスを感じる。筋肉ストレッチは痛くてストレスになる。	筋肉ストレッチとリラクゼーションを繰り返すことで体のほかの部分が活性化し、神経系の機能を修復する。ストレスへの抵抗力が強くなる。
筋肉が硬い。ストレッチが困難。次の日には筋肉が短くなって、さらに硬くなる。	ストレッチング中の筋肉の抵抗が減る。リズミカルな腹式呼吸でストレッチの苦痛がすばやく消える。自然な柔軟性が回復し、長続きする。

エクササイズ間のリラクゼーション

　各エクササイズのあとに屍のポーズで休むのにはさまざまな理由があります。まず何よりも、前のエクササイズでがんばった分の元気を取り戻せるうえ、筋肉疲労につながるおそれのある乳酸の蓄積を予防するのに役立ちます。それだけでなく、各エクササイズで得られたものを体が吸収していくのを感じることができ、バランスのとれた運動とリラックスのリズムをつくることができます。このリラクゼーションに30秒から2分かけるのがベストです。

1 屍のポーズで仰向けに横になり、腕と脚を軽く開きます。直前に行ったエクササイズで体のどの部位を使ったかによって、アクティブ・リラクゼーションの動きすべて、または一部を行います（36〜37ページ参照）。

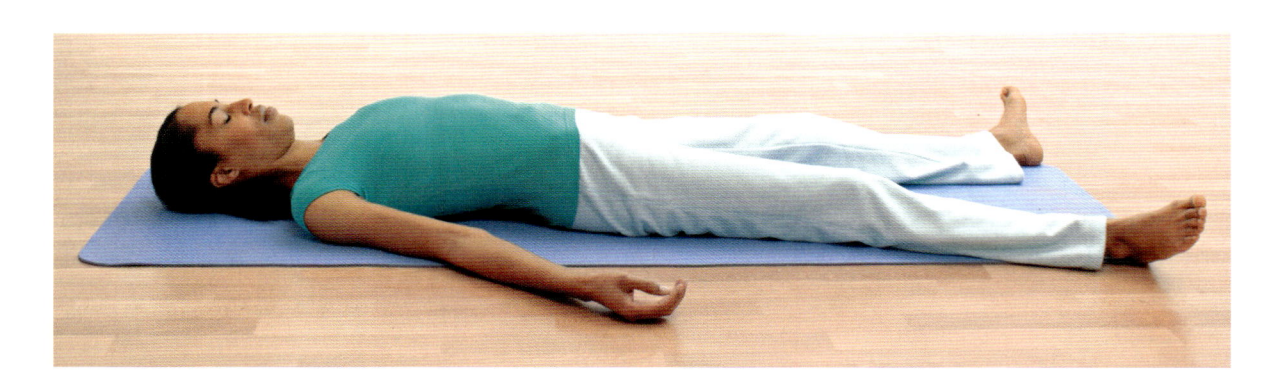

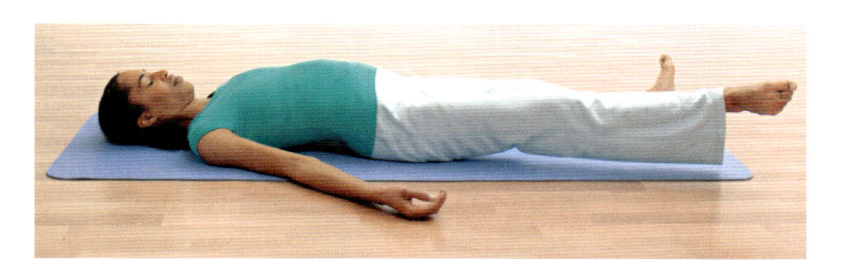

2 片脚ずつ、上げ下ろしをします。

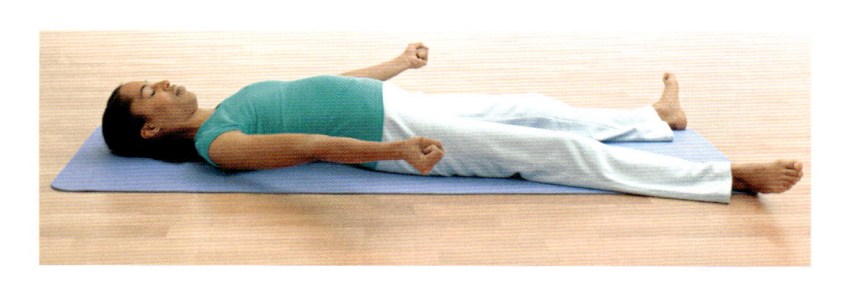

3 両手でこぶしを握り、両腕を上げて下ろします。

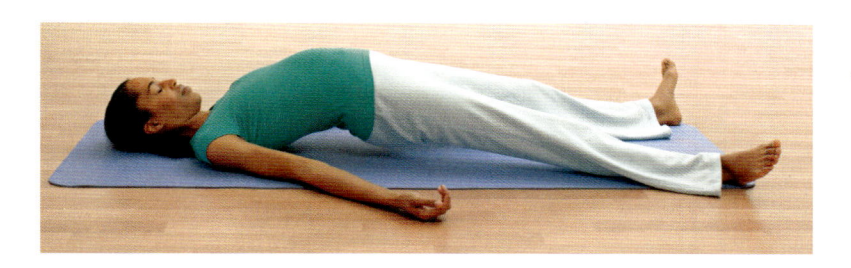

4 腰を持ち上げて、下ろします。

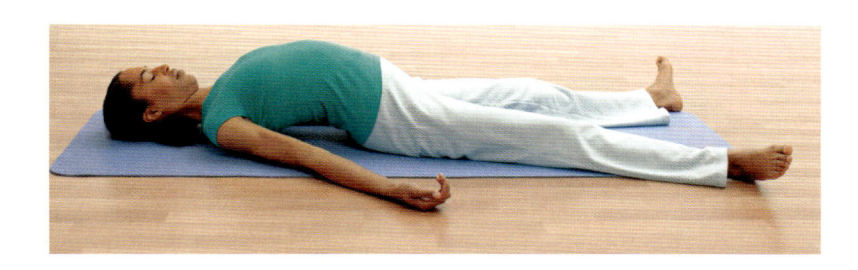

5 胸を持ち上げて、下ろします。

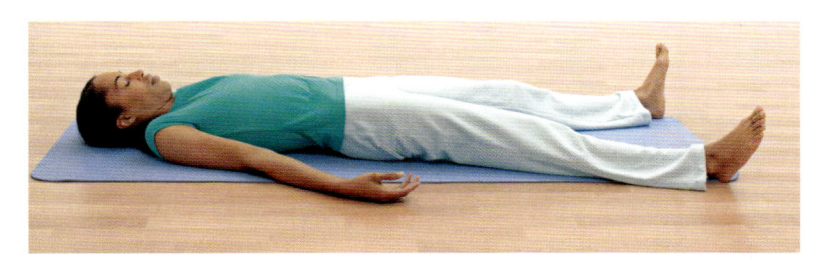

6 肩を耳のほうに引き上げて、下ろします。

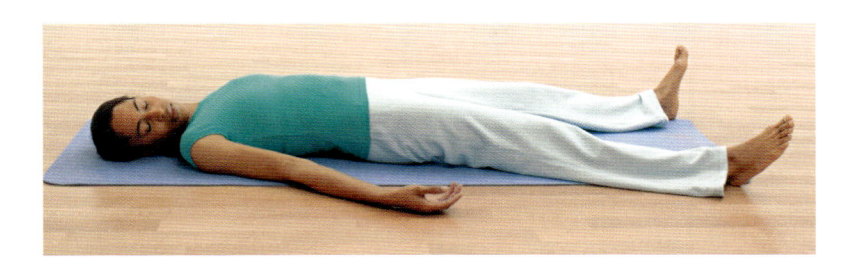

7 頭をゆっくり横に向け、反対側に向けます。

屍のポーズのまま、3回深呼吸します。そして約1分間、ゆっくり規則正しく腹式呼吸を続けて（38〜41ページ参照）、足から頭に向かって、筋肉を伸ばしたり縮めたりしたばかりの各部位に意識を集中していき、リラックスさせましょう。

両脚上げ

　この脚上げエクササイズはとてもよい腹筋のトレーニングになります。したがって、均整のとれたよい姿勢を養うにも、脊柱前弯症（腰椎の異常湾曲）など問題のある姿勢を矯正するにも最適です。腹筋力は頭立ちのポーズ（120～123ページ、126～127ページ参照）など、特定のアーサナを行うのに欠かせません。完全両脚上げに自信がつくまでは、自分にいちばん合ったアダプテーションを自由に行ってください。

注意
座骨神経痛がある人は、どの両脚上げも試さないでください。その代わり、片脚上げの脚を曲げるアダプテーション（43ページ参照）をやりましょう。そして座骨神経痛がよくなったら、両脚上げの脚を曲げるアダプテーションを試すのがよいでしょう。

完全両脚上げ

1 仰向けに寝て脚を閉じ、腕を脇に下ろし、手のひらを下に向けます。首のうしろが伸びるように、あごを喉のほうに軽く引きます。

2 息を吸いながら、脚を床に下ろしたまま腹筋を引き締めていきます。3秒間息を吸い続け、足首を立てて脚をそろえたまま、無理をしない範囲でできるだけ垂直に近く持ち上げます。次に3数えながら息を吐く間に、ゆっくり両脚を床に下ろします。あと9回、ゆっくり繰り返します。

屍のポーズで約1分間リラックスしてから、次のポーズに移ります（47ページ参照）。

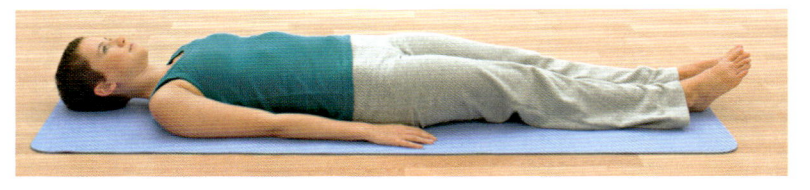

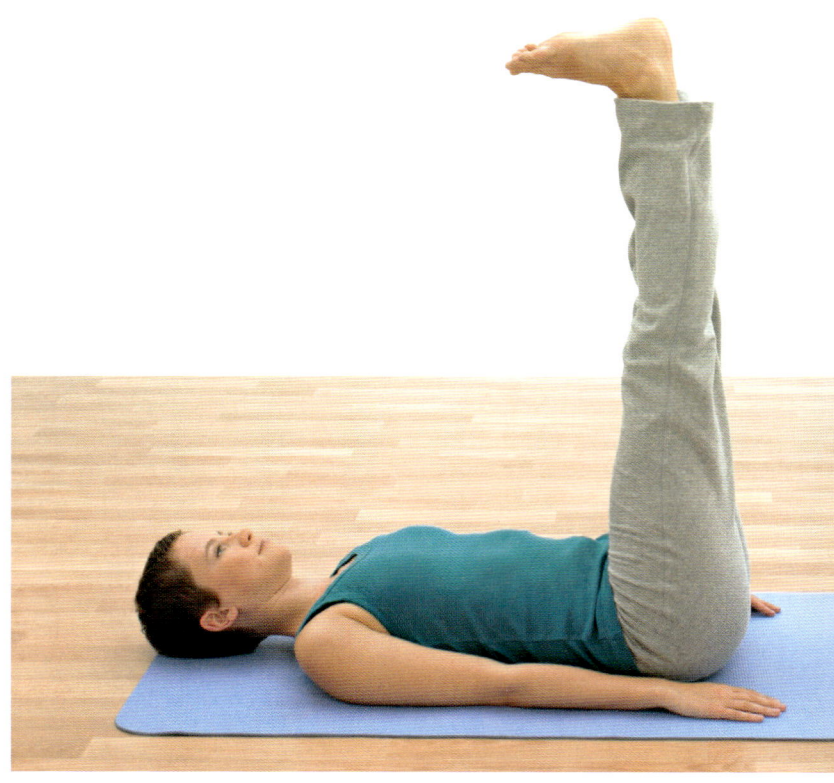

両脚上げのアダプテーション

腹筋があまり強くない人は、初めのうち完全なエクササイズをするのが難しいかもしれません。たとえば、両脚を上げると下背が床から離れてしまったり、下背にプレッシャーや苦痛を感じたり、肩が緊張することがあります。このような問題がある場合は、次のアダプテーションのうちいちばん自分に合うものを探してみてください。

安定させるアダプテーション

両脚を上げたとき下背が痛む場合は、両腕を体の下に入れ、手のひらを下に向けて両手を尻の下に置いて、安定させます。それから完全両脚上げのステップ1と2を行います。

脚を曲げるアダプテーション

完全両脚上げのステップ1と2を行いますが、脚を曲げて上げ下げし、下背にかかるプレッシャーを取りのぞきます。ただし残念ながら、この方法では腹筋への負荷は大幅に軽減されます。

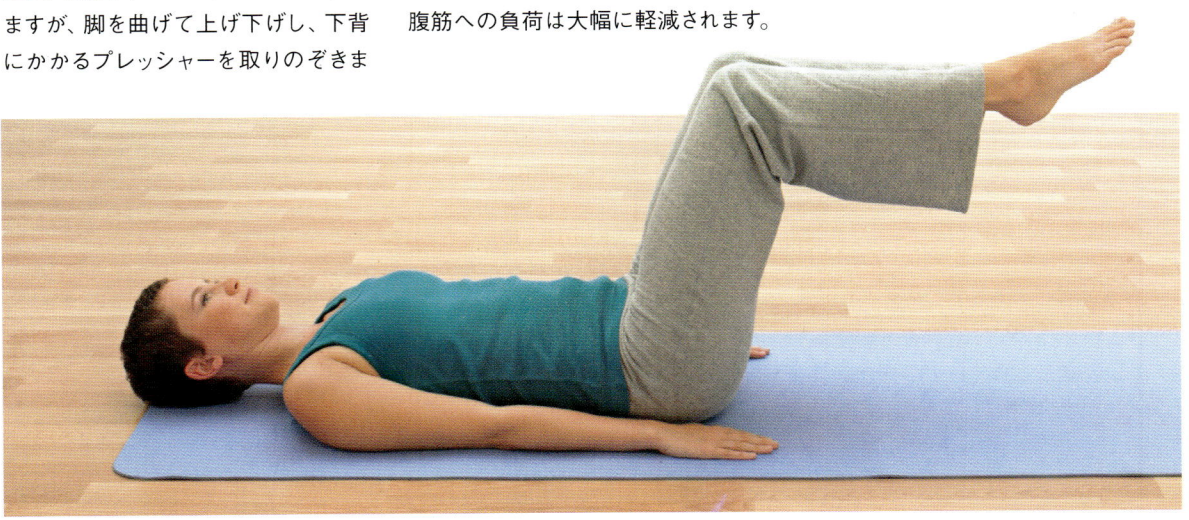

肩立ちのポーズ

サルヴァーンガーサナ

　この逆転のポーズのサンスクリット名、サルヴァーンガーサナは、「体の全部位のための姿勢」という意味です。このポーズによって甲状腺（代謝の制御を助ける）へのバランス効果だけでなく血行の変化（脳に供給される血液が増加）も起こるということは、このアーサナがほんの数分で心身の活力を回復させることができるということです。さらに背骨上部と肩関節の動きを促し、下背と腕を強化し、背骨を思いきり伸ばすことでストレスと緊張を和らげます。

基本の肩立ち

1 仰向けに寝て両脚を閉じ、腕を体のすぐ横の床に下ろし、手のひらを下に向けます。

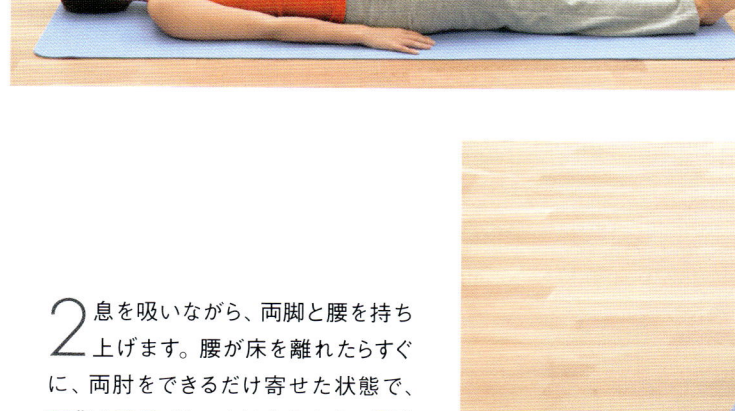

2 息を吸いながら、両脚と腰を持ち上げます。腰が床を離れたらすぐに、両肘をできるだけ寄せた状態で、下背を両手でしっかり支えます。規則正しく呼吸しながら、さらに背中と脚を持ち上げます。

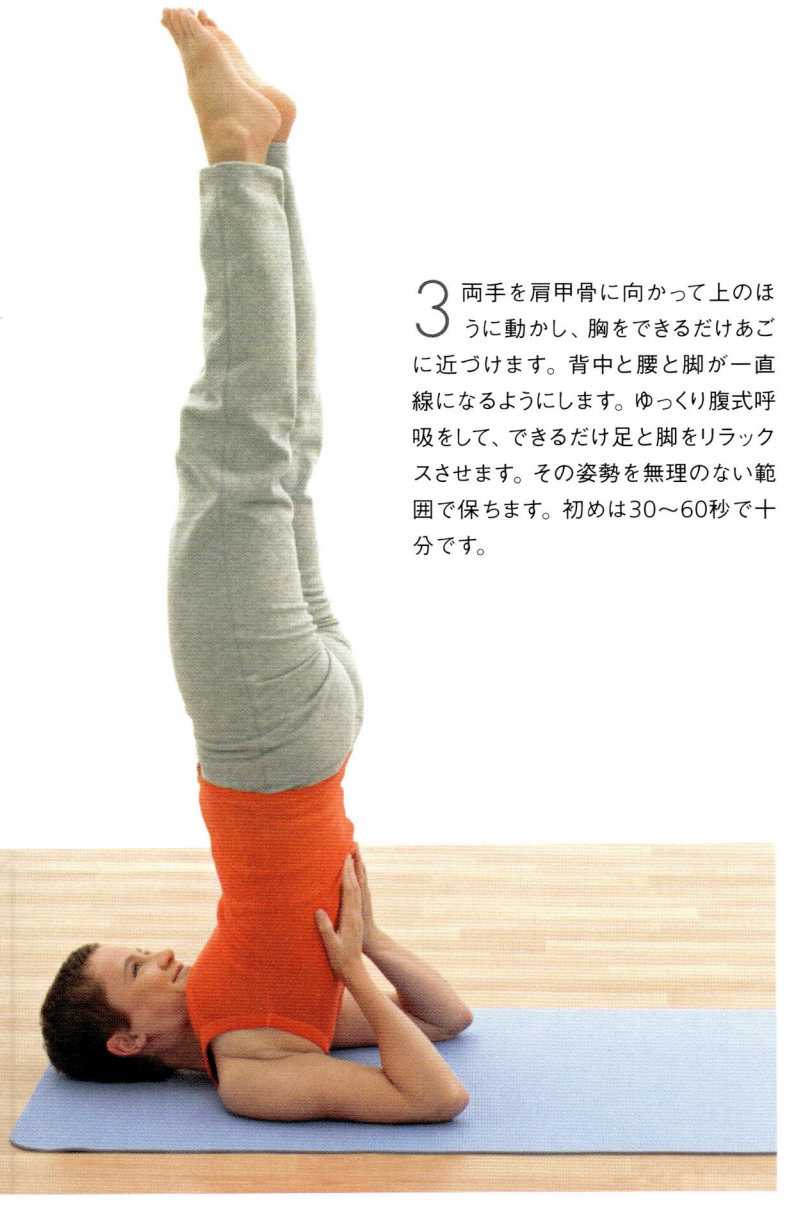

3 両手を肩甲骨に向かって上のほうに動かし、胸をできるだけあごに近づけます。背中と腰と脚が一直線になるようにします。ゆっくり腹式呼吸をして、できるだけ足と脚をリラックスさせます。その姿勢を無理のない範囲で保ちます。初めは30〜60秒で十分です。

4 ポーズを解くために、両腕を床に下ろし、しっかり下に押しつけてバランスをとります。ウエストで少し体を曲げてから、両腕をブレーキにして、脊椎骨1つずつ体を下げていきます。骨盤が床についたら、腹筋を使って両脚をゆっくり床に下ろします。

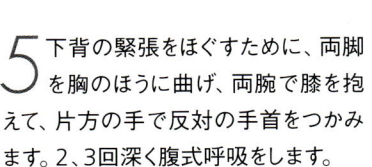

5 下背の緊張をほぐすために、両脚を胸のほうに曲げ、両腕で膝を抱えて、片方の手で反対の手首をつかみます。2、3回深く腹式呼吸をします。

終わったら腕と脚を放し、最後のリラクゼーション(54〜57ページ参照)で休息し、リラックスします。

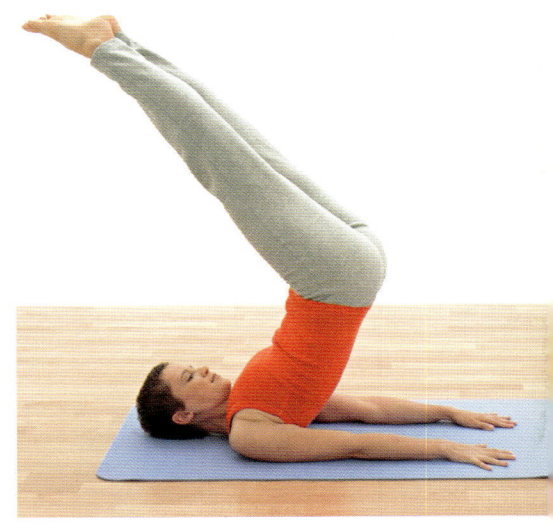

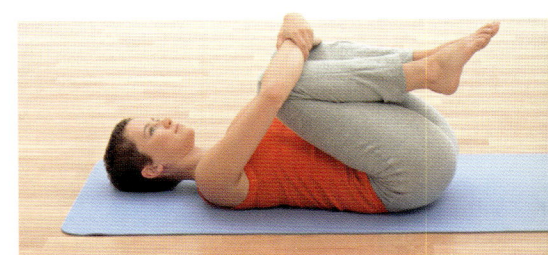

肩立ちのアダプテーション

　肩立ちのポーズでバランスを保つためには、下背の筋肉を収縮させておく必要があり、それには強い筋力が求められます。けれどもこの筋肉が発達するには時間がかかるため、最初は肩立ちのポーズの間やあとに、しばしば痛みや疲労を感じるかもしれません。基本の肩立ちが楽にできるようになるまでの間は、以下のアダプテーションが役に立つでしょう。

下背の疲れを予防する
基本の肩立ちのステップ1から3（50～51ページ参照）を通常どおり行いますが、そのあと、両脚をゆっくり曲げて両膝を額の上に下ろし、下背の筋肉を休めます。2、3回呼吸してから、再び脚を上げてステップ4から5を続けます。

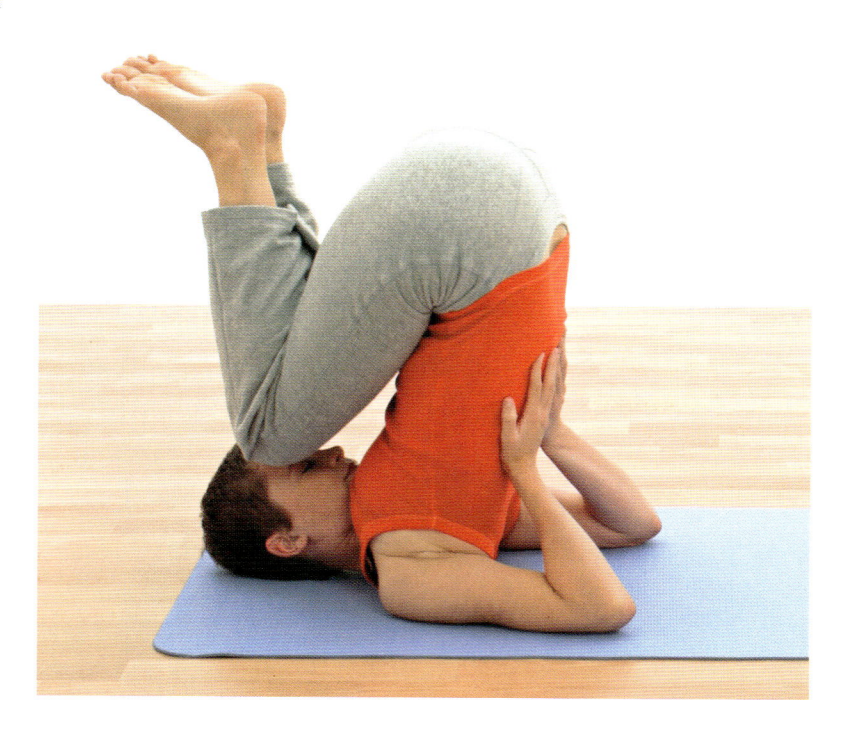

肩立ちのポーズをしている間、頸部の脊椎骨（最上部）に過度の力がかかることを心配する人もいます。けれども実際には、ほとんどの人は背中を完全に直立するまで持ち上げられるほど柔軟ではありませんので、体重の大部分は首ではなく肘にかかります。体重が首と肩にかかるのは、あごと胸をしっかり引き締めた完全な直立姿勢のときだけです。両方の肩甲骨を引き寄せることによって、肩の筋肉と皮膚を頸部脊椎骨のほうに寄せて、体重が首にかからないようにすることができます。次のアダプテーションはそのやり方を示したものです。

首に過度の力がかかるのを防ぐ
基本の肩立ちのステップ1から3（50〜51ページ参照）を通常どおり行います。そして肩立ちのポーズになったら、バランスを保ったまま両腕を慎重に床に下ろします。両手の指を絡ませて、手のひらを押し合わせ、両腕をまっすぐに伸ばします。これで両肘が寄るので両方の肩甲骨が近づき、首を守ります。次に肘の位置を変えずに、腕を曲げて両手で背中をしっかり支え、51ページのステップ4から5を続けます。

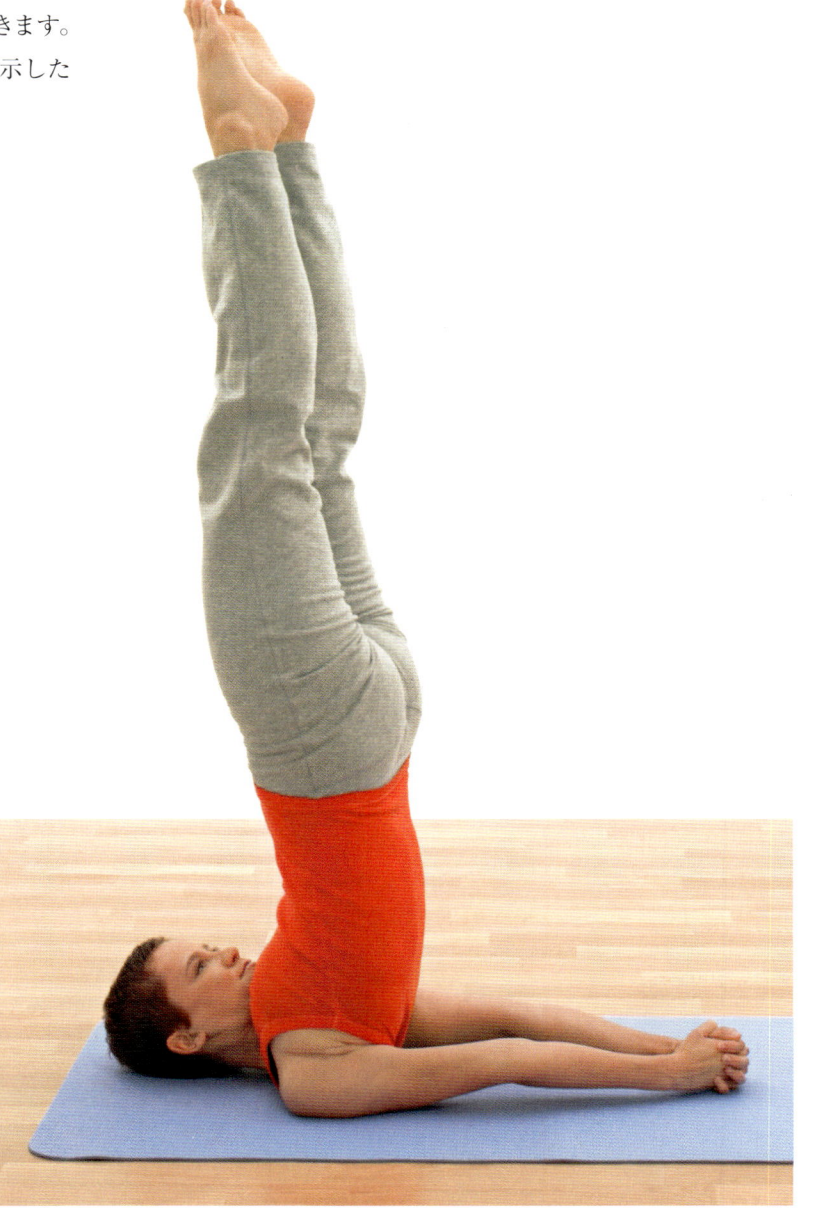

最後のリラクゼーション

　このリラクゼーションは、セッション中いちばん満足感を味わえる瞬間です。肉体、心、霊性の3段階のリラクゼーションが各アーサナのプラス効果を高め、心身を完璧にバランスのとれた状態にします。この一連の動きに10～15分かけましょう。筋肉を動かしたり収縮させたりするには思考過程が必要であるのと同じように、筋肉をリラックスさせるにもそれが必要です。リラクゼーションのポーズ、つまり屍のポーズには、実際に体を動かす必要はありませんから、息抜きのため、すべての筋肉と器官をただリラックスさせることに没頭できます。

体のリラクゼーション

　体のあらゆる筋肉をリラックスさせるために、最後に1度、集中して筋肉をアクティブに収縮させます。エクササイズの間に行ったアクティブ・リラクゼーションに似ていますが、新たな顔の動きが2つ3つありますし、各筋肉を収縮させておく時間を少し長くする必要があります。息を吸いながら筋肉を収縮させ、2、3秒そのままにして、息を吐きながら完全にリラックスさせるとよいでしょう。

1　屍のポーズで仰向けに横になり、両腕と両脚を軽く開きます。

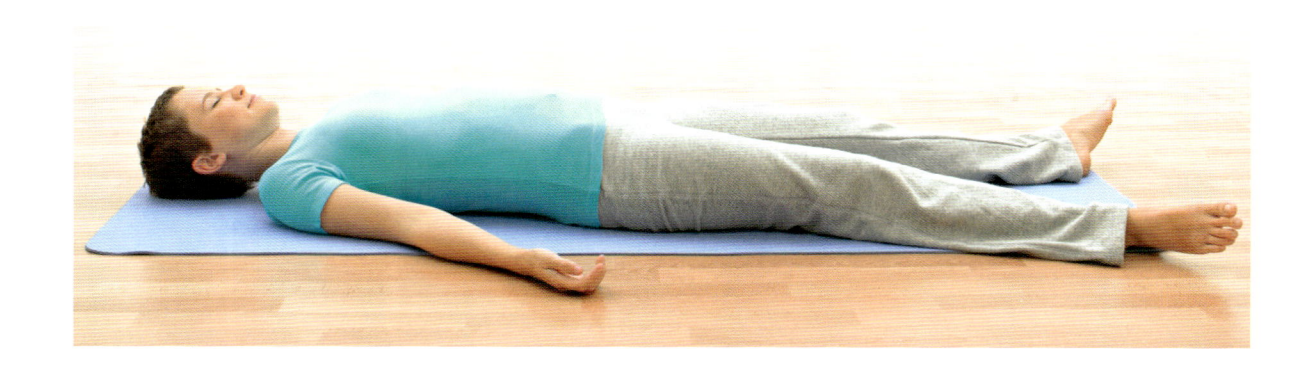

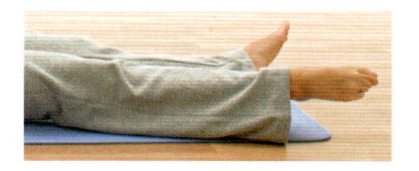

2 右脚を床から5センチほど持ち上げ、下ろします。左脚で繰り返します。

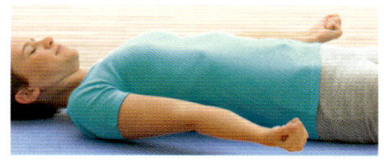

3 両腕を持ち上げてこぶしを握ってから、腕を下ろして指を広げます。

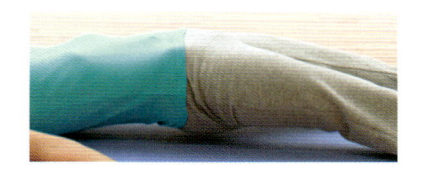

4 尻を引き締めて腰を床から持ち上げて、下ろします。

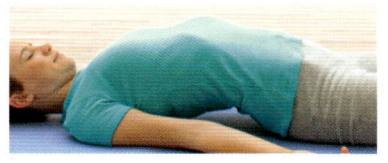

5 胸を床から持ち上げ、高く押し上げてから、下ろします。

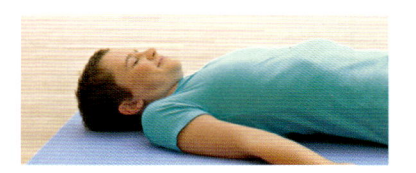

6 両肩を耳のほうにきつく引き上げて、下ろします。

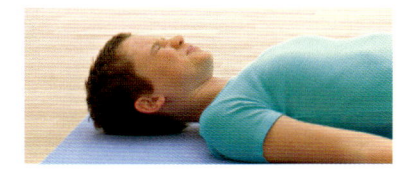

7 顔の筋肉をすべて鼻に向かって収縮させ、力を抜きます。

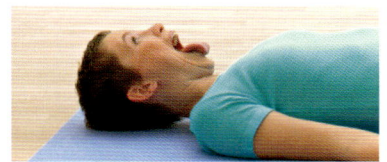

8 口を開いて舌を出し、目を大きく開いて上を見て、顔の筋肉を思いきりストレッチします。それから力を抜きます。

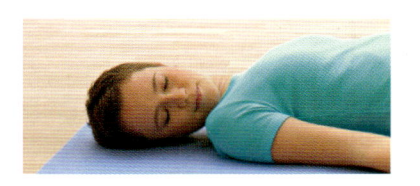

9 両脚を少し開いて腕を体から離した状態のまま、頭をゆっくり左右に向けます。

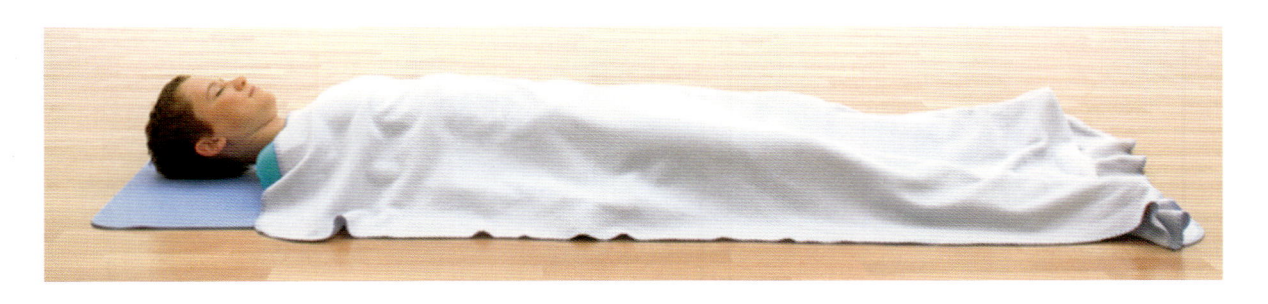

10 全身を冷やさないように軽い毛布で覆います。とくに血圧が低い人は、リラクゼーションをしている間に少し寒さを感じるかもしれないので、実行してください。息を吸うたびに腹が上がり、吐くたびに下がるのを観察し、鼻孔を空気が静かに流れるのを意識します。ここで足に明確なメッセージを送ります。「私は足をリラックスさせている、足をリラックスさせている、私の足はリラックスしている」。同じような「自己暗示」メッセージを、頭にいたるまで体の各部位に送り続けます。すべての筋肉をリラックスさせたら、今度は内臓にポジティブなメッセージを送ります。「私は腎臓をリラックスさせている、腎臓をリラックスさせている、私の腎臓はリラックスしている」。ほかのすべての内臓にも送り続け、最後に脳に送ります。練習を重ねれば、これをすると実際に内臓がリラックスして力を回復するのを感じるようになります。

心のリラクゼーション

体をリラックスさせたら、呼吸の力を利用して心をリラックスさせる時間をとりましょう。

屍のポーズで横になったまま、ひたすら集中して、規則正しく3秒数えながら鼻から息を吸ったり吐いたりします。思考の波が呼吸のゆっくり落ち着いたパターンを追う様子や、重い疲労感がすべて消えていって心が羽のように軽くなる様子を意識します。これを1～2分続けます。

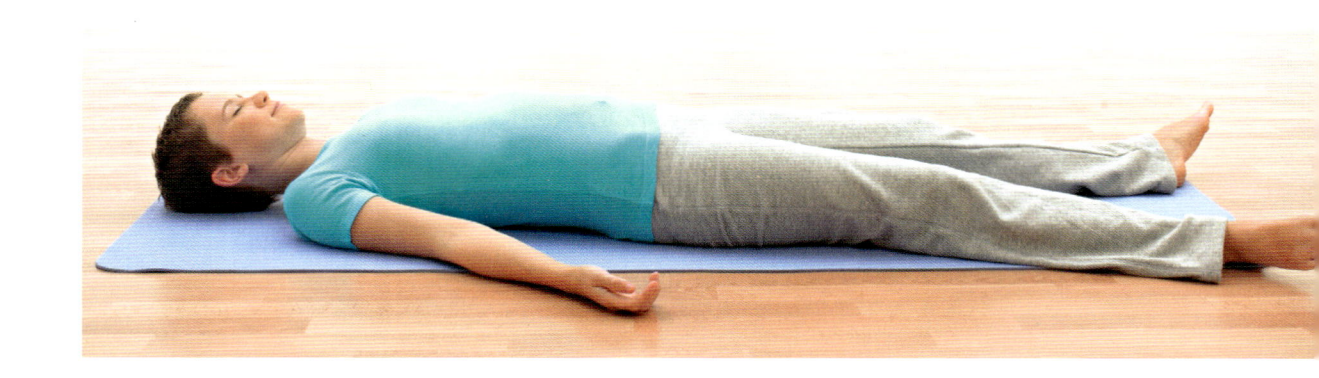

リラクゼーションの間に眠ってしまわないために

自己暗示によるリラクゼーションのレベルは、通常の睡眠中のリラクゼーションよりも深いものですから、最後のリラクゼーションの間は眠ってしまわないようにしましょう。ただし、眠ってしまうのはよくあることです。眠りに落ちることにまったく害はありませんが、グループでクラスを行っている場合、いびきをかいて眠っている人がいると、ほかの人がリラックスできないかもしれません。

眠っている人の呼吸は、ふつうの長さの能動的な吸気に続いて、短い受動的な呼気があり、次の吸気の前に明確な中断があるというパターンになりがちです。眠りに落ちるのを防ぐためには、意識して息を吐き、すぐに次の吸気を続けるようにしましょう。睡眠中はふつう舌が上に向かって動くものですから、舌を口の下側につけて口蓋から離しておくのもよいでしょう。

霊性のリラクゼーション

鳥は長い時間飛んだあと、枝に止まって休む必要があるのと同じように、心にもその上で休めるようなイメージが必要です。

1 静かで水晶のように澄んだ湖を想像して、自分の思考と感覚の動きを、その湖面のさざ波として思い描きます。そしてその思考の波を少しずつ静めていき、穏やかな透明の水を通して湖底を見るように、心の奥底にある真我の深い不動の平和だけを残します。こうして4〜5分が過ぎると、心が自然にまた動き始めます。2、3回深呼吸をして、腕と脚を動かし始めます。そして両腕を頭の上に伸ばします。

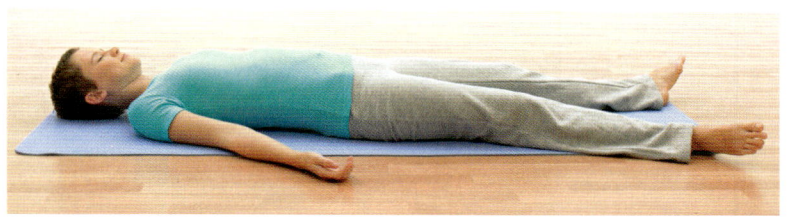

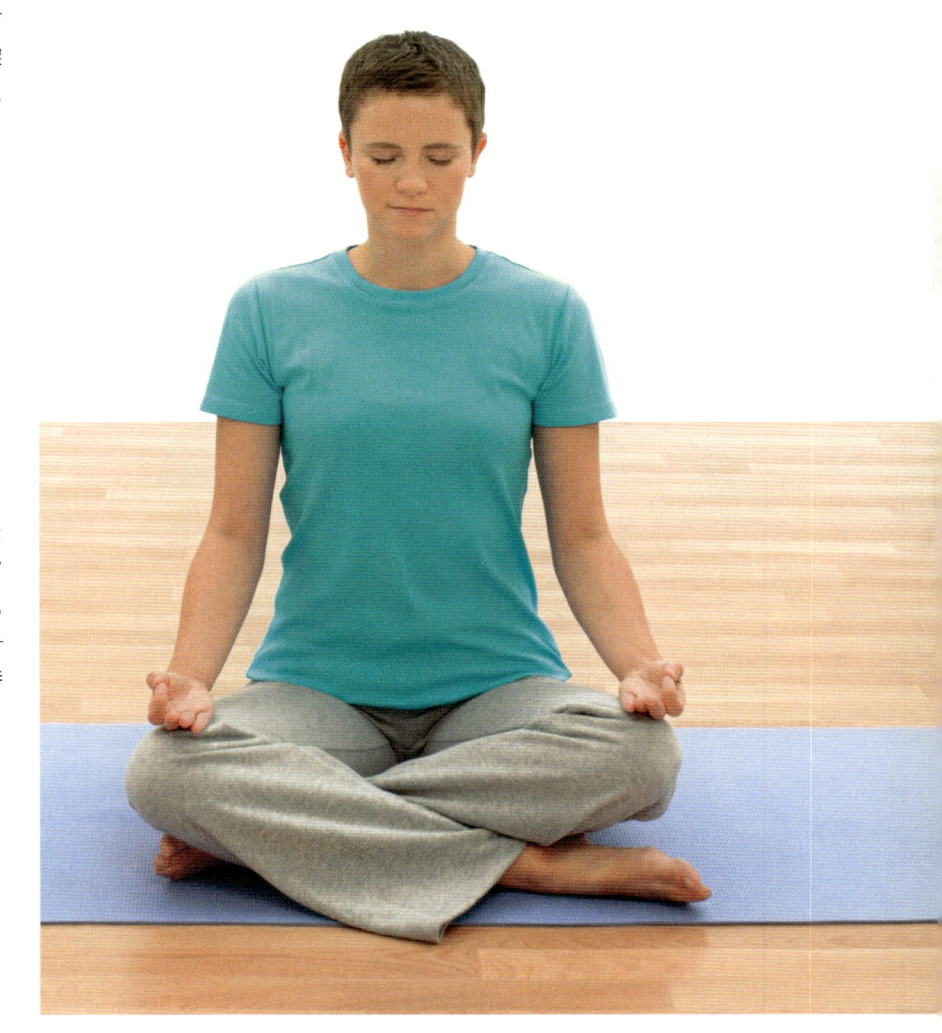

2 ゆっくり起き上がって脚を組み、セッションの仕上げに普遍なる音アウンを3回詠唱します(30ページ参照)。これは3段階——肉体と心と霊性——のリラクゼーションすべてを1日中維持するのに、とても効果的です。

クラス2

　クラス2ではクラス1ですでに学んだことを土台に、深いヨーガ式呼吸法と体の主要な筋肉をすべてストレッチする太陽礼拝の手ほどきをします。このダイナミックなウォーミングアップを行うと、あとに続く新しいアーサナ——鋤のポーズ、魚のポーズ、前屈、斜面のポーズ、コブラのポーズ、子供のポーズ——に合わせて体をたやすく調整できることに気づくでしょう。これは前屈と後屈、あるいはポーズと逆ポーズの連続動作を行うと、体が自然に深いレベルでリラックスするからです。

　ところで、定期的にヨーガを実習していますか。少しずつ何度もやるのがベストだということを忘れないでください。できれば少なくとも1日おきにやる努力をしましょう。日課にヨーガを組み込みやすいように、このクラス（およびこれ以降のクラスすべて）は、すべてをやる時間がないときには短縮できます。丸印●がついているエクササイズで1つのセッション、三角印▲がついているものでもう1つ別のセッションになります。どちらのセッションもそれ自体で完璧なヨーガのトレーニングです。どちらのセッションでもする必要があるエクササイズには、●と▲両方の印がついています。

所要時間

クラスをすべて読むのに15分。
初めての練習で50～60分。
2回目以降で40～50分。

時間がない人は2つのセッションに分けてやってください（30～40分）。
セッションA　●
セッションB　▲

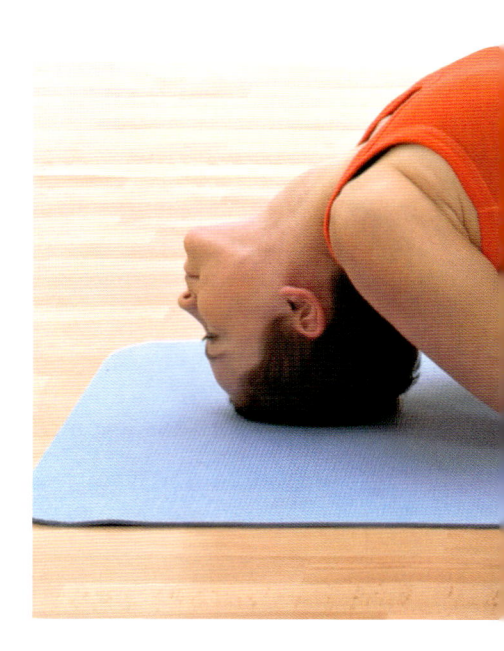

エクササイズ・プラン

＊は新しいエクササイズ

　　　　　　最初のリラクゼーション　………2分(28〜29ページ)●▲
　　　　　　アウン詠唱………………………3回(30ページ)●▲
　　　　　　目の運動…………………………各5回(31〜33ページ)●
　　　　　　リラクゼーション………………(47ページ)●
　　　　　　首の運動…………………………各5回(34〜35ページ)▲
　　　　　　リラクゼーション………………(47ページ)●▲
　　＊　完全ヨーガ式呼吸法……………各1分(60〜63ページ)●▲
　　＊　太陽礼拝………………………………6回まで(64〜71ページ)●▲
　　　　　　リラクゼーション………………(47ページ)●▲
　　　　　　片脚上げ…………………………各5回(42〜45ページ)●
　　　　　　両脚上げ…………………………5回(48〜49ページ)▲
　　　　　　リラクゼーション………………(47ページ)▲
　　　　　　肩立ちのポーズ…………………1〜2分(50〜53ページ)●▲
　　　　　　リラクゼーション………………(47ページ)●▲
　　＊　鋤のポーズ……………………………1分まで(72〜73ページ)●
　　　　　　リラクゼーション………………(47ページ)●
　　＊　魚のポーズ……………………………1分まで(74〜75ページ)●▲
　　　　　　リラクゼーション………………(47ページ)●▲
　　＊　前屈…………………………………1分(76〜78ページ)▲
　　＊　斜面のポーズ…………………………3回(79ページ)▲
　　　　　　リラクゼーション………………(47ページ)▲
　　＊　コブラのポーズ………………………3回(80〜82ページ)●
　　＊　腹ばいのリラクゼーション………(81ページ)●
　　＊　子供のポーズ…………………………1分(83ページ)●
　　　　　　最後のリラクゼーション　……10〜15分(54〜57ページ)●▲

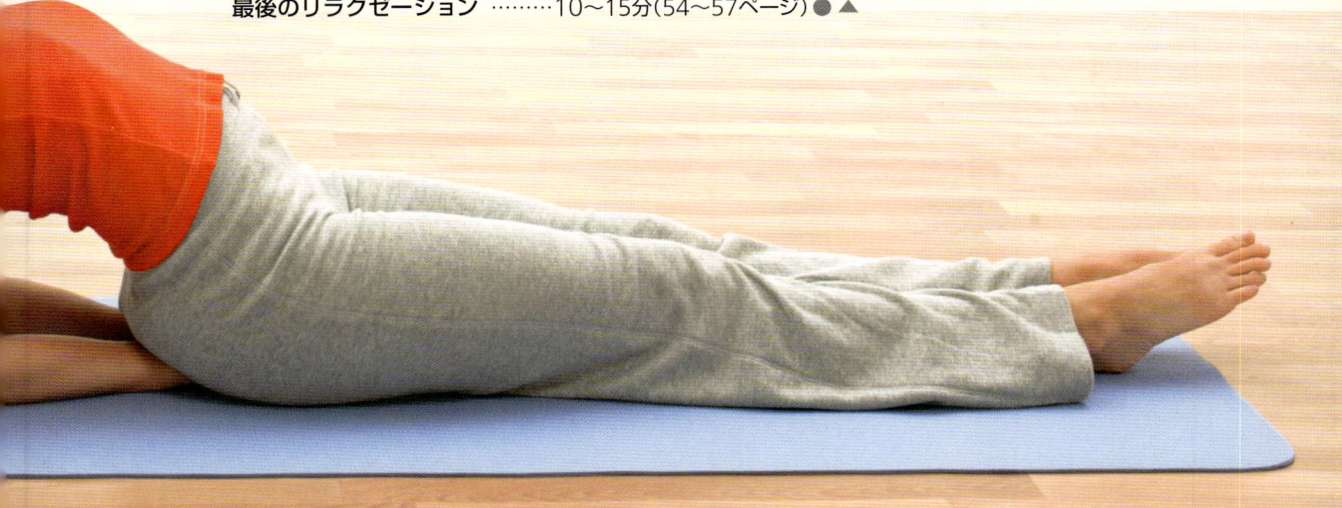

完全ヨーガ式呼吸法

　通常、深い呼吸になるのは、エアロビクスや階段を上るなどの激しい身体活動をしている間だけです。そういうときは筋肉の運動量が増えて必要な酸素の量が増えるため、自律（不随意）神経系が深く速い呼吸を活性化します。けれども多量の酸素を必要とするのは骨格筋ではなく、実は脳なのです。脳に十分な酸素が行かないと、知的効率が劇的に下がります。

　現代社会では頭脳労働（肉体労働ではなく）が増えており、典型的な日常の仕事は机の前に座って行うものなので、新鮮な空気の流れが非常に少なく、最適な呼吸が困難です。定期的に休憩をとって、ただ深呼吸をするようにするほか、完全ヨーガ式呼吸法を実習するのが仕事中の知的効率を高めるのにとてもよい方法です。仕事で精神的な疲労を感じたら、これから説明するエクササイズをそれぞれ1分か2分行うと、すぐに元気が回復します。

　完全ヨーガ式呼吸法には、3カ所――腹、胸、鎖骨――の呼吸筋肉をすべて使う必要があります。そうすることで肺をフルに使い、体の全細胞の酸素摂取量を増やすことができます。胸の呼吸でもかなり活力は高まりますが、肺の大部分を満たすのは実は腹式呼吸です。鎖骨呼吸は完全ヨーガ式呼吸法の最後の部分です。この呼吸自体は、肺の最上部のごく一部しか満たさないのであまり重要ではないのですが、ヨーガ式呼吸法の一部として行うと胸を完全に膨らませる働きをして、丸まった肩を克服するのに最適です。完全ヨーガ式呼吸法で得られる余分な酸素が、どれだけ心をリフレッシュして知覚作用を高めるかに注目しましょう。

腹式呼吸を深める

1 屍のポーズ（28ページ参照）で横になり、両手を腹の上に置いて、指を広げます。親指が第1肋骨、小指が骨盤に触れるようにしてください。それぞれ3秒数える間、息を吸ったり吐いたりしながら、腹全体が規則的に膨らんだり収縮したりするのを確かめます。これを1分間続けます。終わったら両腕を床に下ろして、リラクゼーションのポーズになります。

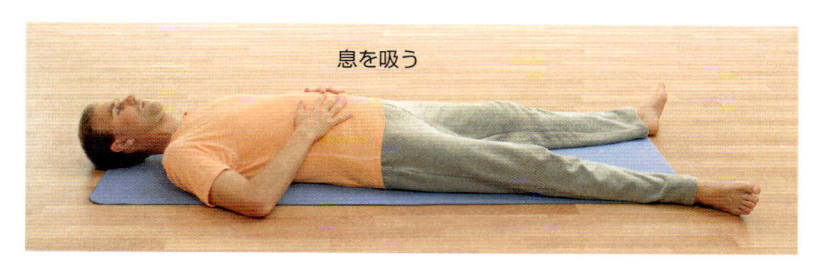

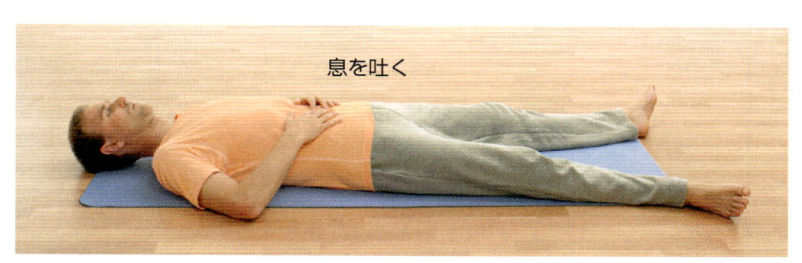

息を吸う

息を吐く

2 次にあぐらを組んで座り、同じ腹式呼吸を1分間行います。あまり苦労せずに背骨をまっすぐ保てるよう、小さなクッションの上に座る必要があるかもしれません。

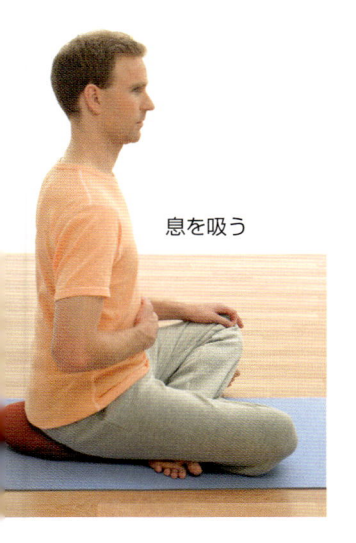

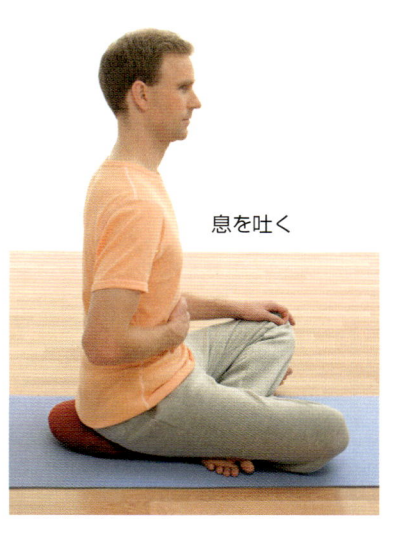

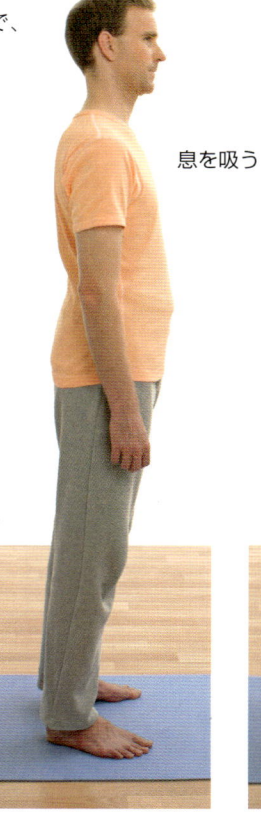

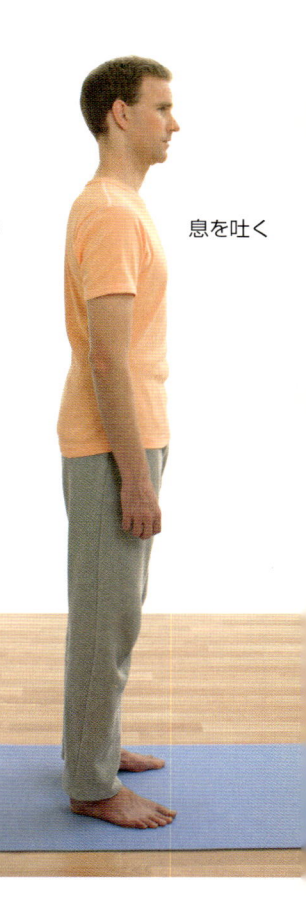

3 次に、両脚を軽く開いた立位で、1分間腹式呼吸をします。

息を吸う

息を吐く

息を吸う

息を吐く

胸の呼吸を加える

1 屍のポーズで横になり、片手を腹、片手を胸の上に置きます。完全に腹で息を吸った（腹を膨らませる）あと、胸郭を持ち上げて膨らませることで、息を吸い続けます。

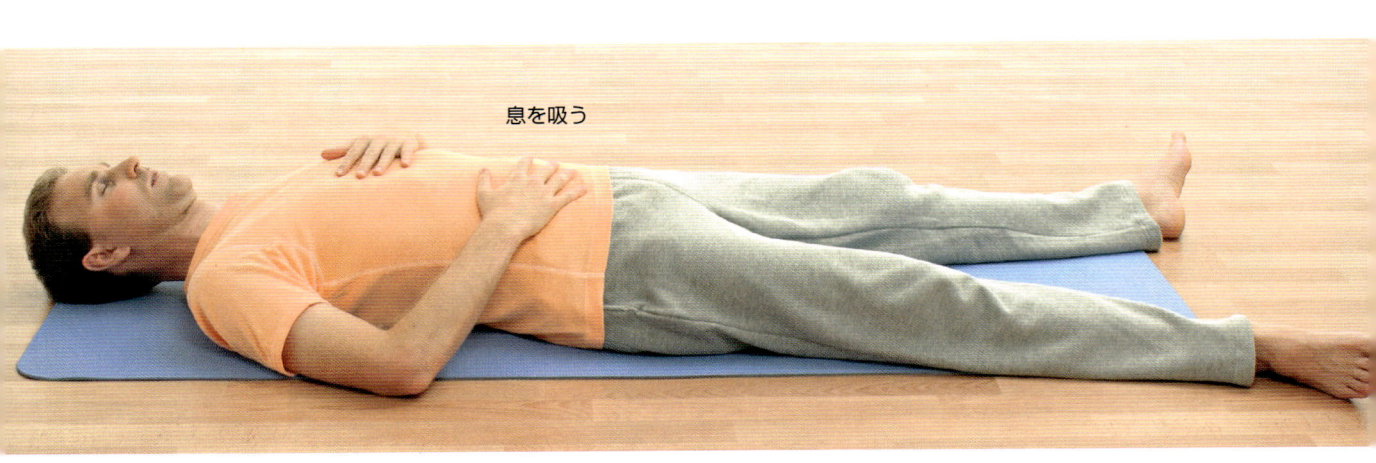

息を吸う

2 次に腹から息を吐き始め、そのあとすぐに肋間筋を緩めて胸を元の楽な位置に戻します。呼吸を長く深くしていきながら、胸の呼吸を加えても腹が膨らんだままになるようにして、呼気は必ず胸より先に腹から始めます。

これを約1分間続けます。
次に同じタイプの呼吸を、あぐらを組んだ座位で1分間、立位で1分間行います。

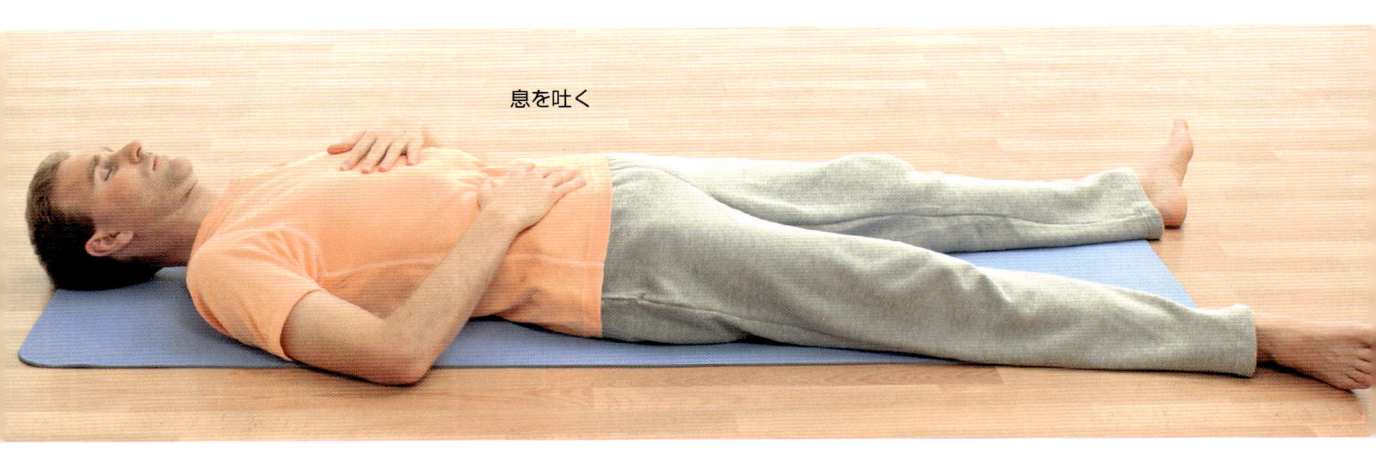

息を吐く

クラス2　63

鎖骨呼吸を加える

1 再び屍のポーズで横になり、片手を腹、片手を胸の上に置きます。完全に腹と胸に息を吸い込んだあと、鎖骨を持ち上げることで肺の最上部を満たそうとしてください。腹が膨らんだままであることを確認します。肩を耳まで上げても肺活量には影響しないので、そうしないようにします。

2 次に腹から息を吐き始め、そのあとすぐに胸と鎖骨部から空気を出します。これを約1分間続けます。

3 次に、喉の両脇の筋肉（胸鎖乳突筋）の収縮が見えるように、鏡の前に座ってこの呼吸をします。

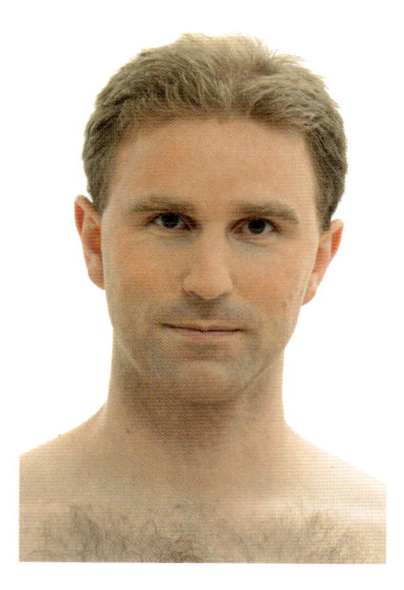

普通の呼吸

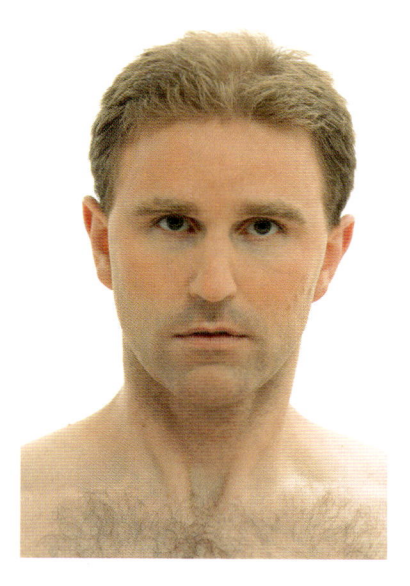

鎖骨呼吸

完全ヨーガ式呼吸法の応用

エクササイズの間にリラックスするときは必ず、まず完全ヨーガ式呼吸を3〜5回します。余分な酸素のおかげで、筋肉をすばやく弛緩させられます。完全な呼吸運動がウエストの下から始まって首周辺まで到達するので、背骨の姿勢をバランスよくするのにも役立ちます。3〜5回の完全ヨーガ式呼吸のあとは、3秒吸って3秒吐く、通常の腹式呼吸を続けます。

太陽礼拝

スーリヤ・ナマスカーラ

　シンプルで優美な太陽礼拝は、ヨーガ・セッションに必須のウォームアップ運動として、あとに続く一連のアーサナのために体を整えるだけでなく、それ自体が完璧なエクササイズになっています。

　初めて練習するときは、1呼吸ごとに1動作というリズムに合わせる必要はありません。ごくゆっくりした動きに集中し、必要なだけ呼吸しながら、1つのポーズから次のポーズへと慎重に進みます。ただし、ポーズが楽に感じられるようになったら、12の動作すべてができるだけスムーズに流れるように、各動作を1呼吸で——息を吸いながら後屈、吐きながら前屈——行うことに集中してください。

1 息を吐きながら両足を閉じて立ち、胸の前で合掌します。

2 息を吸いながら両腕を空中に上げ（耳につけて）、胸から後ろに反って、腕と指を伸ばします。下背に過度の力がかからないよう、頭を腕より後ろに落とさないようにしてください。

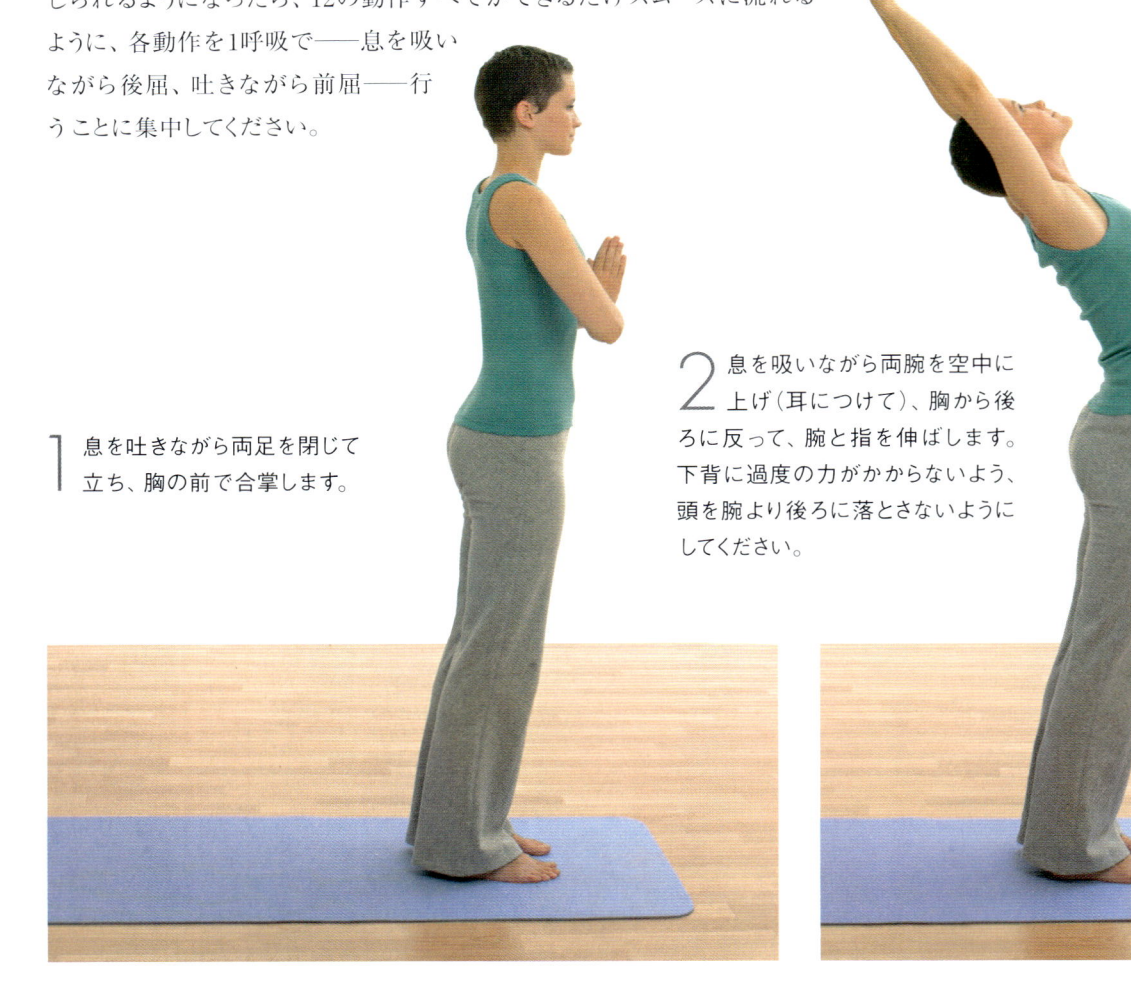

3 息を吐きながら前屈し、頭を膝につけます。体の背面が完全に伸びるよう、必要なら膝を曲げます。そして両手を足の横の床に平らに置きます。

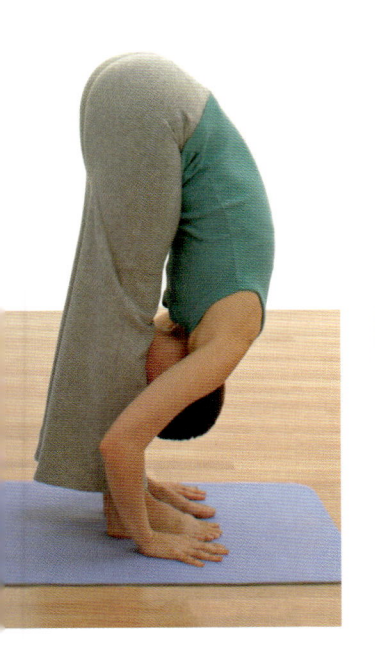

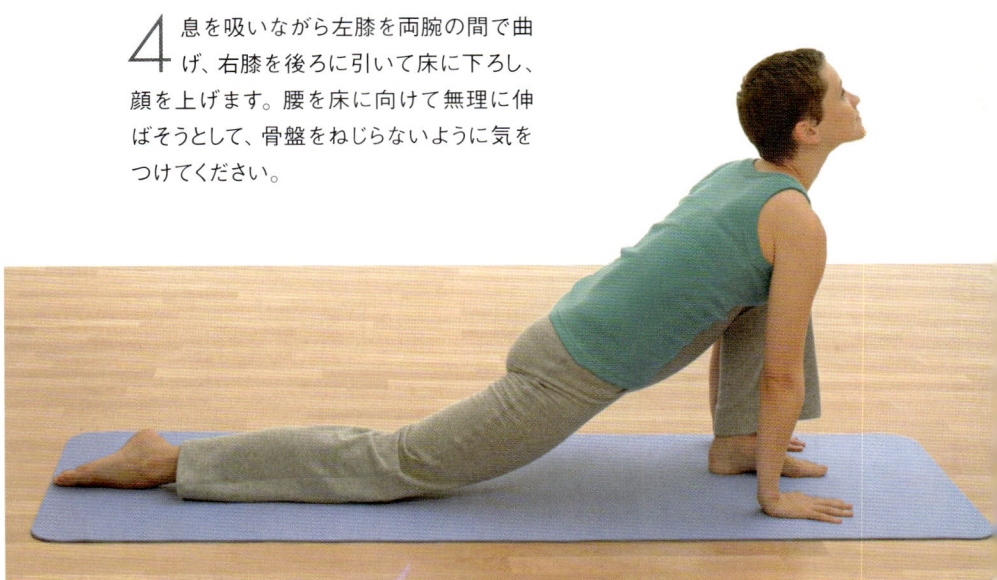

4 息を吸いながら左膝を両腕の間で曲げ、右膝を後ろに引いて床に下ろし、顔を上げます。腰を床に向けて無理に伸ばそうとして、骨盤をねじらないように気をつけてください。

5 息を止め、左脚を後ろに引いて腕立て伏せの姿勢をとり、まっすぐ前を見ます。顔を前に向ける必要はありません。首が背骨と一直線に並ぶようにしたときの自然な視線という意味ですから、体と首が一直線になっていることを確認してください。きちんとそろうまで、何度か腰を下げたり上げたりする必要があるかもしれません。

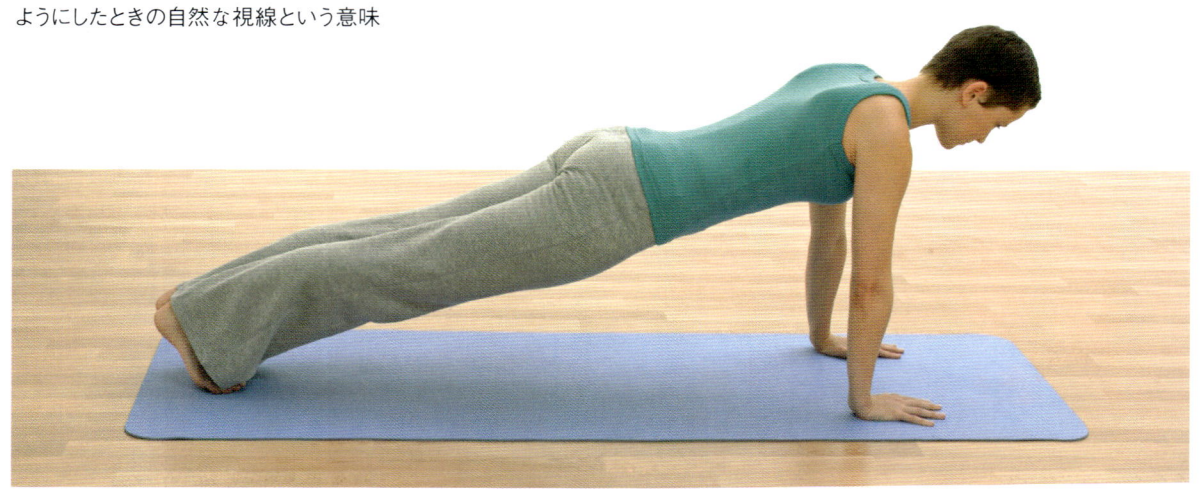

6 息を吐きながら、だんだん膝を曲げていき、胸と額を床に下ろしますが、腰は床から離しておきます。

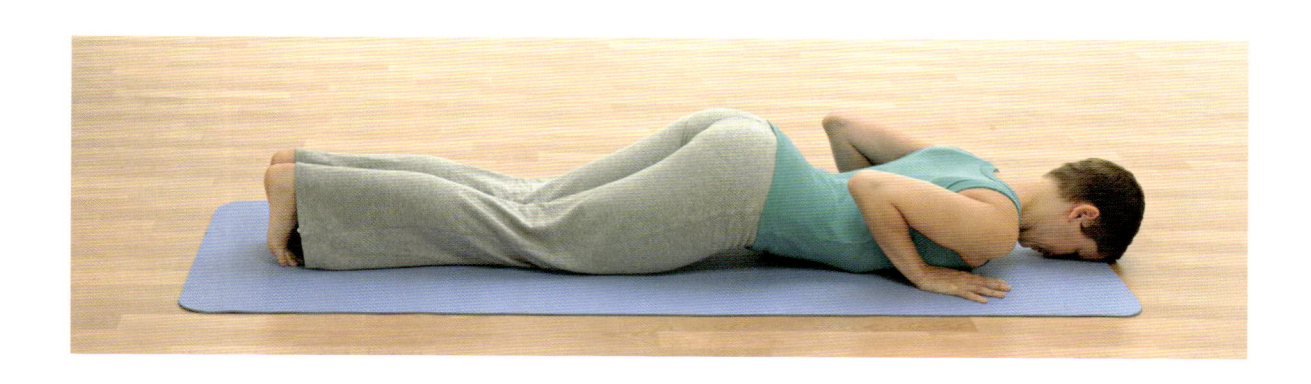

7 息を吸いながら床に寝そべり、つま先を伸ばし（足の甲が床につくように）、ゆっくり頭と胸を上げて上を見ます。腕で押し上げるだけでなく、首と上背の筋肉を使って体を持ち上げます。これで下背に過度の力がかかるのを防ぐことができます。腕は曲げたままにしておきます。

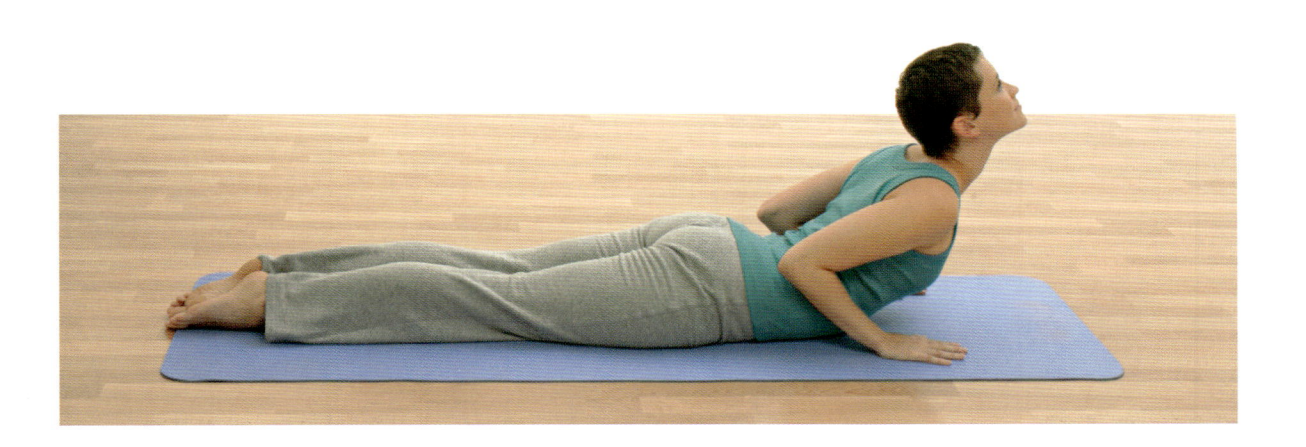

8 息を吐きながら腰を上げ、かかとをできるだけ床に押しつけます。かかとが床にぺったりつかなくてもかまいません。つかないのは単に膝腱が硬いからで、よくあることです。補正しようと足を前に進めると、次の動作のバランス調整が乱れるので、やめてください。足のほうに顔を向けます。

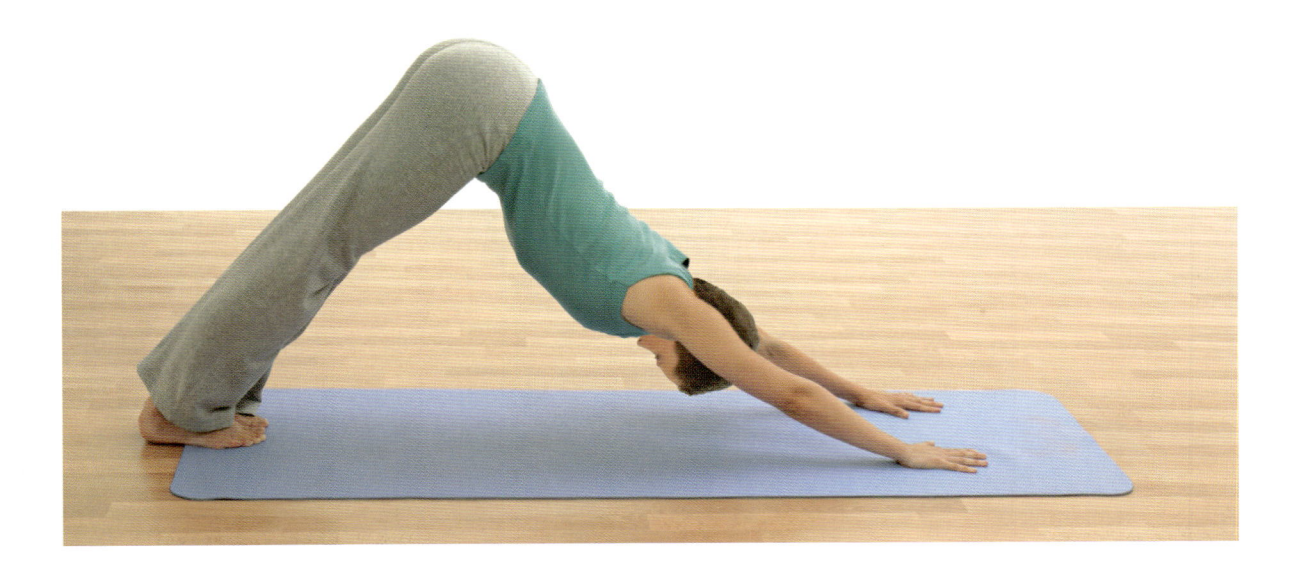

ヨーガ・プログラム

9 息を吸いながら右足を大きく前に両手の間まで踏み出し、後ろの膝を床に落として、後ろ足の甲をマットにつけます。顔を上げます。

10 息を吐きながら左脚を前に持ってきて、両脚をできるだけまっすぐに伸ばし、頭が膝につくまで前屈します。必要なら膝を少し曲げて、両手を足と並べて床の上に置きます。

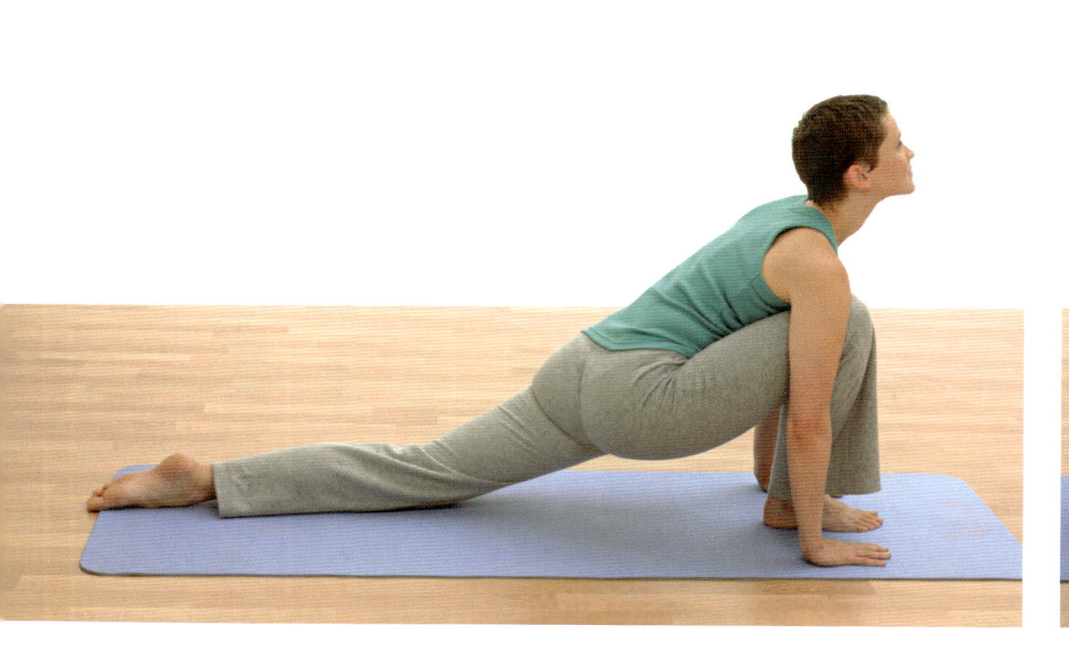

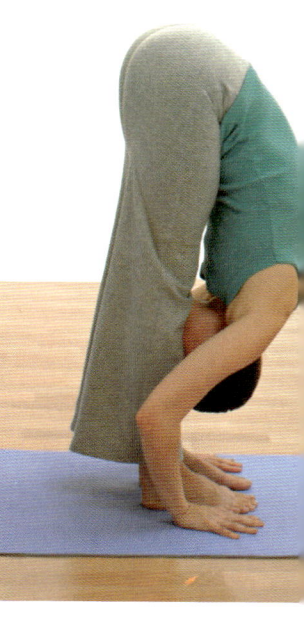

11 息を吸いながら両腕を前から上へ伸ばし、耳の横につけておきます。胸から後ろに反って、腕と指を思いきり伸ばします。

12 息を吐きながら両腕を脇に下ろし、立位に戻ります。この姿勢で1回深く息を吸います。

13 息を吐きながら合掌して、またステップ1から始めます。今度は4～9の動きを左脚から始めます。この連続動作全体を合計3～5回繰り返します。

終わったら屍のポーズでリラックスし、完全ヨーガ式呼吸法から始めて、心拍が平常に戻るまで休みます（47ページ参照）。

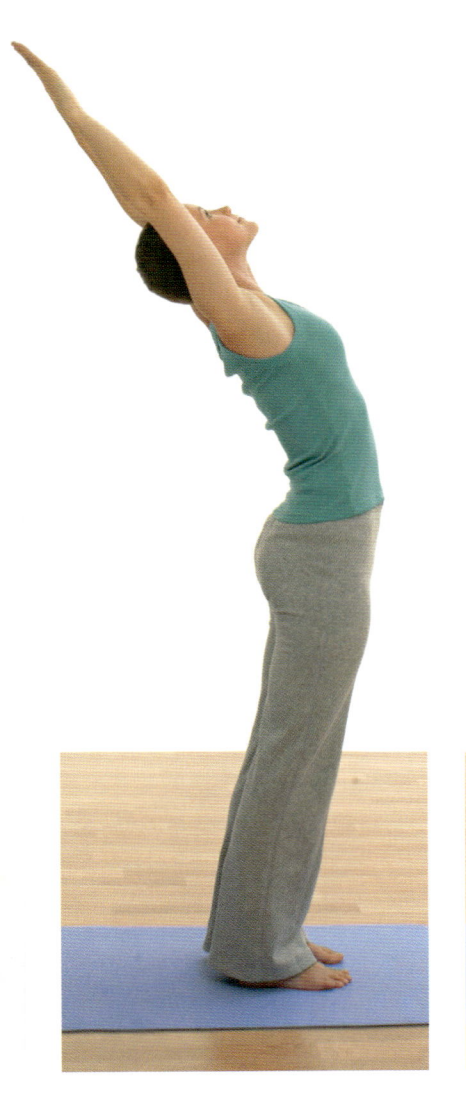

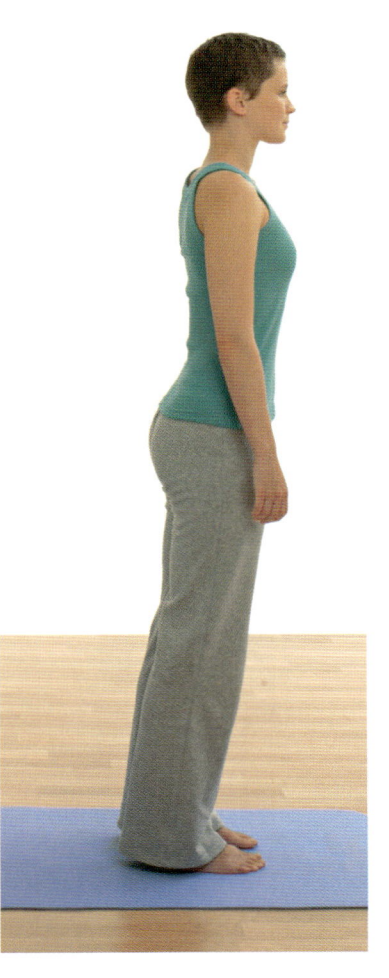

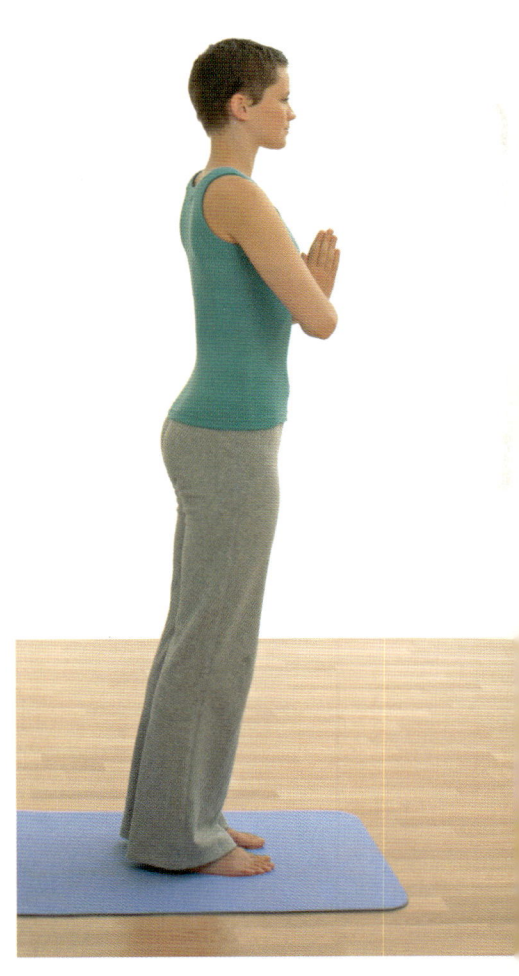

ステップ6のアドバイス

太陽礼拝のステップ6は少し変わった印象の姿勢なので、最初は難しいと感じる人が多い動作です。そう感じる場合は、寝そべった姿勢からこのポーズに入ってみましょう。

腹ばいで寝そべり、額と胸をリラックスした姿勢で床につけ、つま先を立てます。次にゆっくり両膝を動かして胸に少し近づけますが、額と胸は床から離れないようにして、腰を持ち上げ、つま先は立てたままにしておきます。膝を前に進めすぎると腰が高くなりすぎ、鼻に力がかかって痛み、胸が床から持ち上がる場合があります。バランスのとれた姿勢がわかったら、腕立て伏せの姿勢からその姿勢をとってみましょう。慎重に両膝を下ろし、体重の大部分を膝にかけてから、胸を両手の間、額を床の上に下ろします。

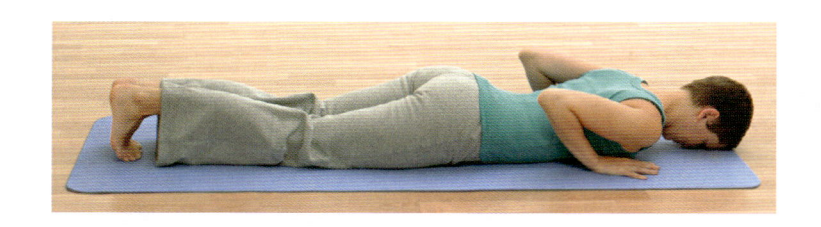

ステップ9のアドバイス

足を両手の間まで踏み出すのが難しいと感じる人には、次の方法があります。

まず反対の膝をゆっくり床に下ろします（右上の写真を参照）。次に前に出したい脚の足首を片手でつかみ、ゆっくりやさしく足を動かしてポーズをとります（右下の写真を参照）。

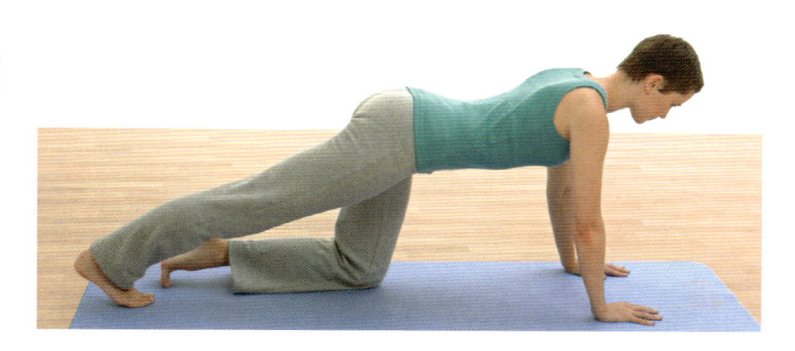

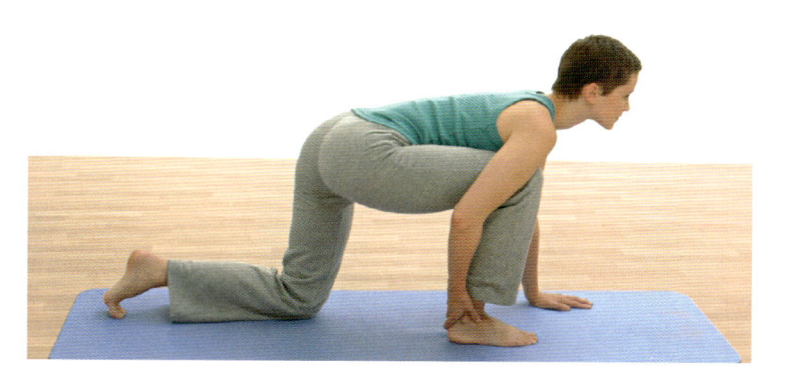

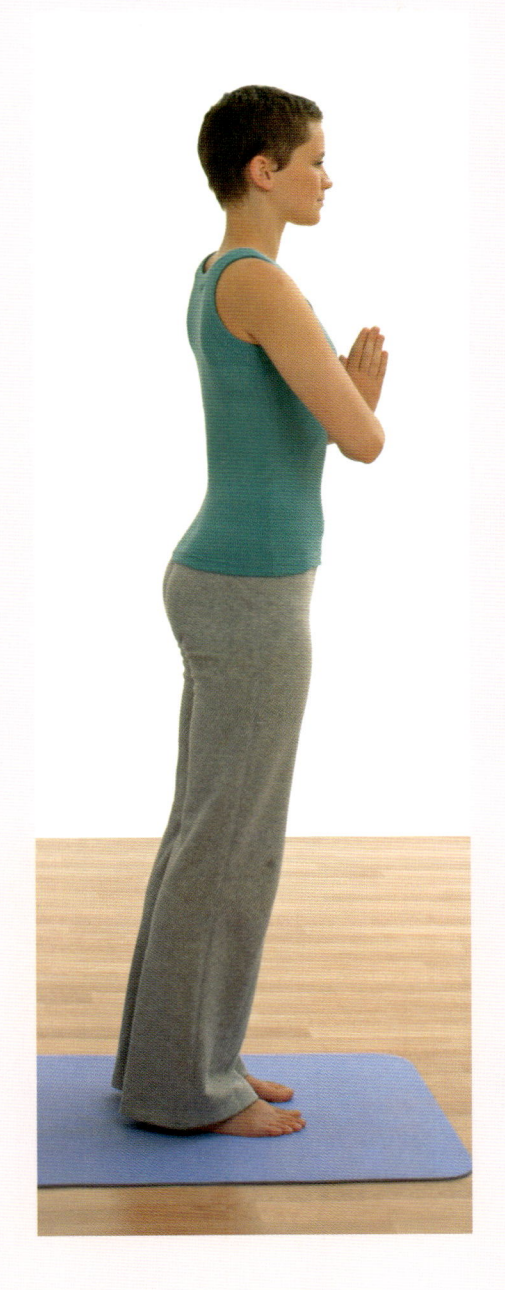

太陽礼拝の効用

太陽礼拝の連続動作はそれだけで完璧なエアロビクス運動です。両腕を上げた直立の姿勢から立位前屈をしてまた起き上がるという、2つの大きな動作が入っていることが、その主な理由です。太陽礼拝を2、3回行ったあと、2、3分間深くリラックスする連続動作には10分しかかかりませんが、心身ともに爽快になり、しかもリラックスできます。この12のシンプルで流れるような動きにはたくさんの効用がありますから、そのいくつかを享受するために、太陽礼拝をぜひ日課に組み込みましょう。

- 広範囲の動作によって背骨全体が動き、さまざまな筋肉が伸びて強くなります。

- 前屈と後屈をよどみなく交互に繰り返すことで腹腔神経叢がマッサージされるため、深い腹式呼吸が促されます。

- 整然とした呼吸(後屈するたびに息を吸い、前屈するたびに息を吐く)によって肺活量が増します。

- 同じ速度で進行する筋肉の収縮と弛緩の流れが、リズミカルに神経系を刺激したり休めたりするので、多くのストレスが取りのぞかれます。つまり太陽礼拝の連続動作は、優れた神経強壮剤なのです。

- 呼吸と調和した流れるような動きが、リラックスした意識の状態を促進します。

- 一連の動きが体の前面と背面を最大限に伸ばします。手、腕、わきの下、胸、腹、喉から、大腿の筋肉、膝腱、そして背中の筋肉にいたるまで、すべてのストレッチになります。

- この連続動作に必要な広範囲の動きが、腰、骨盤、上背、首、そして肩の柔軟性をかなり高めます。

- 毎日、太陽礼拝を行うと、総体的に活力があふれて健康であることを感じると同時に、全身のウォームアップになるのでヨーガの質が向上し、アーサナを実習している間の筋肉の効率が高まります。

鋤のポーズ

ハラーサナ

　このポーズをとった体はどことなく鋤（サンスクリット語でハラ）に似ています。鋤のポーズによって体の背面全体が伸びて、背骨全体の動きがよくなり、脊椎神経への血液供給が盛んになり、しかも腕を思いきり伸ばすので肩の柔軟性が高まります。この姿勢で深い腹式呼吸をするのは、腹部の器官をやさしくマッサージすることになります。

1 仰向けに寝て両脚を閉じ、腕を脇に下ろします。

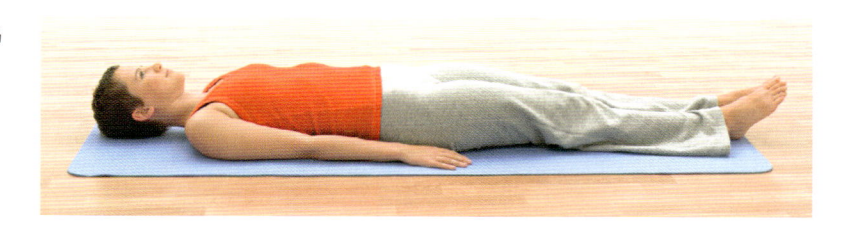

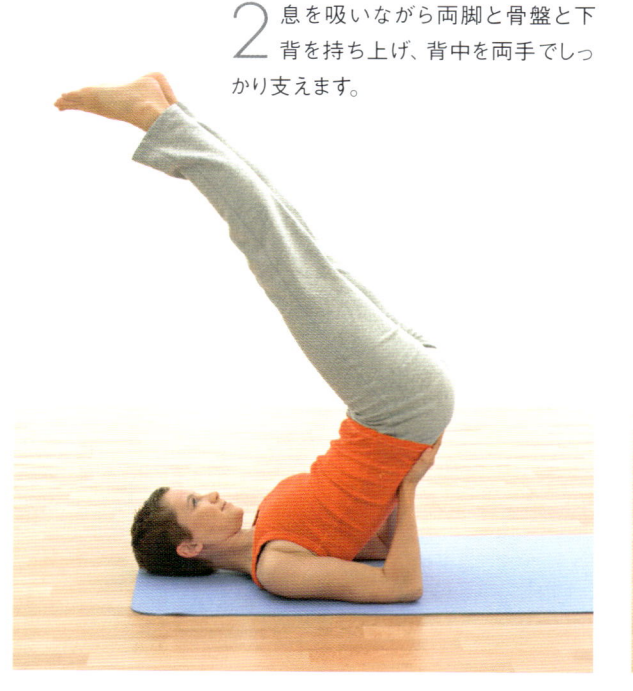

2 息を吸いながら両脚と骨盤と下背を持ち上げ、背中を両手でしっかり支えます。

3 規則正しく呼吸しながら動きを続け、両脚を頭の上に持っていき、だんだんに背骨を垂直の状態にしていきます。

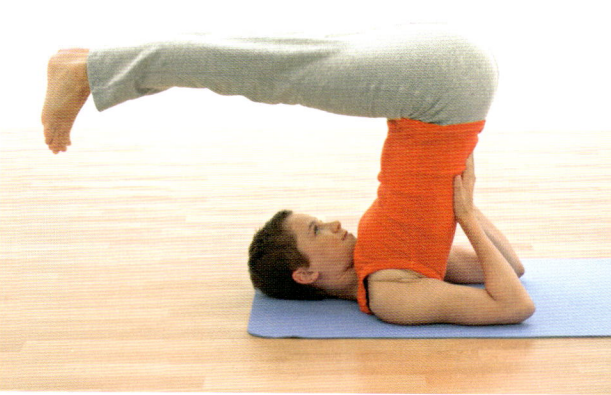

クラス2　73

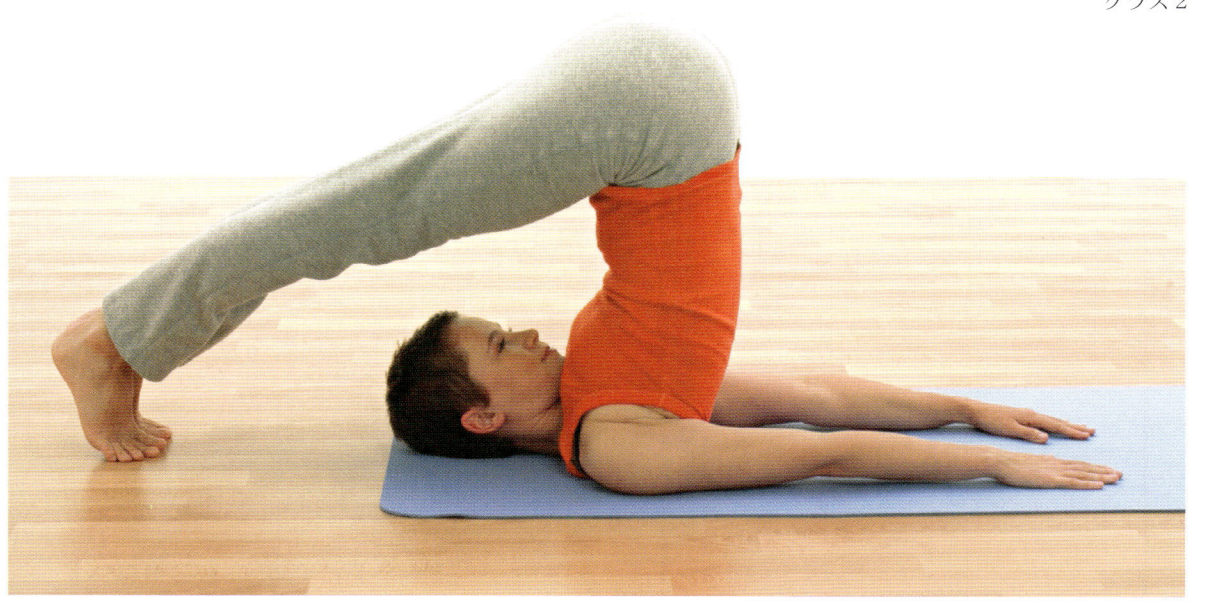

4 両脚をまっすぐにしてつま先を曲げたまま、足を後ろの床に向かって伸ばします。足が床についたら、両腕を背中の後ろの床に下ろしますが、足が床に届かない場合は、できるだけ床近くに保ち、安定のために両手で背中を支え続けます。ゆっくり規則正しく呼吸しながら、この姿勢を1分間保ちます。

5 次に、両腕を床に押しつけてバランスを保ちながら、脊椎骨1つずつ下ろしていき、ポーズを解きます。

屍のポーズで1分間リラックスして（47ページ参照）から、次のポーズへと移ります。

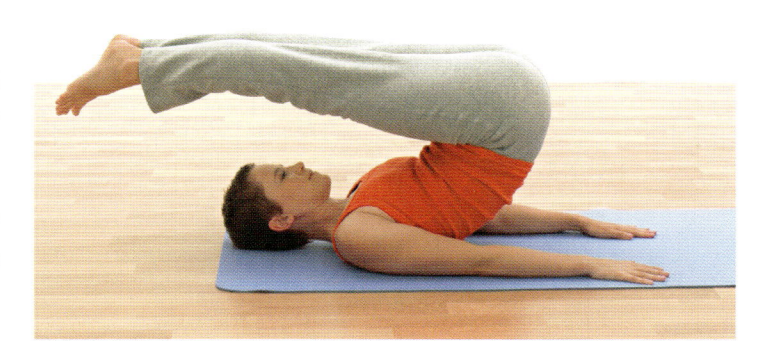

鋤のポーズの
アダプテーション

筋肉が硬いせいで足が床に届かない場合は、両脚を開いて腕を頭の上に持っていき、両手を足に近づけてみましょう。これで楽に足が床に届きそうなら、足首かつま先をつかんでみてください。

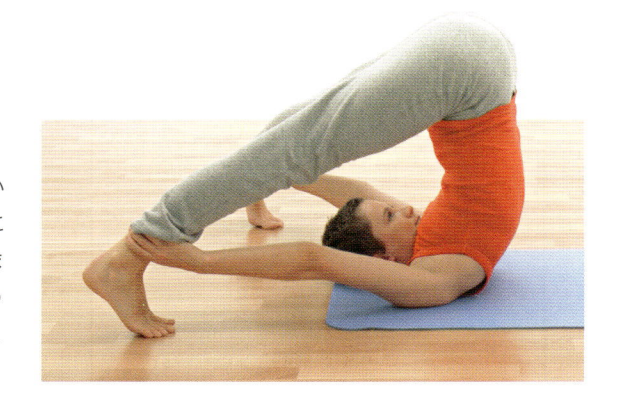

魚のポーズ

マツヤーサナ

　鋤のポーズは肩立ちのポーズの一部ですが、その逆ポーズの役目を果たすのが魚のポーズです。魚のポーズを行ったあとは、背骨全体のバランス感覚がよみがえった感じがして、全身が深くリラックスします。このポーズは肺の活力を高め、気管支のうっ血を軽減し、背骨上部を柔軟にし、代謝をつかさどる甲状腺を活性化します。

首の位置

首の運動のときに首の背面を動かすのが難しい、あるいは痛いと感じる人も、魚のポーズでは同じ動きがとても簡単に思えるかもしれません。これは、このポーズの首の動きが、背骨の後ろへのカーブに自然につながっているからです。

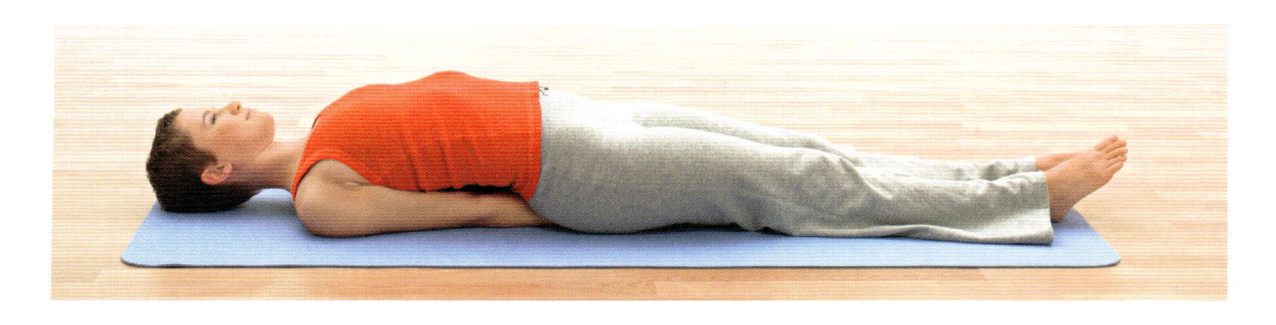

1　仰向けで横になり、両腕を体の下に入れて、両手を（手のひらを下にして）腿の下のできるだけ遠くに、両肘を背中の下にできるだけ深く入れます。この姿勢で肩を後ろに引くことになり、次の動きで胸のカーブを描きやすくなります。

2　息を吸いながら、胸をできるだけ高く持ち上げて、腕を曲げ、背中を弓なりに反らせ、慎重に首を後方に曲げます。

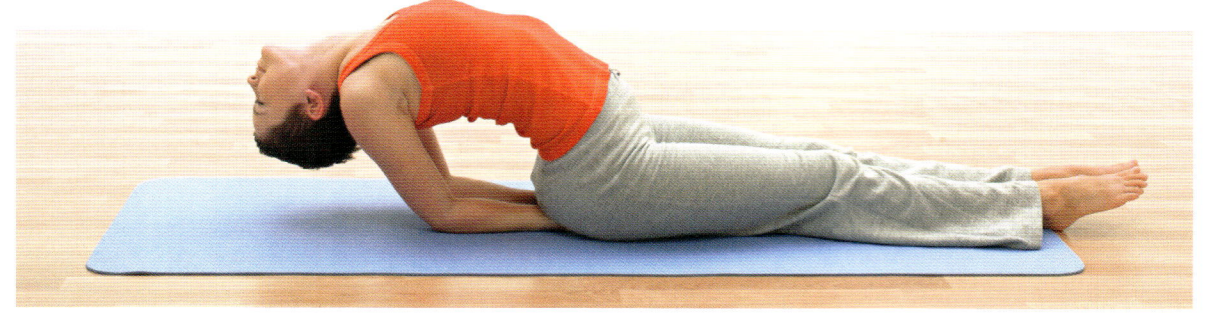

3 次に、背中を弓なりにしたまま、ゆっくり体を下ろし、頭のてっぺんを静かに床につけます。体重の大部分をしっかり肘にかけることで、首に力がかからないようにします。安定のために両足は閉じておきますが、同時に脚はリラックスさせます。肩立ちのポーズを行った時間の半分、つまりこのクラスでは約30～60秒間、このポーズを保ちます。喉と胸のストレッチを強めるために、ずっと口は閉じておき、完全ヨーガ式呼吸法（60～63ページ参照）を行います。

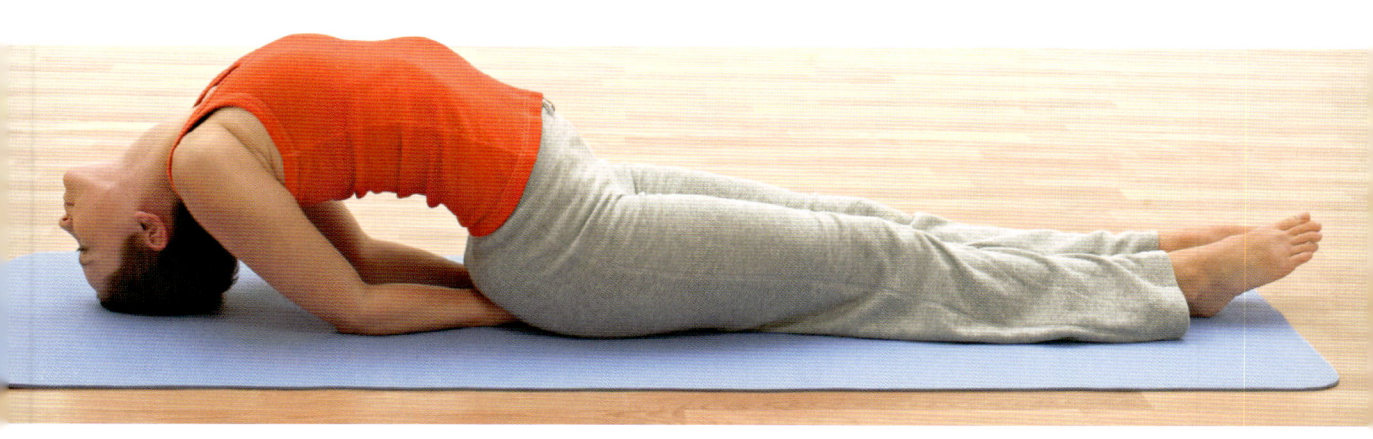

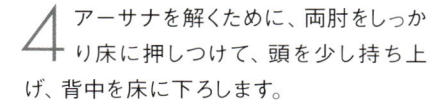

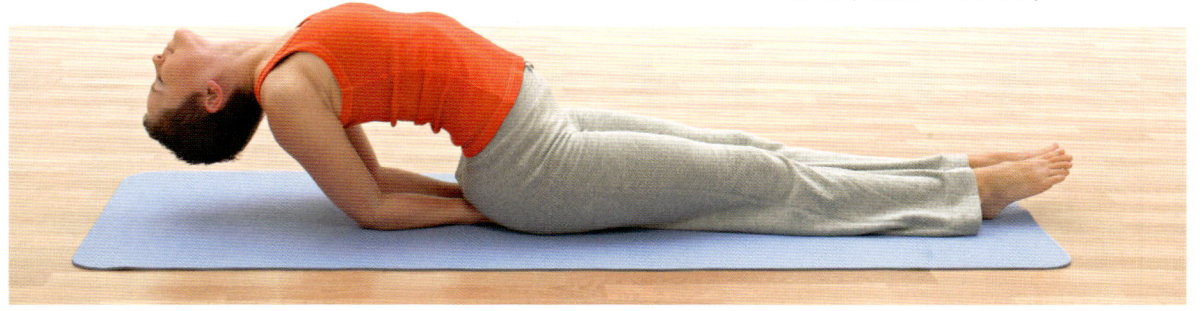

4 アーサナを解くために、両肘をしっかり床に押しつけて、頭を少し持ち上げ、背中を床に下ろします。

5 穏やかな逆ストレッチとして、両手を頭の後ろに当て、曲げた腕で頭の両側を支えて、息を吸いながら頭を胸のほうに上げます。息を吐きながら、ゆっくり頭を床に下ろします。

屍のポーズで1分間リラックスして（47ページ参照）から、次のポーズへと移ります。

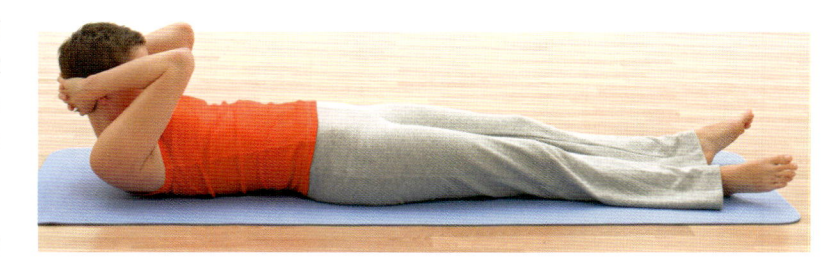

前屈 ▲

パシチモッターナーサナ

　現代生活では、ストレスや運動不足のほか、長時間イスに座っているなどの姿勢に悪い習慣のせいで、体の主要な筋肉の多くが縮まっています。そんな現代生活に関係する典型的な姿勢の問題に、前屈は効果を発揮します。体の背面の筋肉すべての柔軟性を回復させることで、さまざまなタイプの背中の筋肉の緊張を予防・軽減し、過度の下背の湾曲を修正することができます。さらに下背の筋肉と膝腱(上腿の背面の筋肉)を伸ばし、姿勢を改善し、体内の神経の緊張を和らげます。

　前屈ストレッチの効果は、両脚をまっすぐに保つことと、10本の足の指すべての正しい位置にかかっています。体をかがめてこのポーズに入る前に、足の指をすべて自分のほうに(曲げて)引き寄せる必要があります。

スムーズな移行
ヨーガではできるだけスムーズな流れが大切ですから、魚のポーズ(74〜75ページ参照)のあとで横になっている姿勢から、このポーズの座位への移り方に注意してください。筋力と柔軟性に応じて、3通りのやり方があります。

筋力も柔軟性もある人　両腕を頭の上に伸ばし、息を吸いながら腹筋を使って起き上がります。

筋力も柔軟性も中程度の人　両手を腿の上に置き、息を吸いながら起き上がります。

筋力がない人や下背が弱い人　片脚を曲げ、絡ませた両手の指で膝を抱えて、息を吸いながら膝を前に押して起き上がります。

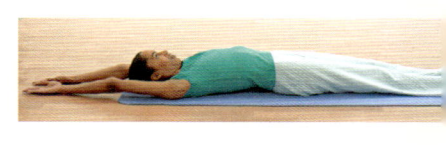

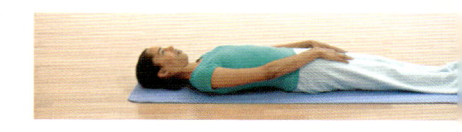

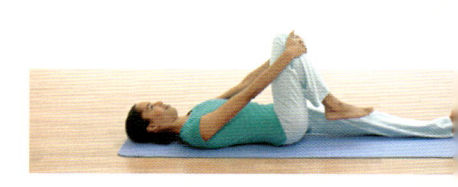

クラス2　77

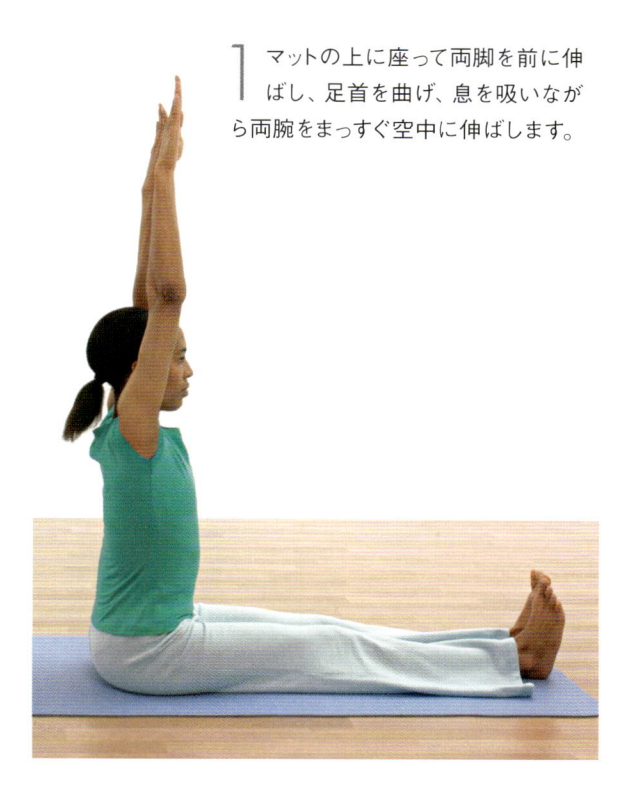

1　マットの上に座って両脚を前に伸ばし、足首を曲げ、息を吸いながら両腕をまっすぐ空中に伸ばします。

2　息を吐きながら下背から前屈を始め、腰から体を伸ばします。

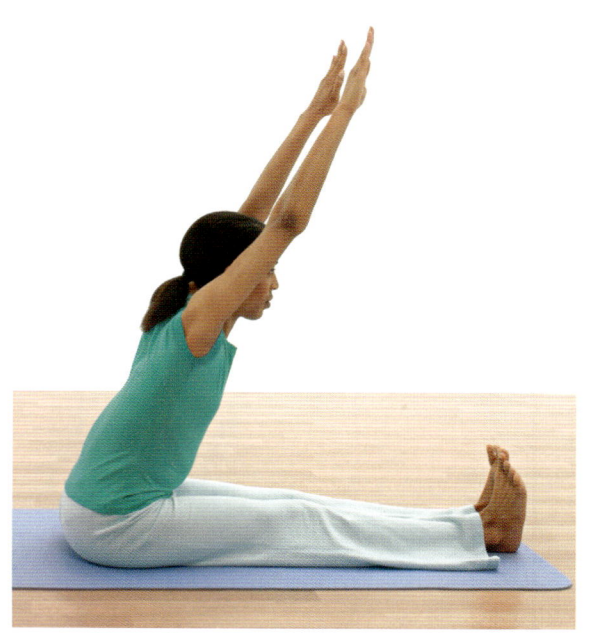

3　両手がふくらはぎか足首か足に届くまで前屈し、頭と背骨をできるだけ前に伸ばします。首と肩の緊張をほぐすために、両肘は軽く曲げます。上背と首と頭を一直線に保つようにしてください。ゆっくり深く呼吸します。脚を曲げなくても足に手が届く場合は、人差し指を足の親指に巻きつけ、親指をその上に置きます（下の写真を参照）。これは古典的なヨーガの足のつかみ方です。約1分間、体を曲げたままにしてから、再び両腕を上げ、息を吸いながら腕の力を抜きます。

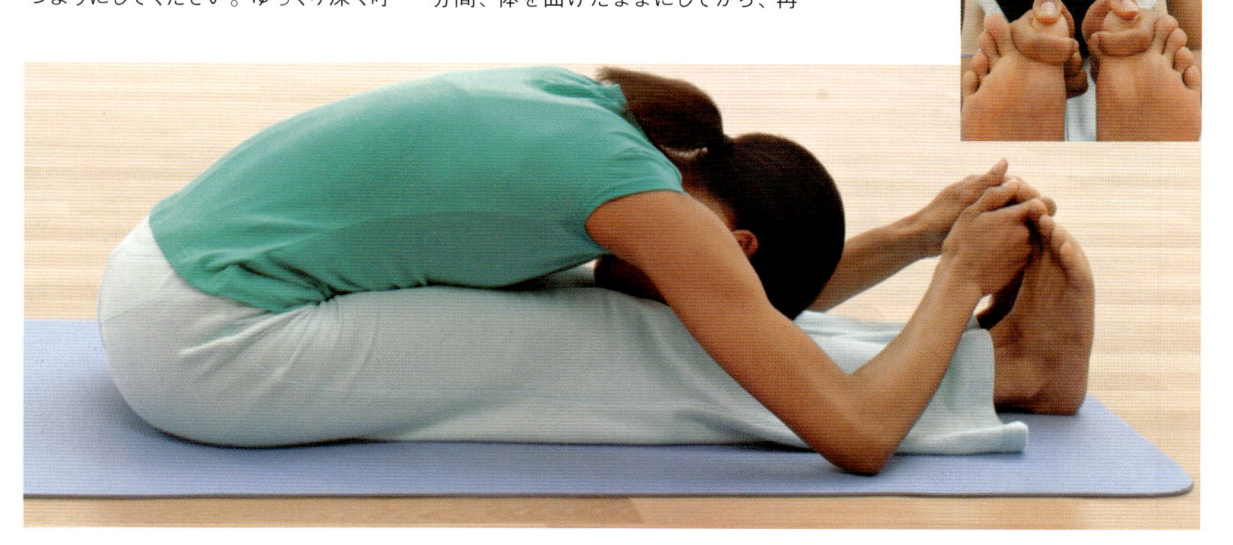

ストレッチを強めるバリエーション

　尾てい骨と仙骨に近い筋肉のストレッチは、背骨下部の緊張をほぐし、エネルギーの流れを促します。けれどもこのストレッチは、脚の筋肉が硬いのでふつうの前屈ではなかなかできません。そこで次のバリエーションを試してみることをお勧めします。

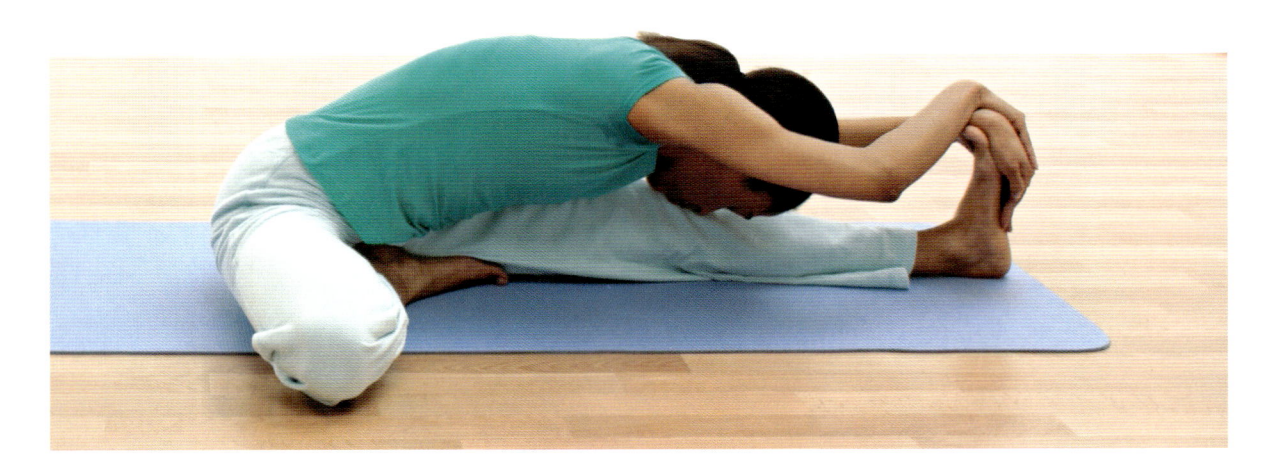

左足を右腿の内側（できるだけ脚の付け根近く）に当て、左膝を外側に向けて曲げます。息を吸って両腕を上げ、右膝をまっすぐ伸ばしたまま、右脚の上に身をかがめて、足か足首かふくらはぎをつかみます。次に反対の脚で繰り返します。

精神的抵抗を克服する

普通に座ったり立ったりするだけでも、背中の筋肉を収縮させる必要があります。したがって、背中の筋肉の収縮をすべて解き放ち、体の背面を完全に伸ばす前屈は、ふつうの状態ではありません。

肉体的にも精神的にも抵抗をすべて「消し去り」、初めのうちこのポーズで感じるストレッチの苦痛だけでなく、一時的にコントロールを失うことも受け入れる必要があります。そのために、リズミカルな腹式呼吸を利用しましょう。

斜面のポーズ ▲

あらゆる関節が最高に動きやすい状態になるためには、筋肉の長さと強さの両方が必要です。前屈で背中の筋肉を伸ばしたあとは、同じ筋肉を斜面のポーズで引き締め（そして強め）ましょう。このポーズは重要な前屈の逆ポーズで、下背と脚と腕の筋肉を強くするだけでなく、バランス感覚も養います。

足のこむら返り

アーサナの練習を始めたばかりのころは、とくに斜面のポーズで足がこむら返りを起こすことがあります。そうなった場合は、座って深呼吸し、治まるまで足をやさしくマッサージして回します。

1 脚を前にまっすぐ伸ばして座り、両手を後方のマットの上にしっかりついて、指先を体と反対側に向けます。

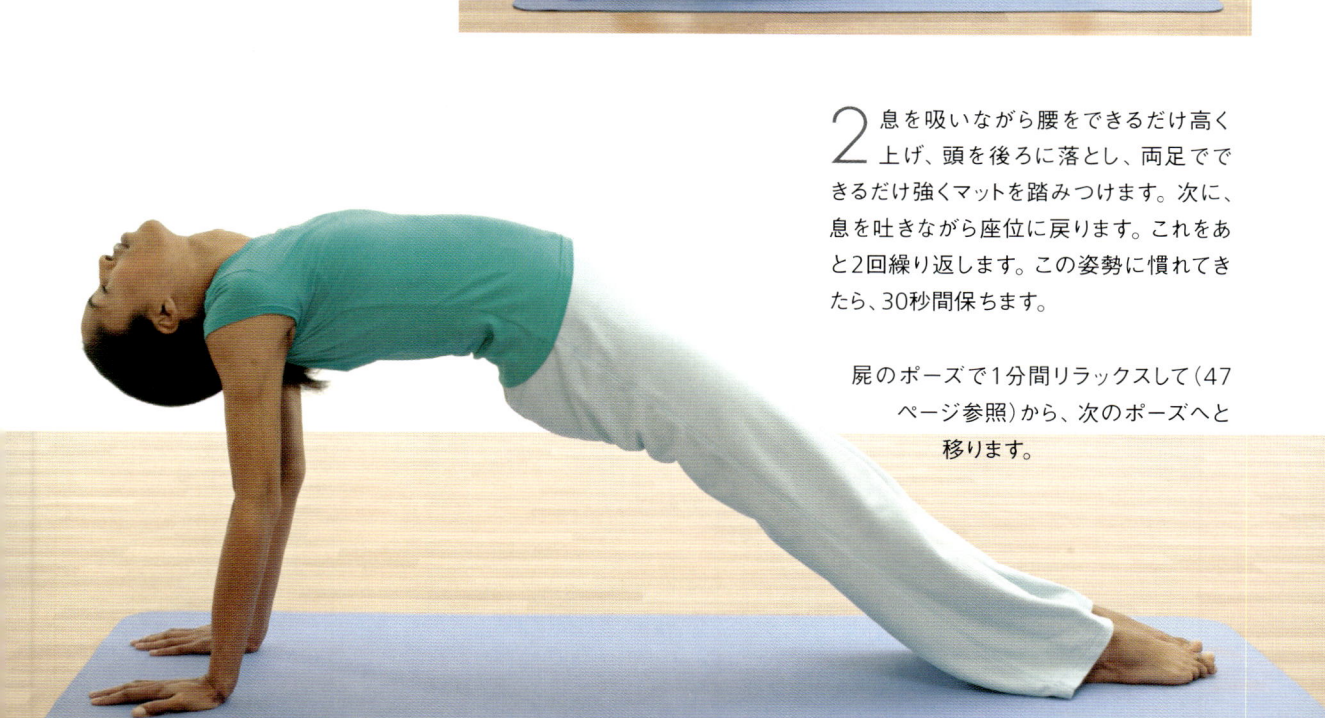

2 息を吸いながら腰をできるだけ高く上げ、頭を後ろに落とし、両足でできるだけ強くマットを踏みつけます。次に、息を吐きながら座位に戻ります。これをあと2回繰り返します。この姿勢に慣れてきたら、30秒間保ちます。

屍のポーズで1分間リラックスして（47ページ参照）から、次のポーズへと移ります。

コブラのポーズ

ブジャンガーサナ

　すべての後屈と同じように、コブラのポーズは背中全体の筋力と柔軟性を大幅に高めるだけでなく、腹部の器官と筋肉に活力を与えます。腹ばいに寝た姿勢から始めることで、背中の筋肉の強さに応じて、だんだんに背骨がよく曲がるようになっていきます。まず半コブラのポーズから始めてウォーミングアップしたあと、基本の完全コブラのポーズに移るのがベストです。この2つのポーズをつらく感じる人は、初めは82ページのアダプテーションを試しましょう。背骨のどこかに痛みや神経過敏を感じたら必ず、力を抜いて背骨の湾曲を減らし、心地よいと感じる範囲で背中を伸ばしてください。

半コブラのポーズ

1 うつぶせに寝て額をマットの上に下ろし、両手を胸の横に置いて、指先を肩の位置に合わせます。

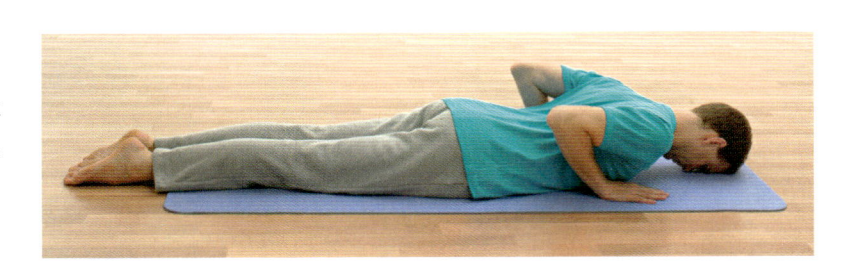

2 息を吸いながら両手を床から少し上げます。そして首と上背の筋肉を使って頭と胸を持ち上げます。一瞬息を止めてから、息を吐いてゆっくり額と両手を床に下ろします。この連続動作全体を2回繰り返します。筋力が十分ついたと感じたら、3〜5回呼吸する間ポーズを保ちます。

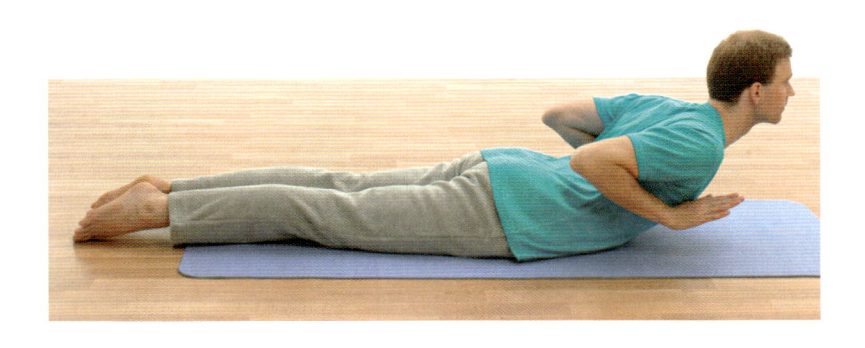

基本の
完全コブラのポーズ

1 額をマットの上に下ろし、両手を胸の横に置きます。

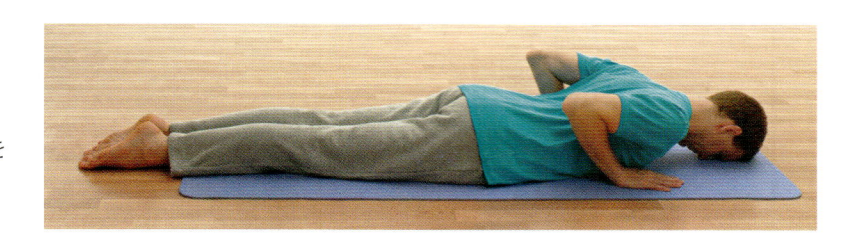

2 息を吸いながら、腰と両手を床につけたまま、ゆっくりあごと肩と胸を床から持ち上げ、肘を曲げて脇に引き寄せます。息を吐きながらゆっくり下ろしていき、最後に額をマットにつけます。これをあと2回繰り返します。練習を重ねるうちに、このポーズを30秒間保てるようになります。

3 ステップ2を何回も呼吸する間保つことができるようになったら、もっと高く持ち上げてみましょう。腕の力ではなく、必ず首と上背の力を使って姿勢を保つようにしてください。この姿勢を30秒間保ってから、息を吐きながらゆっくり床に下ろしていって、最後に額をマットにつけます。

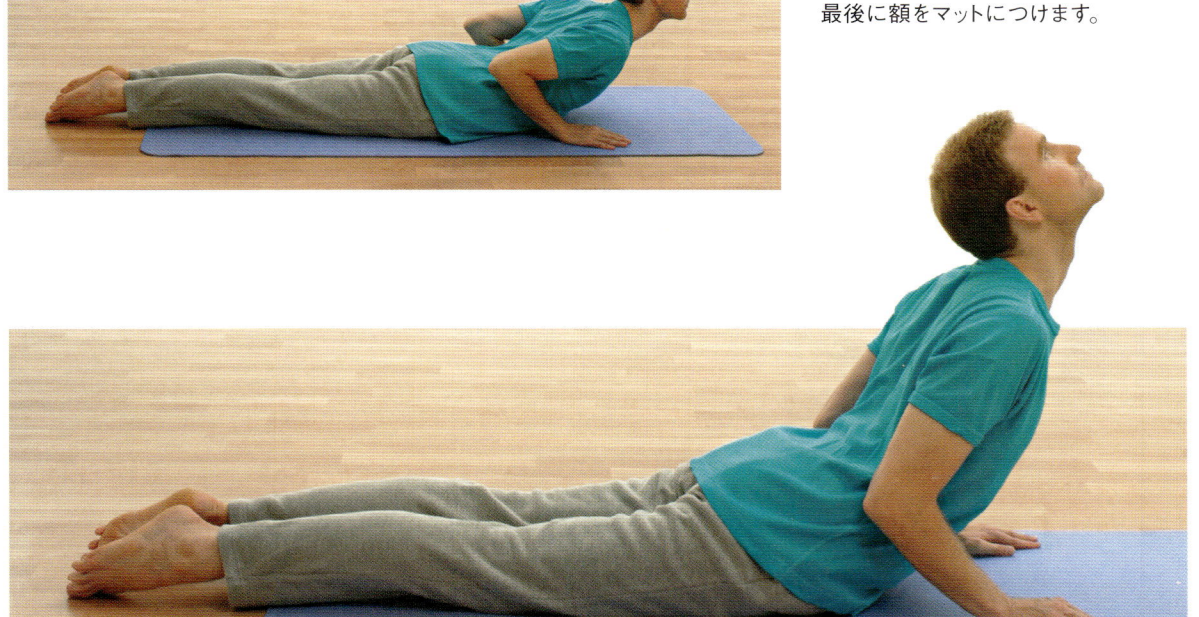

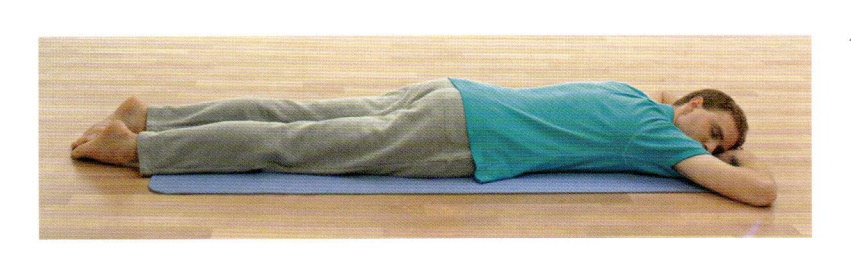

4 次に腹ばいでリラックスします。両腕を重ね、その上に頭を横に向けてのせます。つま先を閉じてかかとを両側に落とします。背骨と首と頭が一直線になるように気をつけてください。ゆっくり規則正しく腹式呼吸をして、全身を休めます。

コブラのポーズのアダプテーション

このポーズをとっている間に首の張り、中背の抵抗、あるいは下背の痛みを感じる人は、次のバリエーションを試してみましょう。

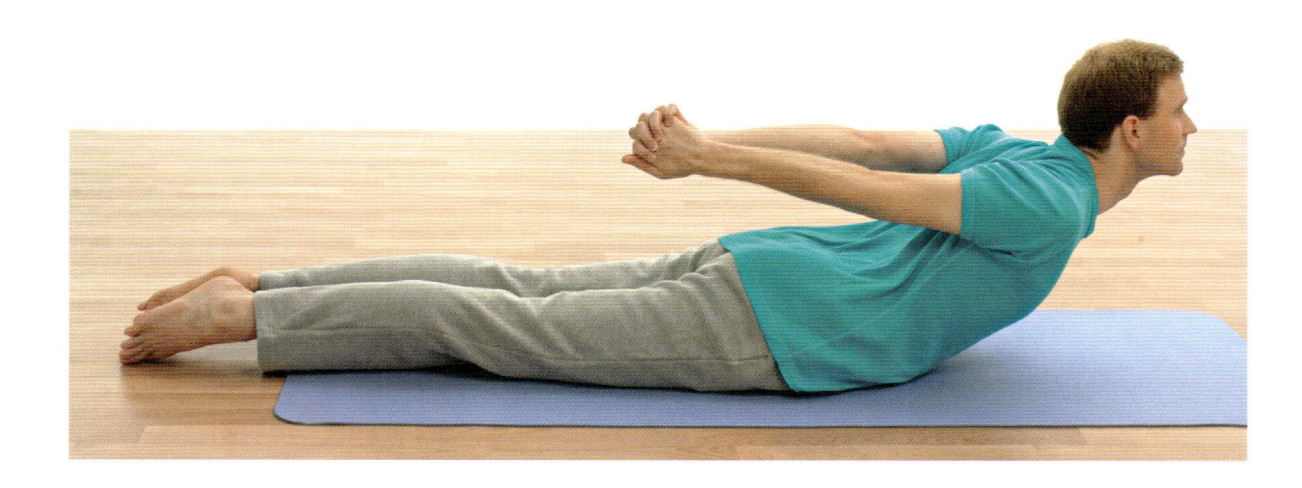

うつぶせに寝て、両腕を後ろに伸ばし、指を絡ませます。そして息を吸いながらゆっくり頭と胸を持ち上げ、両手と両腕を少し上げて足のほうに引きます。2、3回深呼吸したあと、ゆっくりポーズを解きます。このバリエーションは肩の柔軟性を高め、下背にかかる圧力を取りのぞきます。

子供のポーズ

　この安楽のアーサナは後屈のエクササイズ、とくにコブラのポーズの逆ポーズの働きをします。背中の筋肉をやさしく伸ばし、背骨から圧力を取りのぞき、脳への血流を促し、腹筋をリラックスさせます。体がこのポーズになったらポーズを保つための力は必要ないので、深いリラクゼーションにとって理想的です。

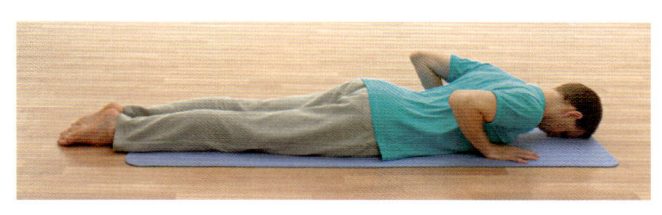

1 腹ばいに寝て額を床につけ、両手を胸の横に置きます。

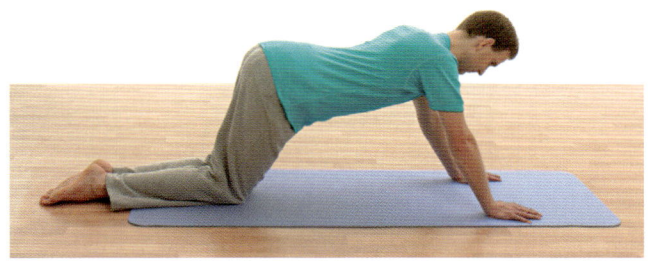

2 息を吸いながら腰を上げて、四つ這いになります。

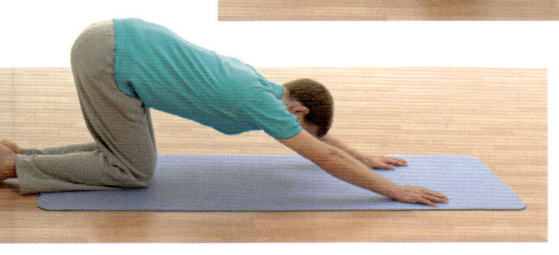

3 息を吐きながら、尻をかかとのほうに押すと同時に両腕を前方の床の上で伸ばし、ネコのように背中を伸ばします。

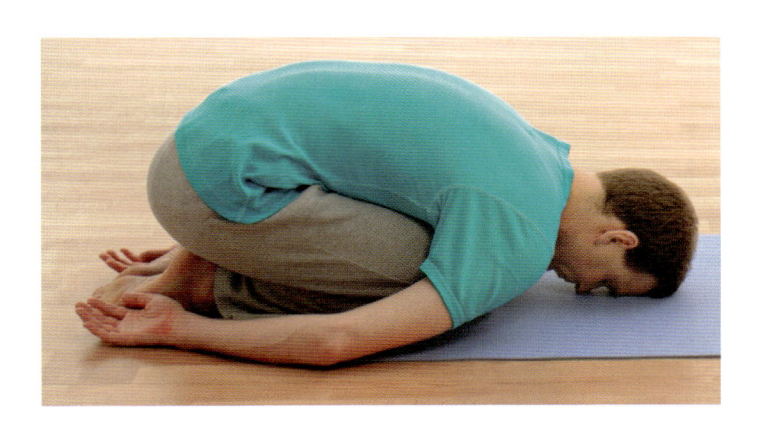

4 できれば尻をかかとの上に下ろし、額を膝の前の床の上に下ろします。両腕を脚の横でだらりとさせ、肘を少し曲げてリラックスさせます。この姿勢を30〜60秒間保ちます。

クラス3

これまでのクラス1と2の基本呼吸法によって肺活量が高まり、神経系が回復したことでしょう。クラス3ではそれを基本に、プラーナ（つまり生命エネルギー）を統御するヨーガ式呼吸の科学であるプラーナーヤーマを、交互鼻呼吸と呼ばれるエクササイズを通して手ほどきします。このエクササイズでだんだんに長く息を吐くことができるようになっていくと、リラクゼーションのための活力と適応性が高まり、これまでに学んだあらゆるエクササイズの質を高めることができます。スワミ・ヴィシュヌ＝デーヴァナンダ師はかつてこう言いました。「体内のあらゆる細胞はプラーナによって統御されている。プラーナは物質を動かすエネルギーであり力である。あらゆる精神的・肉体的エネルギーを表すこのプラーナの細かい波をコントロールする最も簡単な方法は、体の呼吸を調整することである」。

このセッションはバッタのポーズで終わります。日常生活で正しい背骨の姿勢に欠かせない背中の筋肉を強化するための、元気が出る新しいエクササイズです。このようなよりアクティブなアーサナを実習することで、ヨーガ・セッションにダイナミックなエネルギーの流れが加わります。

所要時間
クラスをすべて読むのに15分。
初めての練習で60〜75分。
2回目以降で45〜60分。

時間がない人は2つのセッションに分けてやってください（30〜45分）。
セッションA　●
セッションB　▲

エクササイズ・プラン

＊は新しいエクササイズ

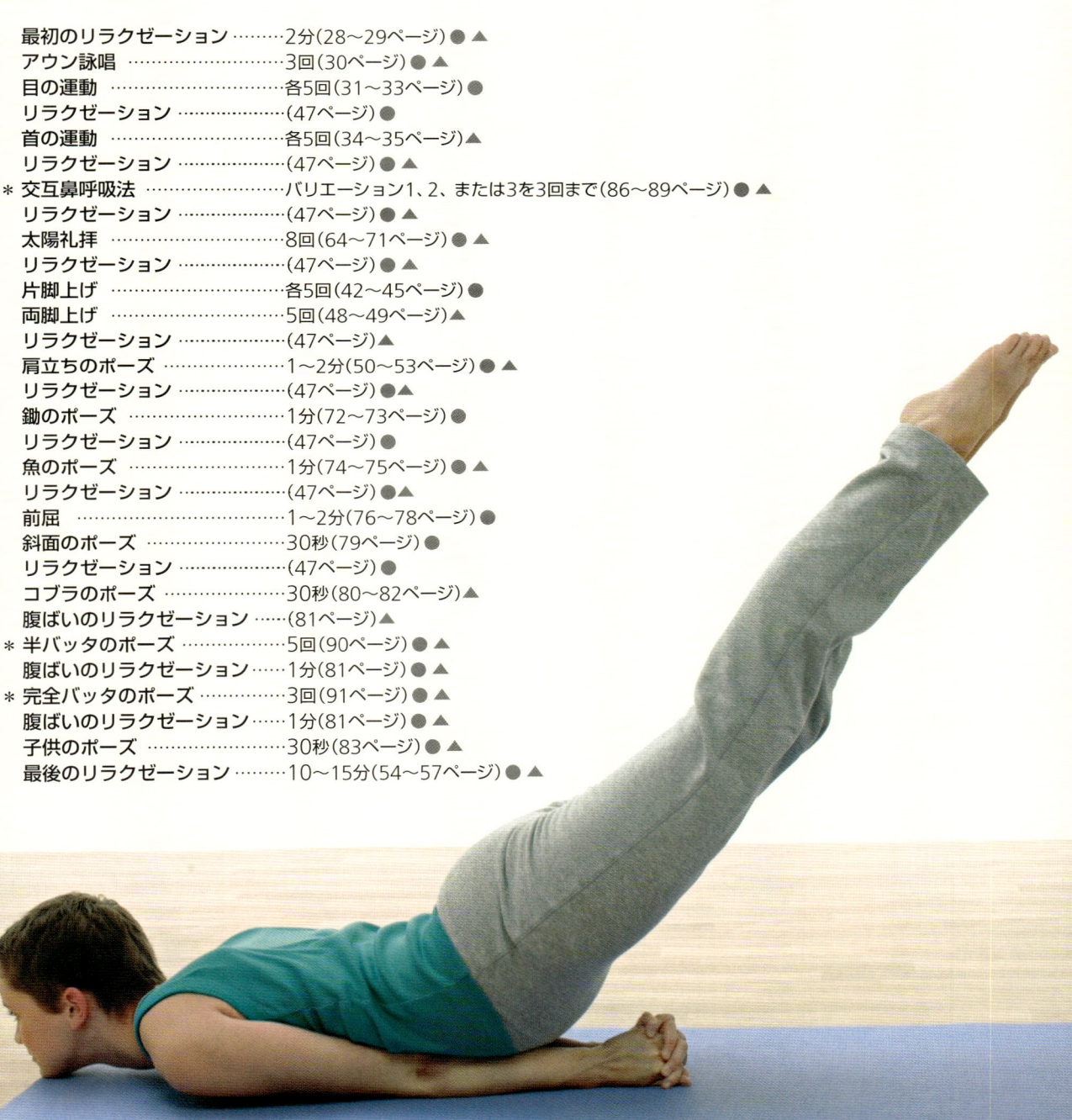

最初のリラクゼーション	2分(28〜29ページ)●▲
アウン詠唱	3回(30ページ)●▲
目の運動	各5回(31〜33ページ)●
リラクゼーション	(47ページ)●
首の運動	各5回(34〜35ページ)▲
リラクゼーション	(47ページ)●▲
＊交互鼻呼吸法	バリエーション1、2、または3を3回まで(86〜89ページ)●▲
リラクゼーション	(47ページ)●▲
太陽礼拝	8回(64〜71ページ)●▲
リラクゼーション	(47ページ)●▲
片脚上げ	各5回(42〜45ページ)●
両脚上げ	5回(48〜49ページ)▲
リラクゼーション	(47ページ)▲
肩立ちのポーズ	1〜2分(50〜53ページ)●▲
リラクゼーション	(47ページ)●▲
鋤のポーズ	1分(72〜73ページ)●
リラクゼーション	(47ページ)●
魚のポーズ	1分(74〜75ページ)●▲
リラクゼーション	(47ページ)●▲
前屈	1〜2分(76〜78ページ)●
斜面のポーズ	30秒(79ページ)●
リラクゼーション	(47ページ)●
コブラのポーズ	30秒(80〜82ページ)▲
腹ばいのリラクゼーション	(81ページ)▲
＊半バッタのポーズ	5回(90ページ)●▲
腹ばいのリラクゼーション	1分(81ページ)●▲
＊完全バッタのポーズ	3回(91ページ)●▲
腹ばいのリラクゼーション	1分(81ページ)●▲
子供のポーズ	30秒(83ページ)●▲
最後のリラクゼーション	10〜15分(54〜57ページ)●▲

交互鼻呼吸

アヌローマ・ヴィローマ

　アヌローマ・ヴィローマとも呼ばれる交互鼻呼吸法は、本書に示されるプラーナーヤーマ、すなわち調気法の基本形です。文字どおり「プラーナの統御」を意味するプラーナーヤーマは、体の微細なエネルギーチャネル（ナーディ）とエネルギーセンター（チャクラ）への生命エネルギー（プラーナ）の吸収を促し、総合的な活力と健康を高めます。

　交互鼻呼吸法は、よくない呼吸の癖（89ページ参照）を直すだけでなく、脳の両側——論理的な左脳と創造的な右脳——をバランスよく使うのを助けます。研究によって、脳の使い方のバランスと鼻孔の空気の流れには関係があることがわかっています。右の鼻孔が開くと左脳が活動的になり、左の鼻孔が開くと右脳が活動的になるのです。

　交互鼻呼吸法には、精神集中に役立つムドラー（下記参照）と呼ばれる手印を2種類使う必要があります。このエクササイズのバリエーションによってさまざまなレベルのプラーナーヤーマを実習できますので、最初のものから始めて、完全に自信がついたら次に進んでください。

ムドラー
交互鼻呼吸法には2種類のムドラーが必要です。

ヴィシュヌ・ムドラー　右腕を上げて肘で曲げ、手を鼻に近づけます。そして人差し指と中指を折り曲げて、やさしく手のひらに押しつけ、心が内側に集中するのを助けます。交互鼻呼吸の間は、右の鼻孔を閉じるのに親指、左の鼻孔を閉じるのに薬指を使います。

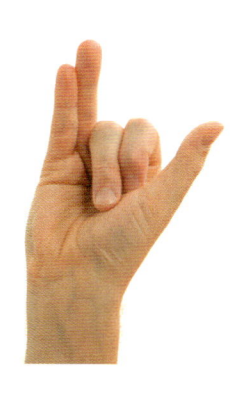

チン・ムドラー　左手を左膝の上に置き、手のひらを上に向けます。人差し指（個人の意識を表す）と親指（宇宙の意識を表す）の指先をそっと合わせます。残りの3本の指はリラックスした形で合わせたまま伸ばしておきます。

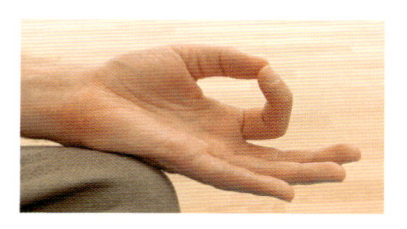

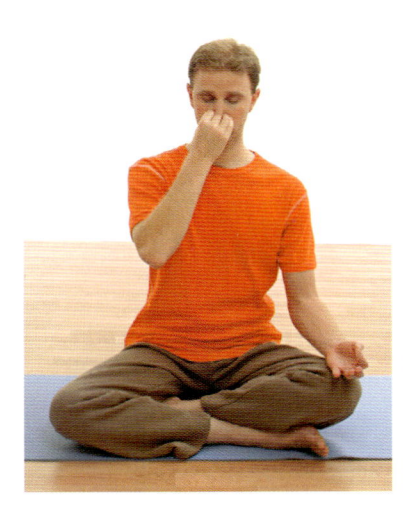

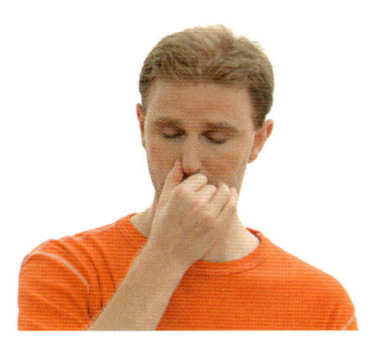

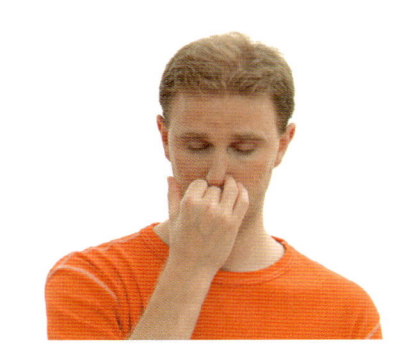

バリエーション1　片側鼻呼吸

1 あぐらを組んで座り、左手をチン・ムドラー（左ページ参照）で左膝の上に置き、右手でヴィシュヌ・ムドラー（左ページ参照）を結びます。親指で右の鼻孔を閉じ、左の鼻孔からゆっくり息を吐きます。

2 3秒間、左の鼻孔から息を吸い、同じ側から6秒間吐きます。もう3回繰り返します。

3 薬指で左の鼻孔を閉じて、親指を右の鼻孔から離し、右側から3秒間息を吸い、同じ側から6秒間吐きます。3回繰り返します。これが楽にできるようになったら次のバリエーションを試しますが、そうでない場合はこのエクササイズを各鼻孔でもう3サイクル続けてください。

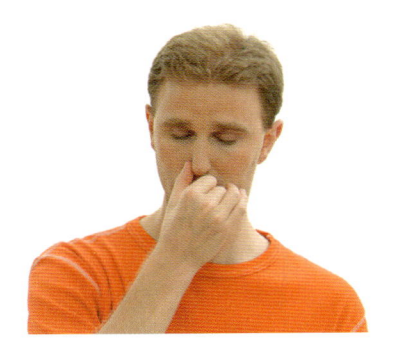

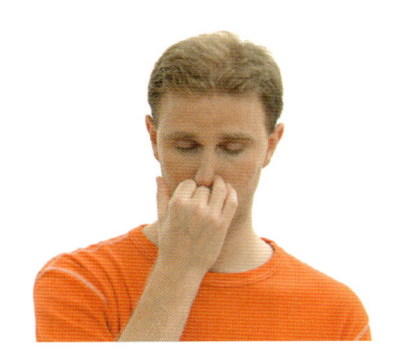

バリエーション2　息を止めない交互鼻呼吸

1 あぐらを組んで座ったまま、右の鼻孔を親指で閉じて左の鼻孔を開放し、左側で3秒間息を吸います。

2 次に左の鼻孔を閉じて右を開放し、右から6秒間息を吐きます。次に右から3秒間息を吸い、また鼻孔を替えて左から6秒間吐きます。このプロセス全体を3回繰り返して、左右の脳のバランスをとります。これが楽にできるようになったら次のバリエーションを試しますが、そうでない場合は、この息を止めない交互鼻呼吸をもう3サイクル行ってください。

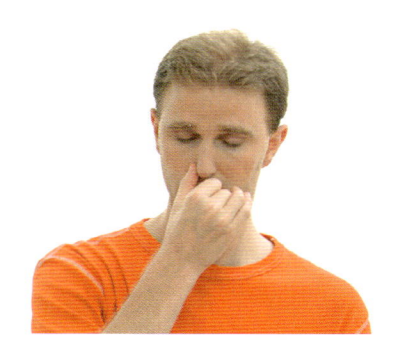

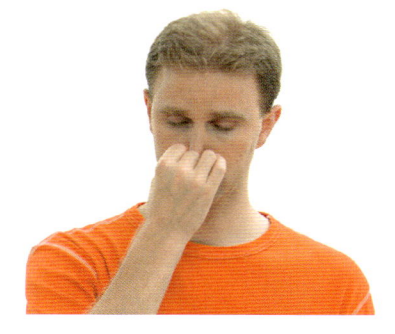

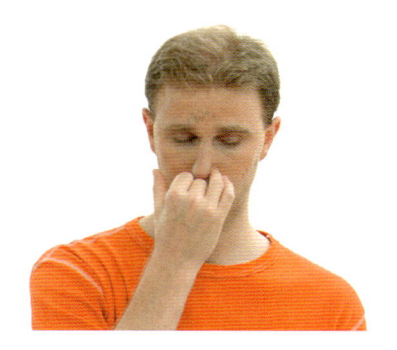

バリエーション3　息を止める交互鼻呼吸

1 あぐらを組んで座ったまま、右の鼻孔を親指で閉じて左側から3秒間息を吸います。

2 両方の鼻孔を閉じ、6秒間息を止めます。息を止めることでプラーナの供給量が増え、集中が高まります。

3 次に親指を右の鼻孔から離し、右から6秒間吐きます。

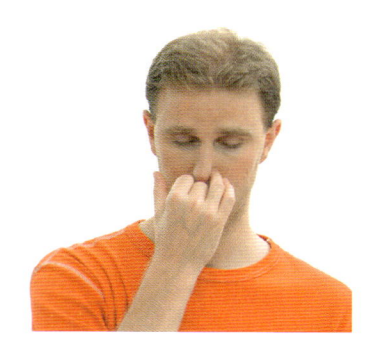

4 今度は右から3秒間息を吸います。

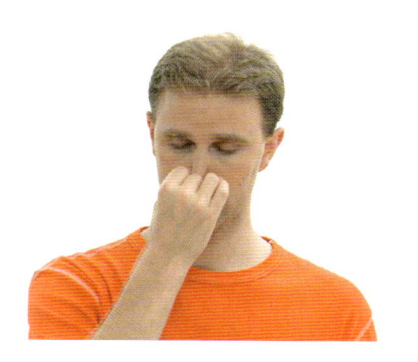

5 両方の鼻孔を閉じ、6秒間息を止めます。

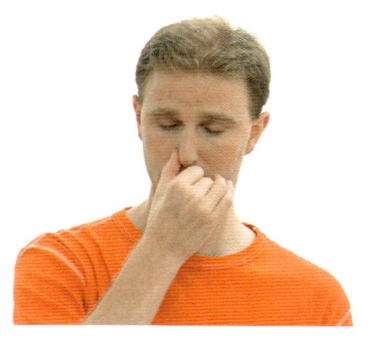

6 次に薬指を左の鼻孔から離し、左から6秒間息を吐きます。この連続動作全体を3回まで行います。

最後に屍のポーズで1〜2分リラックスします（47ページ参照）。座っていたせいで下背に疲れを感じたら、両脚を胸に抱え込んでから、腕と脚を離して屍のポーズに戻ります。

よくない呼吸の癖を正す

アヌローマ・ヴィローマは、精神的な疲労だけでなく神経の緊張の主な原因でもある、不健康な呼吸の癖を直すのに役立ちます。

間違った呼吸の癖

胸上部で浅く吸う
肺活量の10〜15％しか使っていません。肺の中の酸素の割合は低いままなので、血流中にほとんど酸素が吸収されません。

短く消極的に吐く
二酸化炭素が多く含まれる使用済みの空気がたくさん肺に残るため、血液から二酸化炭素が除去されません。正しいリラクゼーションができません。

肺から息を吐き出して止める
肩が丸まって胸がつぶれる傾向が強まります。注意力を失う原因になりかねません。

アヌローマ・ヴィローマによる修正

完全ヨーガ式呼吸を使って深く吸う
肺の中の酸素の割合が高くなり、血流に入る酸素量が増えます。

長くコントロールして吐く
肺に入る血液と肺から二酸化炭素を正しく除去して空気中に出すことができるため、リラクゼーションを促します。

息を吸ったあとに止める
体の意識と精神の集中を自然に高め、体のプラーナ(生命エネルギー)レベルを引き上げます。

バッタのポーズ

シャラバーサナ

このポーズの完全形(両脚を一度に)がバッタの跳ぶ動きに似ていることから、この名前がついています。下背の筋肉のよいトレーニングになるので、座位でも立位でもあらゆる活動の質が上がります。さらに、両腕を完全に伸ばすので腕の筋肉の健康的なストレッチになります。このポーズは必ず半バッタのポーズをやってから、完全なバッタのポーズに進むことが重要です。

半バッタのポーズ

1 腹ばいに寝て、両腕を体の下で伸ばし、安定のために両手を強く握り(挿入写真参照)、あごの先をマットに向けます。

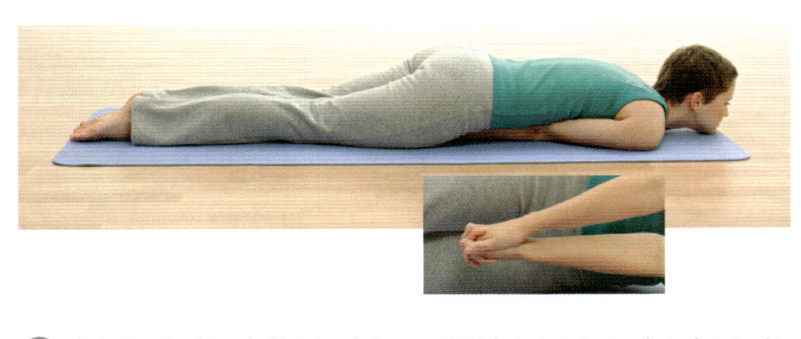

2 息を吸いながら、右脚をまっすぐにつま先まで伸ばしたまま、ゆっくりできるだけ高く後ろに上げます。その姿勢を保ち、左脚は完全にリラックスさせたまま2、3秒間息を止めます。息を吐きながらゆっくり右脚を床に下ろします。次に左脚で繰り返します。これをあと4回ずつ繰り返します。

腹ばいでリラックスして深呼吸をしてから、もし楽にできると思えれば、完全バッタのポーズに進みます。

完全バッタのポーズ

1 腹ばいに寝て、あごをマットにつけ、両腕を体の下で伸ばし、両手は広げるか握り合わせます。

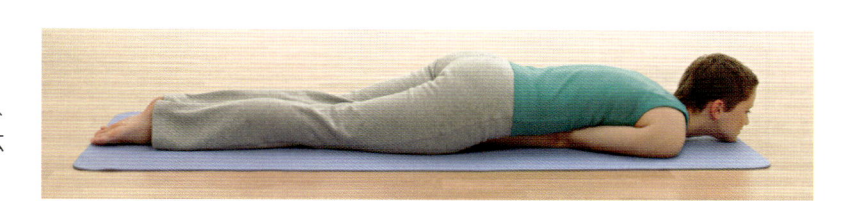

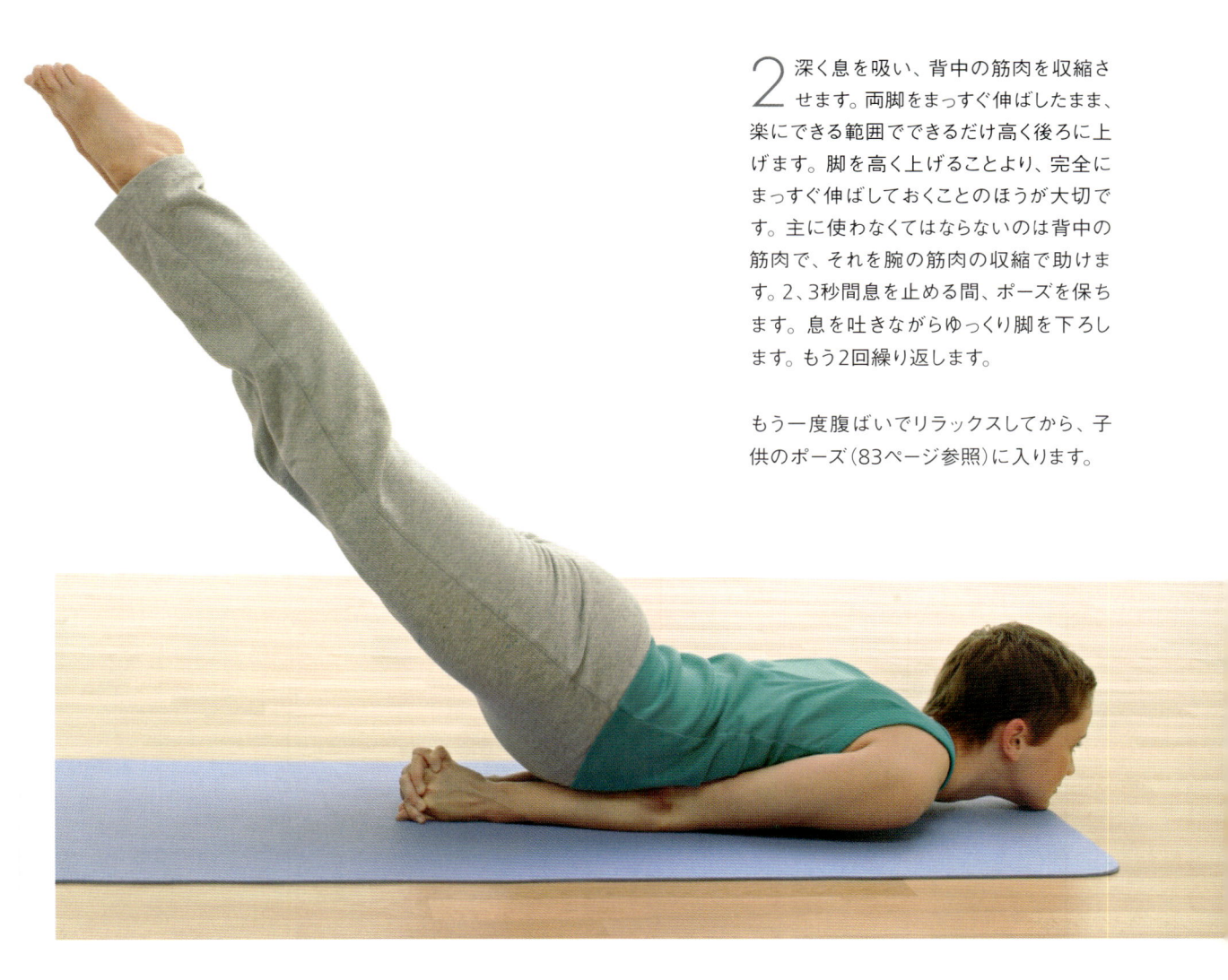

2 深く息を吸い、背中の筋肉を収縮させます。両脚をまっすぐ伸ばしたまま、楽にできる範囲でできるだけ高く後ろに上げます。脚を高く上げることより、完全にまっすぐ伸ばしておくことのほうが大切です。主に使わなくてはならないのは背中の筋肉で、それを腕の筋肉の収縮で助けます。2、3秒間息を止める間、ポーズを保ちます。息を吐きながらゆっくり脚を下ろします。もう2回繰り返します。

もう一度腹ばいでリラックスしてから、子供のポーズ（83ページ参照）に入ります。

クラス 4

　セッションが長くなるにつれ、精神集中が必要になってくることに注意してください。このクラスでは、より範囲の広い動き——完全な肩立ちのサイクル（肩立ちから鋤のポーズへのスムーズな移行方法）、完全後屈（弓のポーズ）、初心者向けの背骨のねじり——をヨーガに加えていきます。交互鼻呼吸（プラーナーヤーマの一種）でもっと長く息を止め、体と心の集中を高める方法もお教えします。ただしこの呼吸法は必ず、クラス3の交互鼻呼吸（86〜89ページ参照）に示されている呼吸の比率が完全に楽に感じられるようになってから試してください。

所要時間
クラスをすべて読むのに10分。
初めての練習で60〜80分。
2回目以降で50〜60分。

時間がない人は2つのセッションに分けてやってください（40〜50分）。
セッションA　●
セッションB　▲

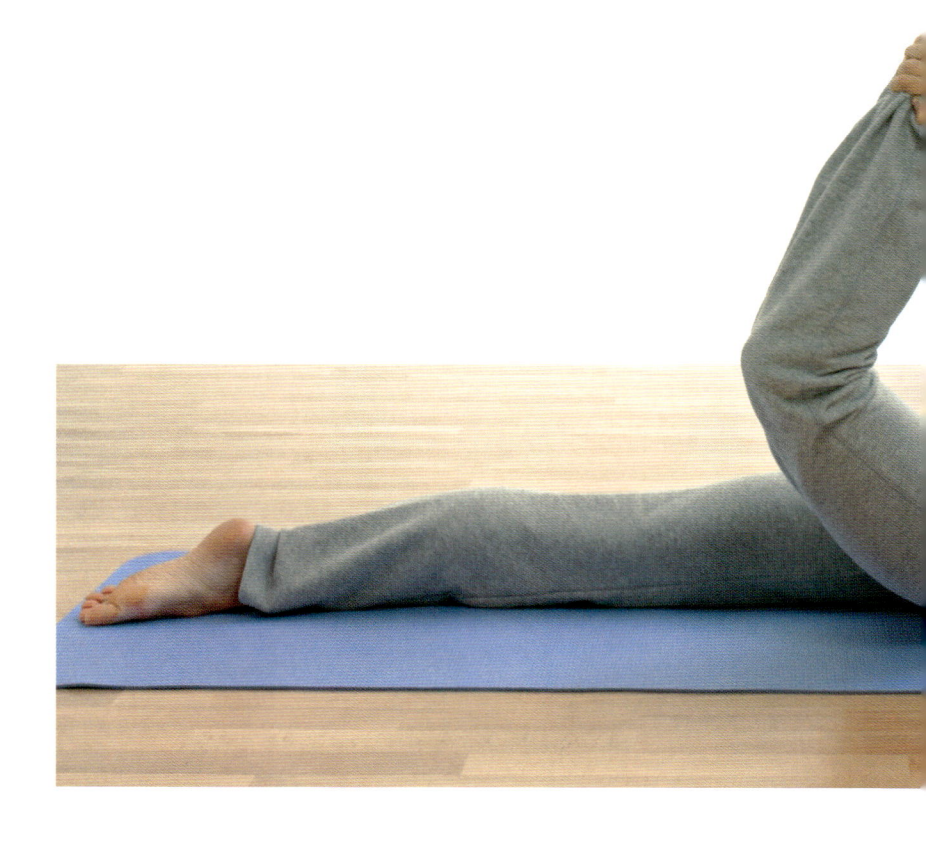

エクササイズ・プラン

＊は新しいエクササイズ

最初のリラクゼーション …2分(28〜29ページ)●▲	リラクゼーション …………(47ページ)●▲
アウン詠唱 …………3回(30ページ)●▲	前屈………………………1〜2分(76〜78ページ)●
目の運動 ……………各5回(31〜33ページ)●	斜面のポーズ …………30秒(79ページ)●
リラクゼーション …………(47ページ)●	リラクゼーション …………(47ページ)●
首の運動 ……………各5回(34〜35ページ)▲	コブラのポーズ …………30秒(80〜82ページ)▲
リラクゼーション …………(47ページ)●▲	腹ばいのリラクゼーション(81ページ)▲
＊交互鼻呼吸法 ………6回まで(94ページ)●▲	半バッタのポーズ ………5回(90ページ)▲
リラクゼーション …………(47ページ)●▲	腹ばいのリラクゼーション1分(81ページ)▲
太陽礼拝 ……………8回(64〜71ページ)●▲	完全バッタのポーズ ………3回(91ページ)▲
リラクゼーション …………(47ページ)●▲	腹ばいのリラクゼーション1分(81ページ)▲
片脚上げ ……………各5回(42〜45ページ)●	＊弓のポーズ …………3回(96〜97ページ)●
リラクゼーション …………(47ページ)●	腹ばいのリラクゼーション1分(81ページ)▲
両脚上げ ……………5回(48〜49ページ)▲	子供のポーズ …………30秒(83ページ)●▲
リラクゼーション …………(47ページ)▲	＊背骨半ねじりのポーズ……各1分まで(98〜101ページ)▲
肩立ちのポーズ ………1〜2分(50〜51ページ)●▲	子供のポーズ …………30秒(83ページ)▲
＊肩立ちから鋤のポーズ…合計1分(95ページ)●▲	最後のリラクゼーション …10〜15分(54〜57ページ)●▲
リラクゼーション …………(47ページ)●▲	
魚のポーズ …………1分(74〜75ページ)●▲	

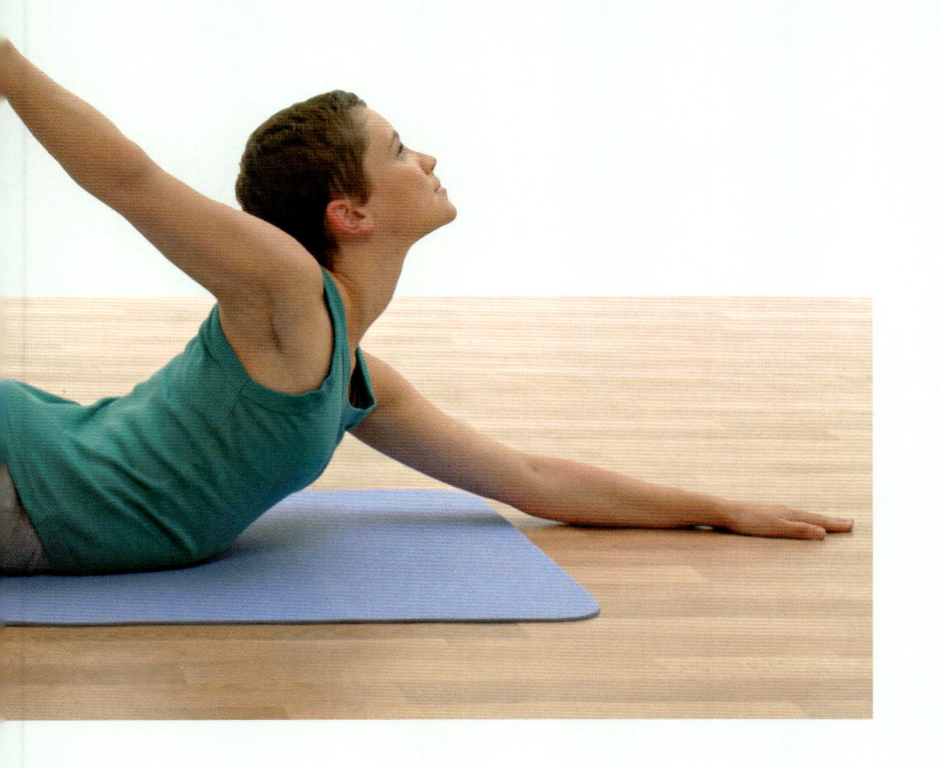

交互鼻呼吸

アヌローマ・ヴィローマ

　この呼吸法は86～89ページに示したアヌローマ・ヴィローマのバリエーション3の延長で、3：6：6（吸う：止める：吐く）の呼吸比率を完全に気持ちよく感じられるようになった人しか試してはいけません。この呼吸法は息を止める時間が2倍になり、比率は3：12：6です。このように息を止める時間を長くすることで、エネルギーの循環が強まるだけでなく、心臓が穏やかに刺激され、神経系がより深くリラックスできます。バリエーション3がまだ難しいと感じる人は、これをやる前にバリエーション3の練習を続けてください。

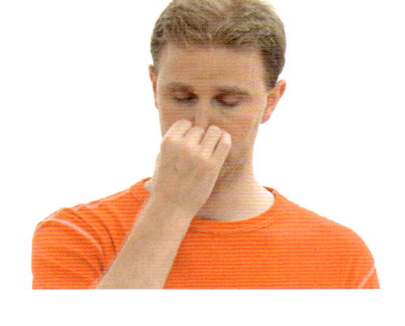

1　あぐらを組んで座り、右の鼻孔を親指で閉じて左側から3秒間息を吸います。

2　次に薬指で左の鼻孔も閉じ、12秒間息を止めます。

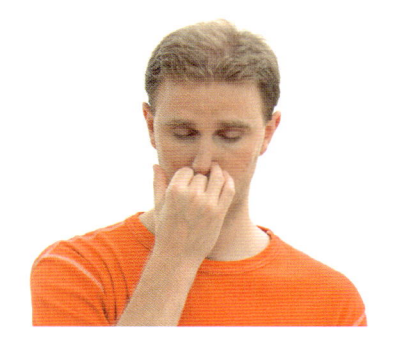

3　親指を右の鼻孔から離し、右から6秒間息を吐きます。今度は右から3秒間息を吸います。

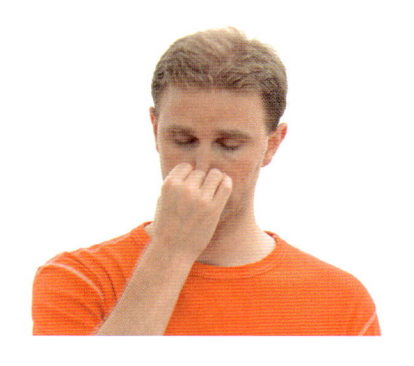

4　再び両方の鼻孔を閉じ、12秒間息を止めます。

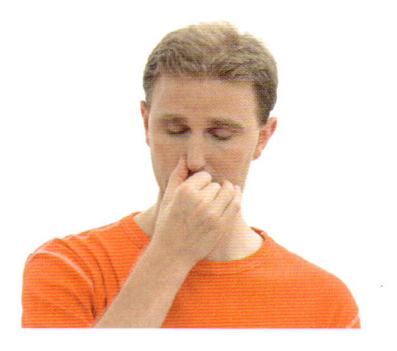

5　薬指を離し、左から6秒間息を吐きます。ステップ1から6を6回行います。

仰向けになって（屍のポーズで）1～2分リラックスします（47ページ参照）。

肩立ちから鋤のポーズへ

サルヴァーンガーサナからハラーサナへ

　前のクラスのように間にリラクゼーションをはさまず、肩立ちから鋤のポーズへスムーズに移行する方法を覚えると、日常生活のあらゆる立位と座位の姿勢にとって非常に重要な下背の筋肉を、さらに強く鍛えることができます。しかもこの移行によって、ヨーガの流れがさらに調和のとれたものになります。右の説明は、50〜53ページですでにとっている肩立ちのポーズから始まります。

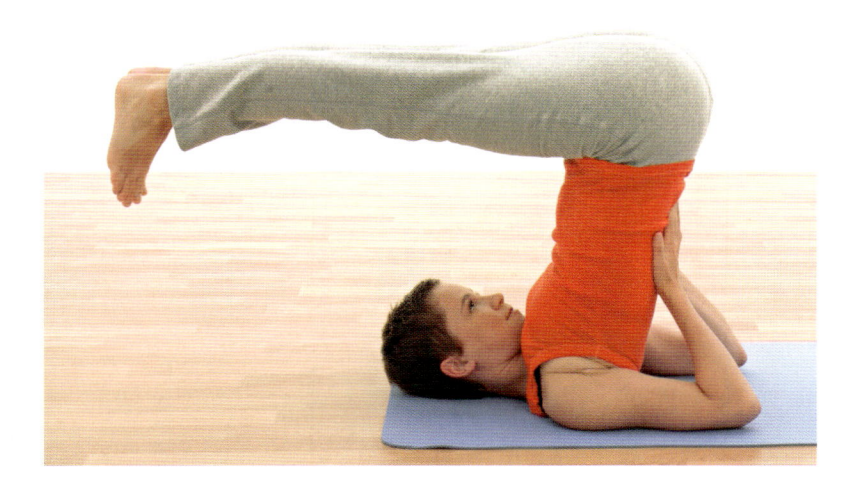

1 肩立ちのポーズで背骨をできるだけ垂直にして、両手でしっかり背中を支えていることを確認します。このアーサナを1〜2分間続けたあと、両手で背中を支えながら、つま先を曲げて、ゆっくり両脚を頭の向こうの床に向かって下ろしていき、鋤のポーズに移行します。(72〜73ページも参照)

2 足が床についたら、両腕を背中の後ろの床に下ろします。足が床につかない人は、安定のために両手で背中を支え続けます。この姿勢を1分間保ちます。次に再び背中を両手で支え、息を吸い、両脚を上げて肩立ちに戻ってから、ゆっくり両脚を床に下ろします。

屍のポーズで約1分間リラックスしてから(47ページ参照)、次のポーズに進みます。

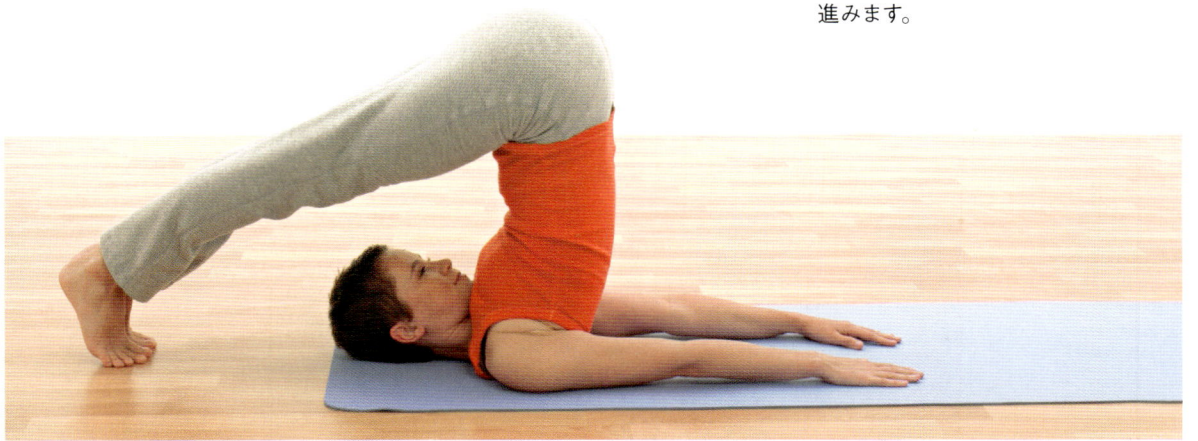

弓のポーズ

ダヌラーサナ

　弓のポーズはコブラのポーズ（80〜81ページ参照）とバッタのポーズ（90〜91ページ参照）の動きを組み合わせて、背骨全体を後屈させます。このポーズは背骨の強さより柔軟性に重点を置いたもので、背筋の収縮ではなく、腕と脚の動きによって行います。

　弓のポーズによる完全な後屈が脊椎神経を正常な状態に戻し、ストレスをやさしく取りのぞく一方で、このポーズによる腹部へのプレッシャーが血行を促し、便秘を緩和し、消化を促進し、食欲を増進します。

　このアーサナを理解するためには、実際の弓（サンスクリット語でダヌル）と比べてみるとよいでしょう。背骨と骨盤と脚が弓に相当します。引っ張られて伸ばされる腕が弓のつるにあたり、足首をつかんでいる両手が、弓のつる（腕）を弓の端（足）につなげているわけです。脚と足を押す動きが弓を引き絞る、つまり体を床から持ち上げて背骨を後方に弓なりに曲げることになります。

1　腹ばいに寝て脚を開き、両膝を後ろに曲げてかかとが尻のほうにくるようにします。足首を外側からしっかりつかみます。

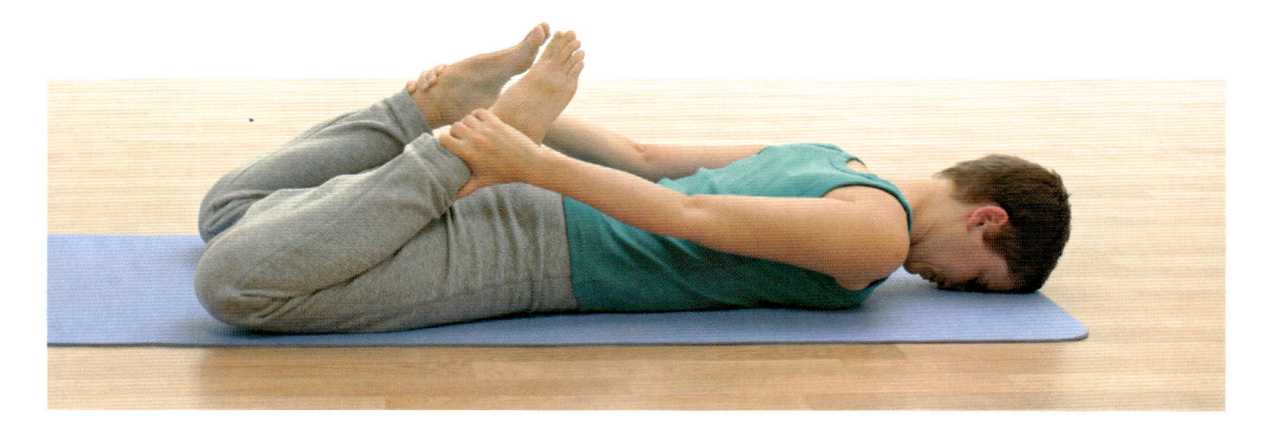

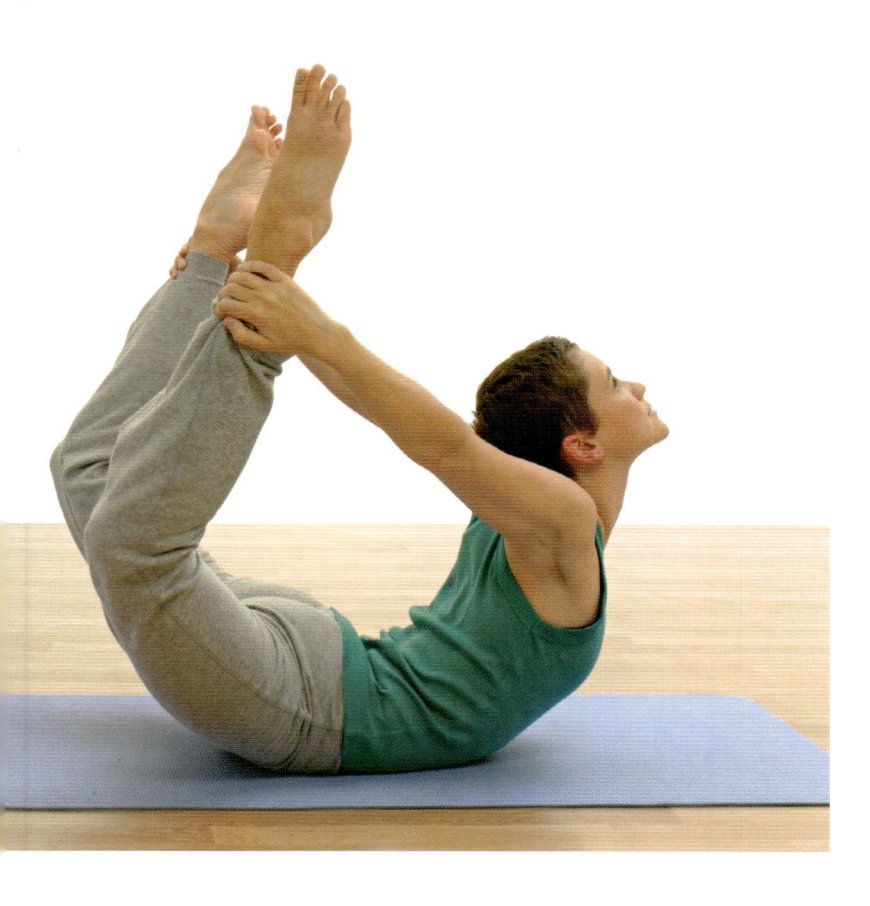

2 膝を広く開いたまま、息を吸いながらゆっくりまず足を上げ、次に頭を上げて、背中が完全に曲線を描くようにして、腹でバランスをとります。ゆっくり息を吐きながらポーズを解きます。2回繰り返します。練習を重ねると、ポーズをとりながら呼吸を続けて、30秒までこの姿勢を保てるようになります。

半弓のアダプテーション

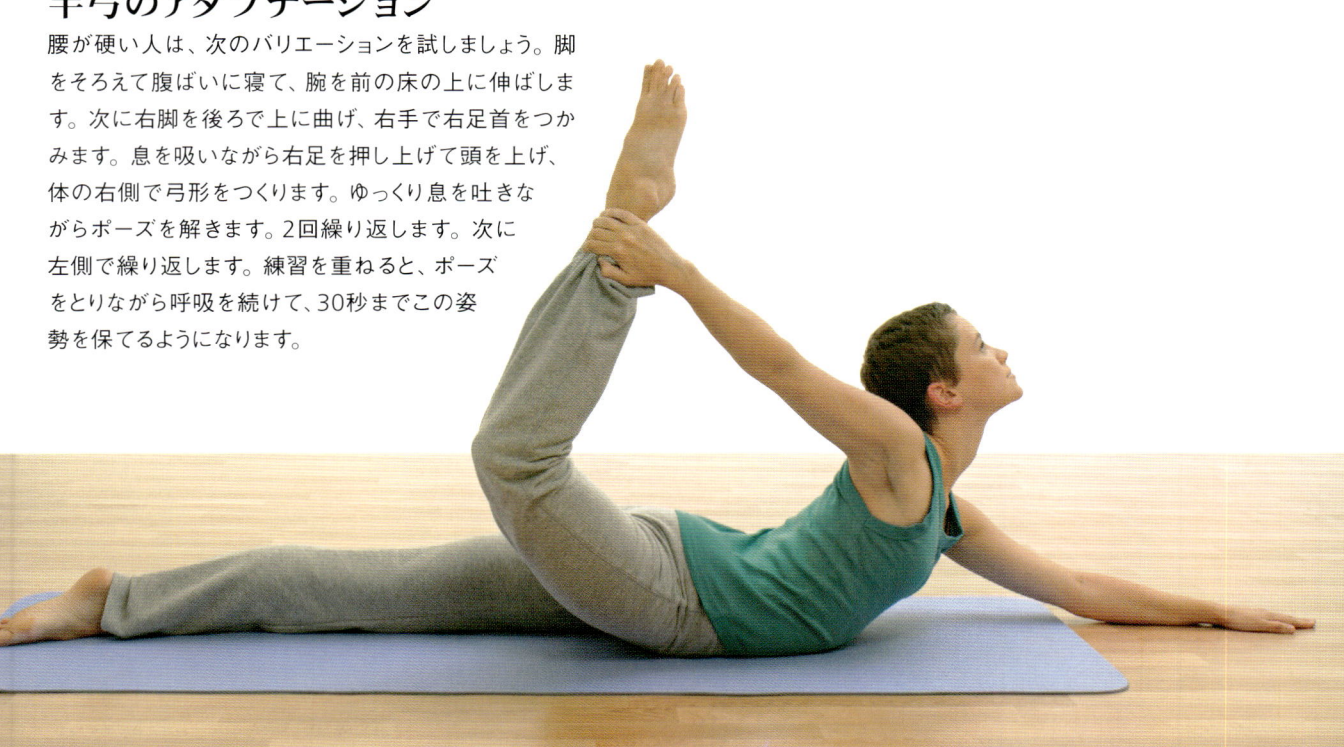

腰が硬い人は、次のバリエーションを試しましょう。脚をそろえて腹ばいに寝て、腕を前の床の上に伸ばします。次に右脚を後ろで上に曲げ、右手で右足首をつかみます。息を吸いながら右足を押し上げて頭を上げ、体の右側で弓形をつくります。ゆっくり息を吐きながらポーズを解きます。2回繰り返します。次に左側で繰り返します。練習を重ねると、ポーズをとりながら呼吸を続けて、30秒までこの姿勢を保てるようになります。

背骨半ねじりのポーズ ▲

アルダ・マッツェーンドラーサナ

　背骨半ねじりのポーズの腕と脚の位置は、初めは少し複雑そうに見えるかもしれませんが、練習しているうちに、実際には、体の回転運動能力をだんだんに高めていくための、とてもシンプルで賢い方法であることがわかるでしょう。ねじることが背骨のしなやかさを保ち、脊髄神経根と交感神経系を整え、大腸に圧力を加えることで便秘を解消します。

背骨ねじりの準備運動

　以下の運動は背骨の半ねじりへの段階的な導入になります。背骨の半ねじりそのものができるくらい腰が柔軟になるまで、2、3週間、この準備運動をする必要がある人もいるかもしれません。ただし、いったん半ねじりができるようになれば、毎回このウォーミングアップをする必要はありません。

準備運動 1
マットの上にひざまずき、背骨をまっすぐ伸ばして正座します。首を左に回し、左腕を後ろに動かして体をねじっていき、左手をできるだけ体の右側に近い後方の床につきます。同時に、右手を左膝外側に当て、少し圧力を加えて胸椎の回転を強めます。深く規則正しく呼吸します。そしてゆっくりポーズを解き、今度は反対側の回転を行います。

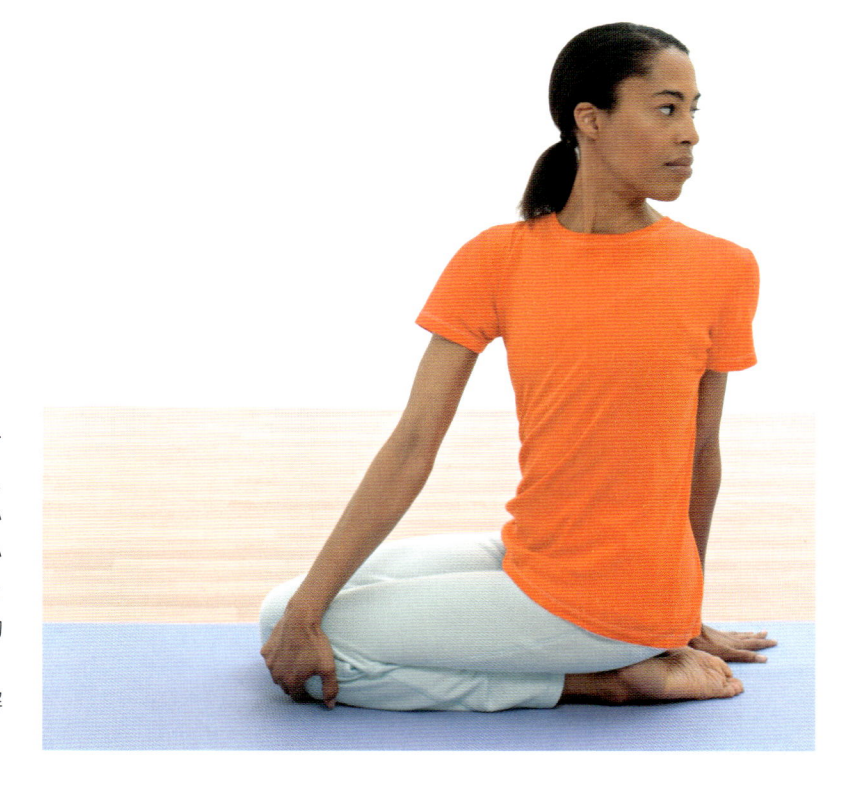

準備運動 2

1. 両脚を前に伸ばして座ります。左膝を曲げ、左足を右ふくらはぎのすぐ外側の床の上に置きます。

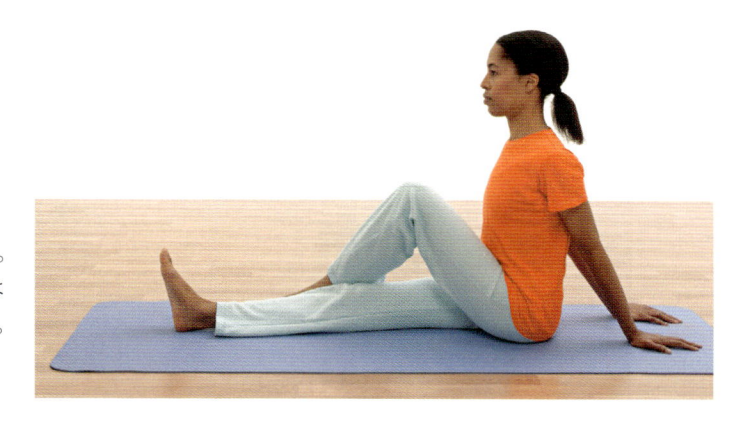

2. 右腕を左脚の外側に回し、柔軟性に応じてふくらはぎか足首か足をつかみます。

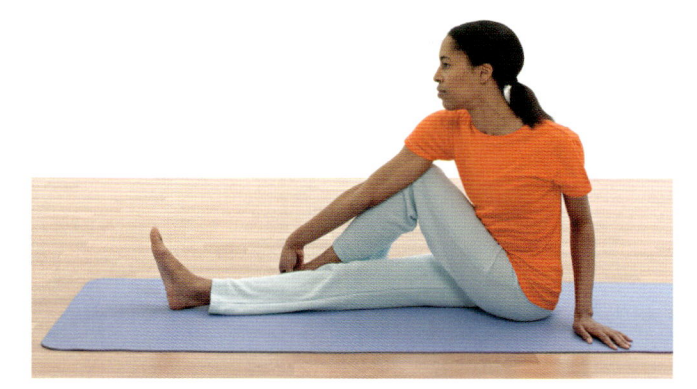

3. 背骨をまっすぐ立てたまま、左腕を後ろに動かして体をねじっていき、左手をできるだけ体の右側に近い後方の床につきます。首を無理に緊張させずに、左の肩越しに後ろを見ます。このポーズを30秒間保ちます。終わったらゆっくりポーズを解き、反対側の回転を行います。

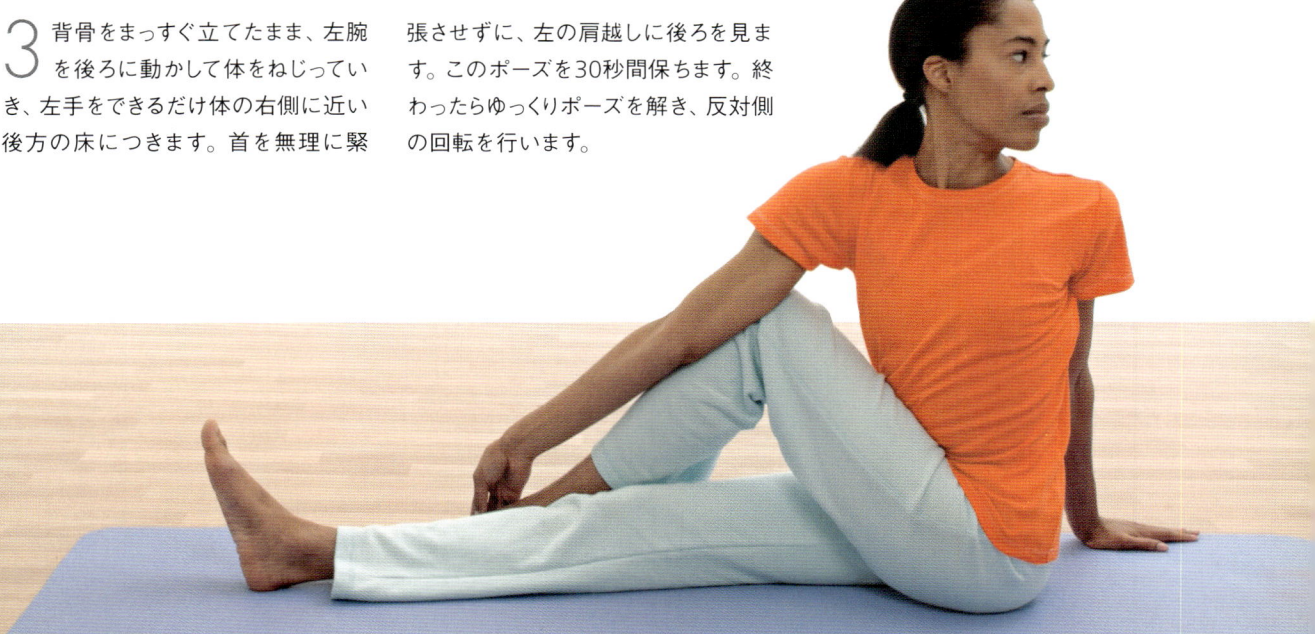

背骨半ねじり

1 マットの上にひざまずいて正座してから、尻をずらして両かかとの右側に下ろします。

2 曲げた左脚を右脚の上に立て、左足を右膝のすぐ外側のマットの上に置きます。腰が硬くてこれができない場合は、左足を右膝のすぐ前に置きます。姿勢を安定させるため、両手を後ろの床についておきます。

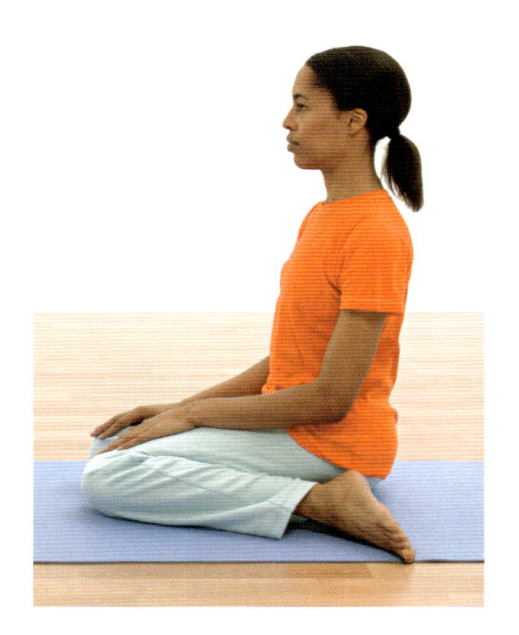

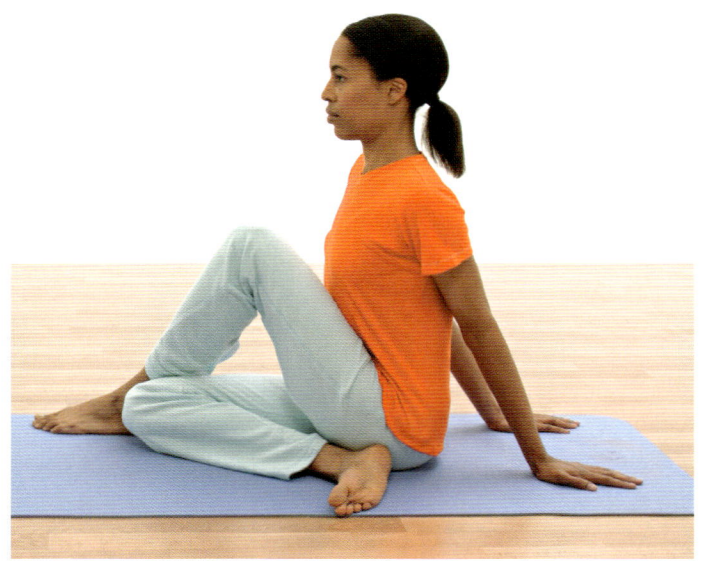

3 右腕を左脚の外に回し、柔軟性に応じてふくらはぎか足首か足をつかみます。両尻をしっかり床につけたままにしておきます。

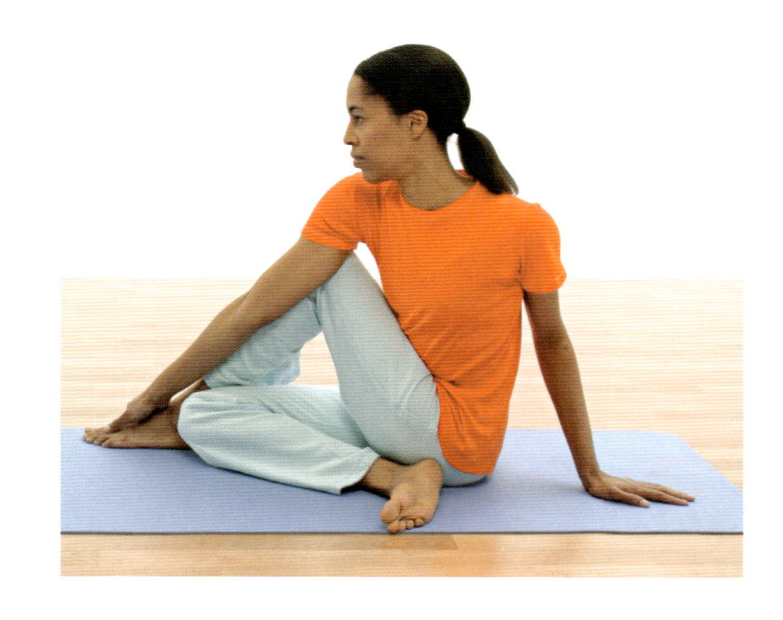

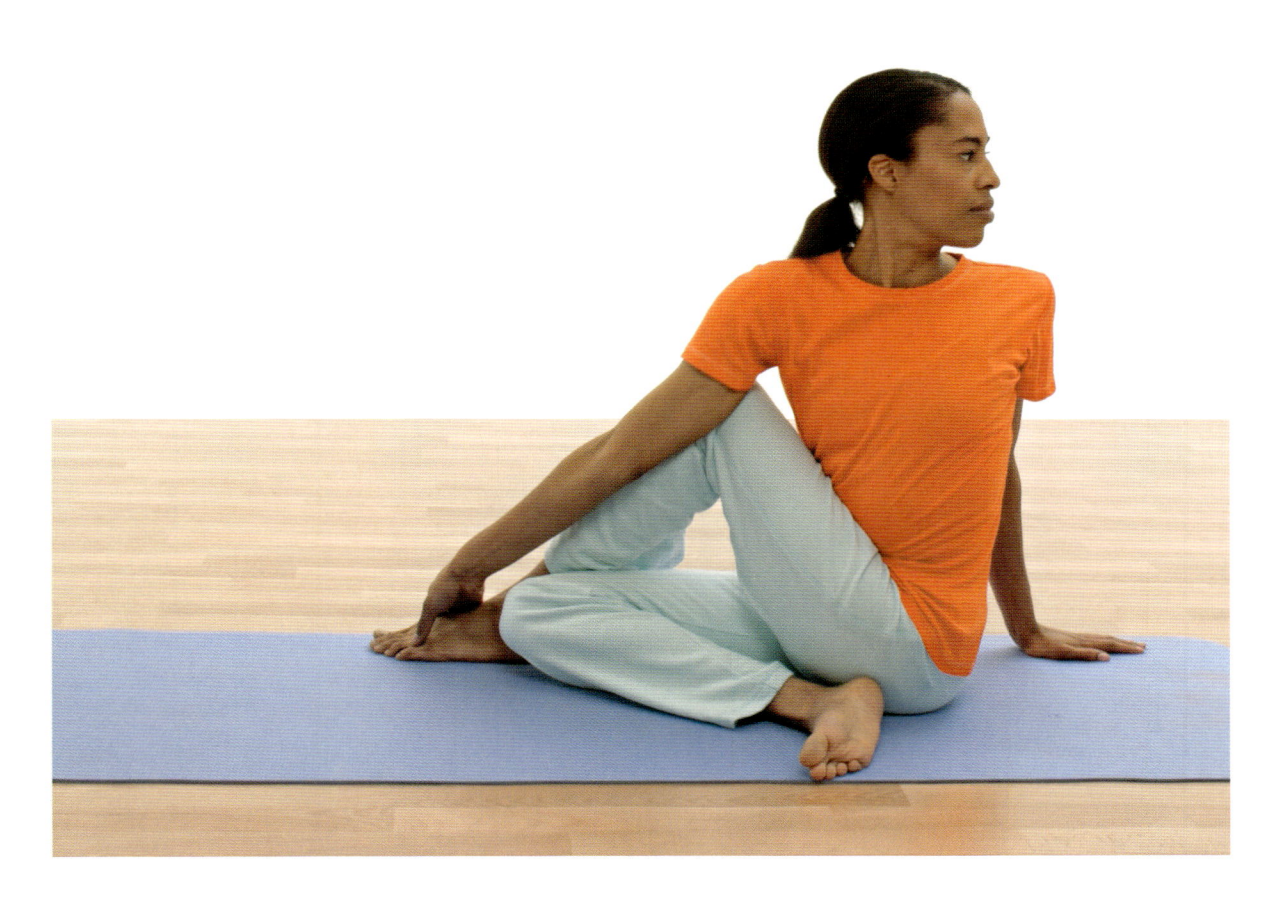

4 背骨をまっすぐ立てたまま、左腕を後ろに動かして体をねじっていき、左手をできるだけ体の右側に近い後方の床につきます。首を無理に緊張させずに、左の肩越しに後ろを見ます。深く規則正しく呼吸します。できれば、背骨をまっすぐに立てたまま、息を吸いながら左腕をもっと遠くに回し、息を吐きながら右腕をさらに押しつけることで、ねじりをもう少し強めます。このポーズを気持ちのよい範囲で30～60秒間くらい保ちます。終わったらゆっくりポーズを解き、今度は反対側の回転を行います。

子供のポーズでリラックスします（83ページ参照）。背骨の両側をやさしくストレッチすることで、背中の筋肉のバランスをとることができます。

クラス 5

　これまでにヨーガの基本要素であるアーサナ、呼吸、そしてリラクゼーションについて、かなり精通したことでしょう。これまでのクラスでは、おもに呼吸とリラクゼーションのテクニックをポーズとは別に練習してきました。このクラスでは、各ポーズに入るときやポーズを保っている間も、呼吸とリラクゼーションを意識することが課題です。交互鼻呼吸法もさらに拡張し、よりバランスのよい抑制のきいた方法で呼吸することで、集中力をさらに高める方法もお教えします。全身の強さと柔軟性を高める2種類の新しい立位のポーズ——立位の前屈と三角のポーズ——も最後に紹介します。

所要時間
クラスをすべて読むのに10分。
初めての練習で75〜90分。
2回目以降で60〜75分。

時間がない人は2つのセッションに分けてやってください(50〜60分)。
セッションA　●
セッションB　▲

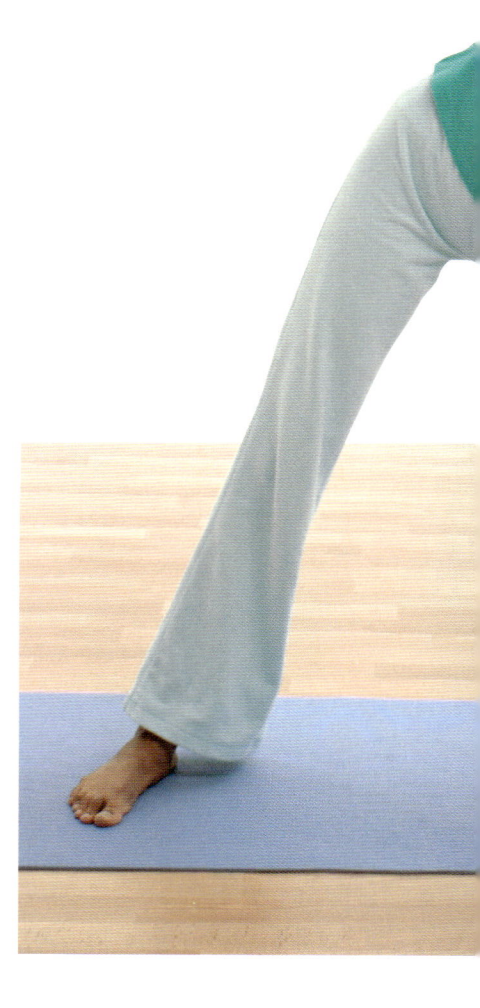

エクササイズ・プラン

＊は新しいエクササイズ

最初のリラクゼーション	2分(28〜29ページ)●▲
アウン詠唱	3回(30ページ)●▲
目の運動	各5回(31〜33ページ)●
リラクゼーション	(47ページ)●
首の運動	各5回(34〜35ページ)▲
リラクゼーション	(47ページ)●▲
＊交互鼻呼吸法	4：16：8を6回(104ページ)●▲
リラクゼーション	(47ページ)●▲
太陽礼拝	8回(64〜71ページ)●▲
リラクゼーション	(47ページ)●▲
片脚上げ	各5回(42〜45ページ)●
両脚上げ	5回(48〜49ページ)▲
リラクゼーション	(47ページ)▲
肩立ちのポーズ	1〜2分(50〜53ページのステップ1〜3)●▲
鋤のポーズ	1分(72〜73ページのステップ4〜6)●
リラクゼーション	(47ページ)●▲
魚のポーズ	1分(74〜75ページ)●▲
リラクゼーション	(47ページ)●▲
前屈	1〜2分(76〜78ページ)▲
斜面のポーズ	30秒(79ページ)▲
コブラのポーズ	30秒(80〜82ページ)●
腹ばいのリラクゼーション	(81ページ)●
半バッタのポーズ	30秒(90ページ)▲
腹ばいのリラクゼーション	1分(81ページ)▲
完全バッタのポーズ	30秒(91ページ)▲
腹ばいのリラクゼーション	1分(81ページ)▲
弓のポーズ	30秒×3回(96〜97ページ)●
腹ばいのリラクゼーション	1分(81ページ)▲
子供のポーズ	1分(83ページ)●▲
背骨半ねじりのポーズ	各1分(98〜101ページ)▲
子供のポーズ	30秒(83ページ)▲
＊立位の前屈	1分(105ページ)●
＊三角のポーズ	各2回(106〜107ページ)▲
最後のリラクゼーション	10〜15分(54〜57ページ)●▲

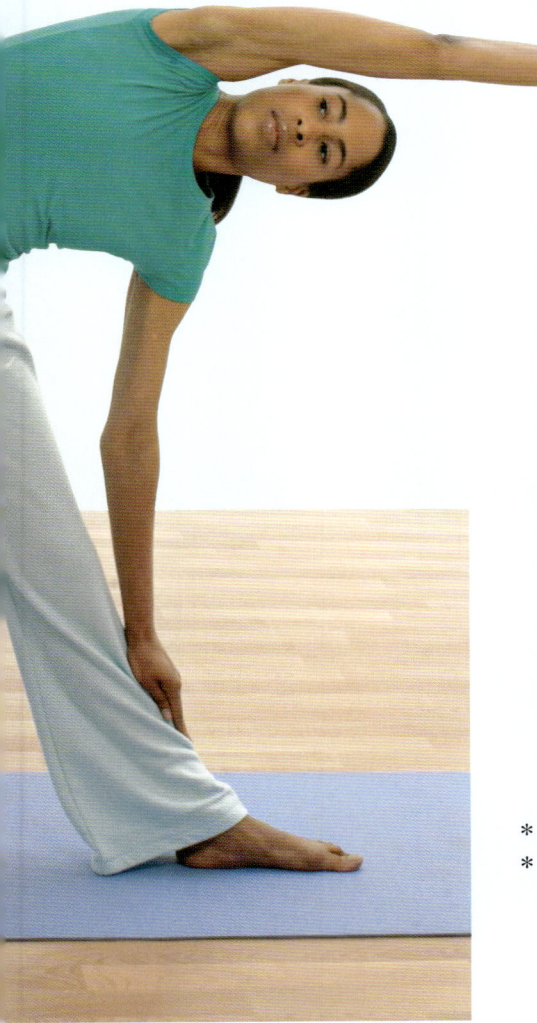

交互鼻呼吸

アヌローマ・ヴィローマ

94ページの3：12：6の交互鼻呼吸が楽にできる人は、少しカウントを増やすこのエクササイズを試すことができます。そうでない人は、94ページのバリエーションか、場合によってはもっと簡単なバリエーション（86〜89ページ参照）を続けてください。このエクササイズのように呼吸比率を延ばすことで、さらに心臓が刺激され、リラクゼーションが深まります。ただし、どんなプラーナーヤーマでも呼吸比率の延長は少しずつ行うべきものですから、この新しいエクササイズを試すときは注意してください。長いカウントに進むのが早すぎると、刺激効果が強すぎて神経系に緊張の波が生じることになり、望ましいエネルギーの統御とは正反対の結果になってしまいます。

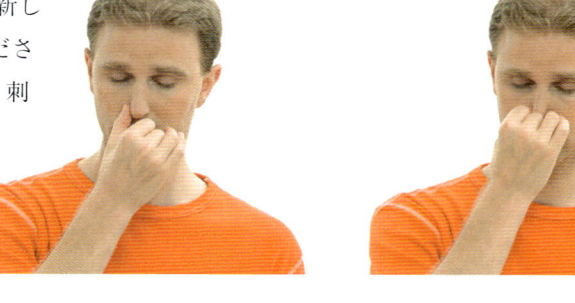

1 あぐらを組んで座り、右の親指で右の鼻孔を閉じて、左側から4秒間息を吸います。

2 次に薬指で左の鼻孔も閉じ、16秒間息を止めます。

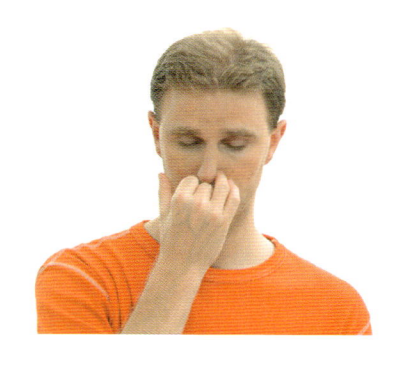

3 親指を離し、右から8秒間息を吐きます。今度は右から4秒間息を吸います。

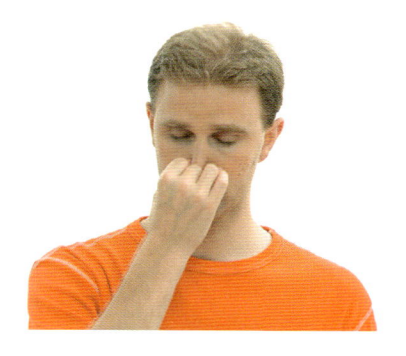

4 再び両方の鼻孔を閉じ、16秒間息を止めます。

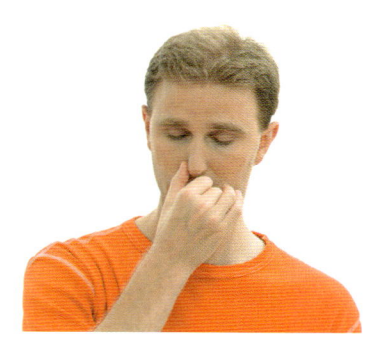

5 薬指を離し、左から8秒間息を吐きます。ステップ1から6を合計6回行います。

仰向けに寝て1〜2分間リラックスします（47ページ参照）。

立位の前屈

パーダ・ハスターサナ

サンスクリット語名が「手から足のポーズ」という意味のこのポーズは、76〜78ページに示した座位の前屈を自然に延長させたものです。このポーズのほうが動きの範囲が広いので、ストレッチが大きくなります。膝腱が伸び、背骨がしなやかになり、頭の血行が促されます。

1 両足を5センチほど開いて立ち、息を吸いながら両腕を空中に上げて耳につけます。

2 息を吐きながら腰から前に屈み、脚をまっすぐに伸ばしたまま、体をできるだけ伸ばします。前屈の上達は背骨そのものの屈曲ではなく、腰の関節がどれくらいの角度で曲がるかにかかっています。

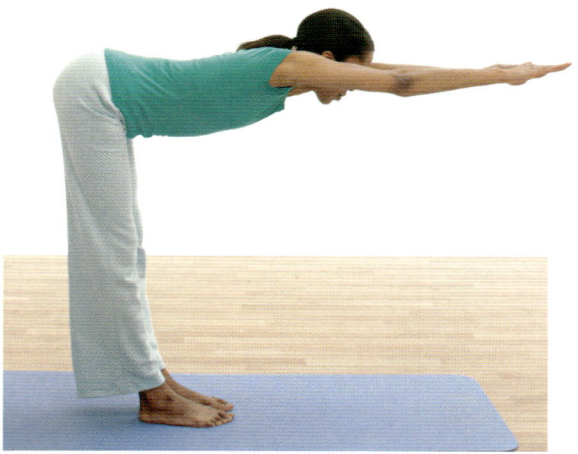

3 人差し指を足の親指に引っかけること（古典的な足のつかみ方、77ページ参照）を目標にします。これができない場合、両手で足首かふくらはぎをつかみます。脚をまっすぐに伸ばした状態でできる範囲で、なるべく深く屈むようにしてください。肩の力を抜いて重力を利用し、呼吸するたびにだんだん前屈を深めます。このポーズを1分まで保ち、体を丸めて腕と手をだらりと下げたまま、ゆっくり立位に戻ります。

立位で2、3回深呼吸してから、次のポーズに進みます。

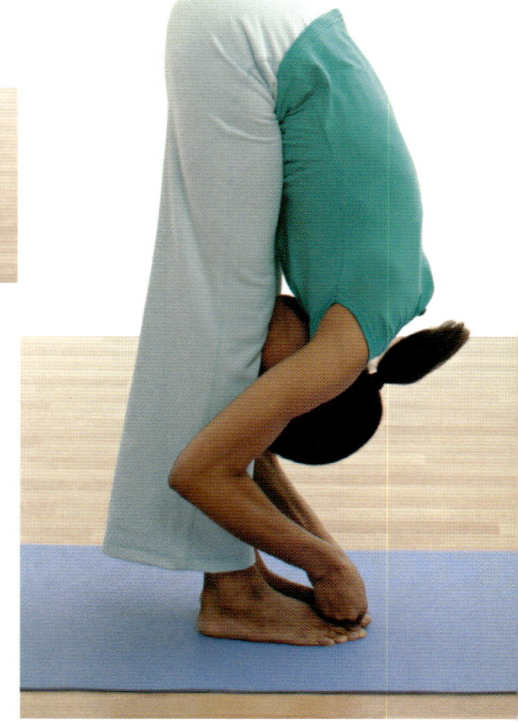

三角のポーズ ▲

トリコナーサナ

　三角のポーズは体の側面を曲げるので、アーサナによって背骨があらゆる範囲に動くことになります。このポーズで横方向に曲がるのはおもに腰椎（脊椎下部）ですが、胸部（脊椎中央部）も曲がります。三角のポーズはとても活動的なポーズで、ストレッチと筋力強化とバランスに等しく重点が置かれています。背中の主な筋肉を同時に伸ばし、引き締め、リラックスさせて、背骨の柔軟性を高めるだけでなく、腹部の器官を刺激的にマッサージします。

1 足を肩幅の倍くらいに開いて立ち、左足を90度左に向けます。規則正しく腹で呼吸し、体重を両足に均等にかけます。

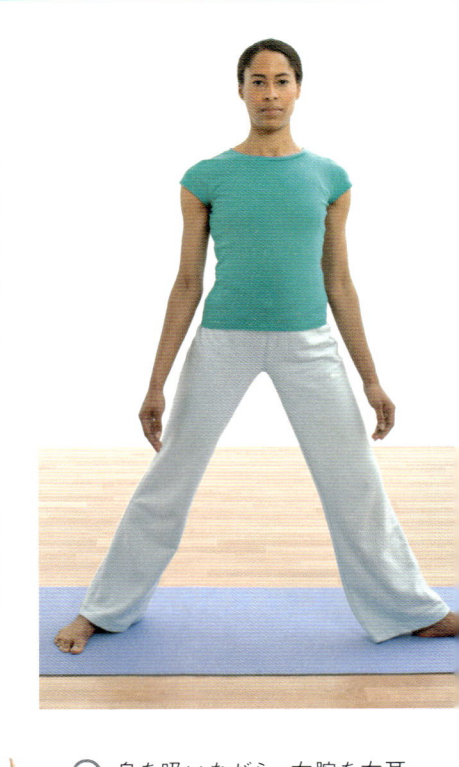

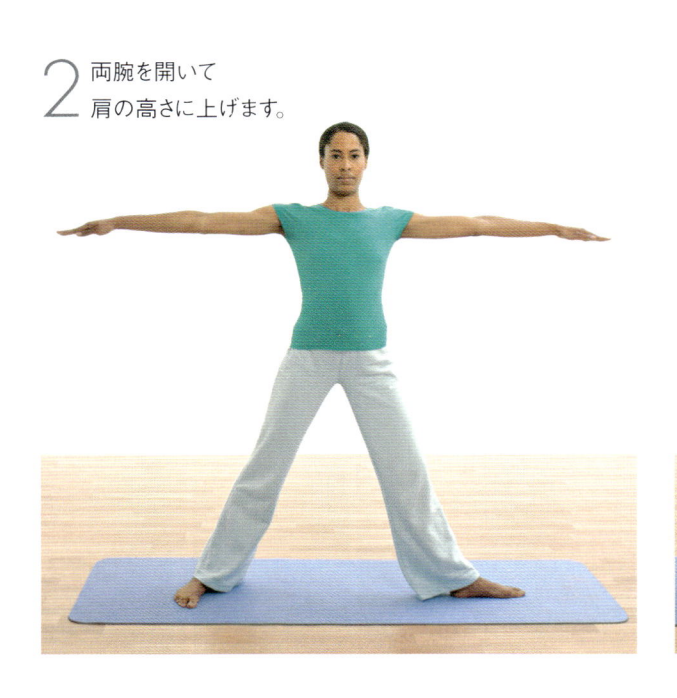

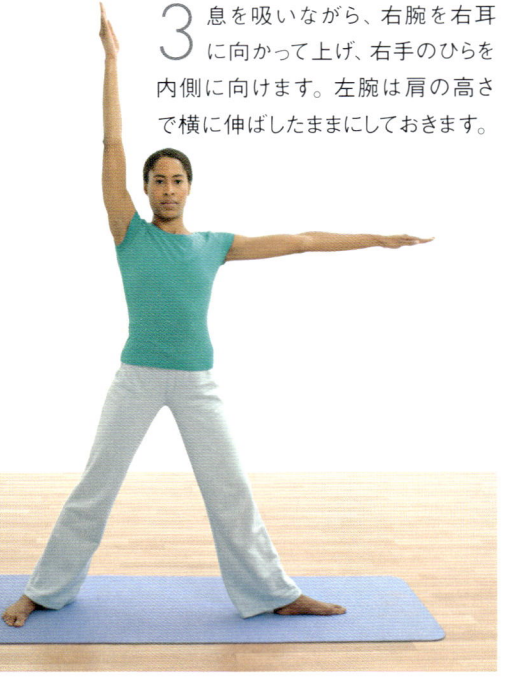

2 両腕を開いて肩の高さに上げます。

3 息を吸いながら、右腕を右耳に向かって上げ、右手のひらを内側に向けます。左腕は肩の高さで横に伸ばしたままにしておきます。

4 ゆっくり息を吐きながら体を左に倒し、右腕が頭の上で床と平行になり、左手が左の足首に届くまで曲げます。右腕は右耳につけたままにしておき、視線を上に向けます。深く呼吸しながら、この姿勢を15〜30秒間保ちます。息を吸いながら元の立位に戻り、次に息を吐きながら右腕を下ろします。必要なら両脚を揺すってから、今度は右側に体を曲げます。全部で左右各2回繰り返します。

終わったら最後のリラクゼーションに移ります(54〜57ページ参照)

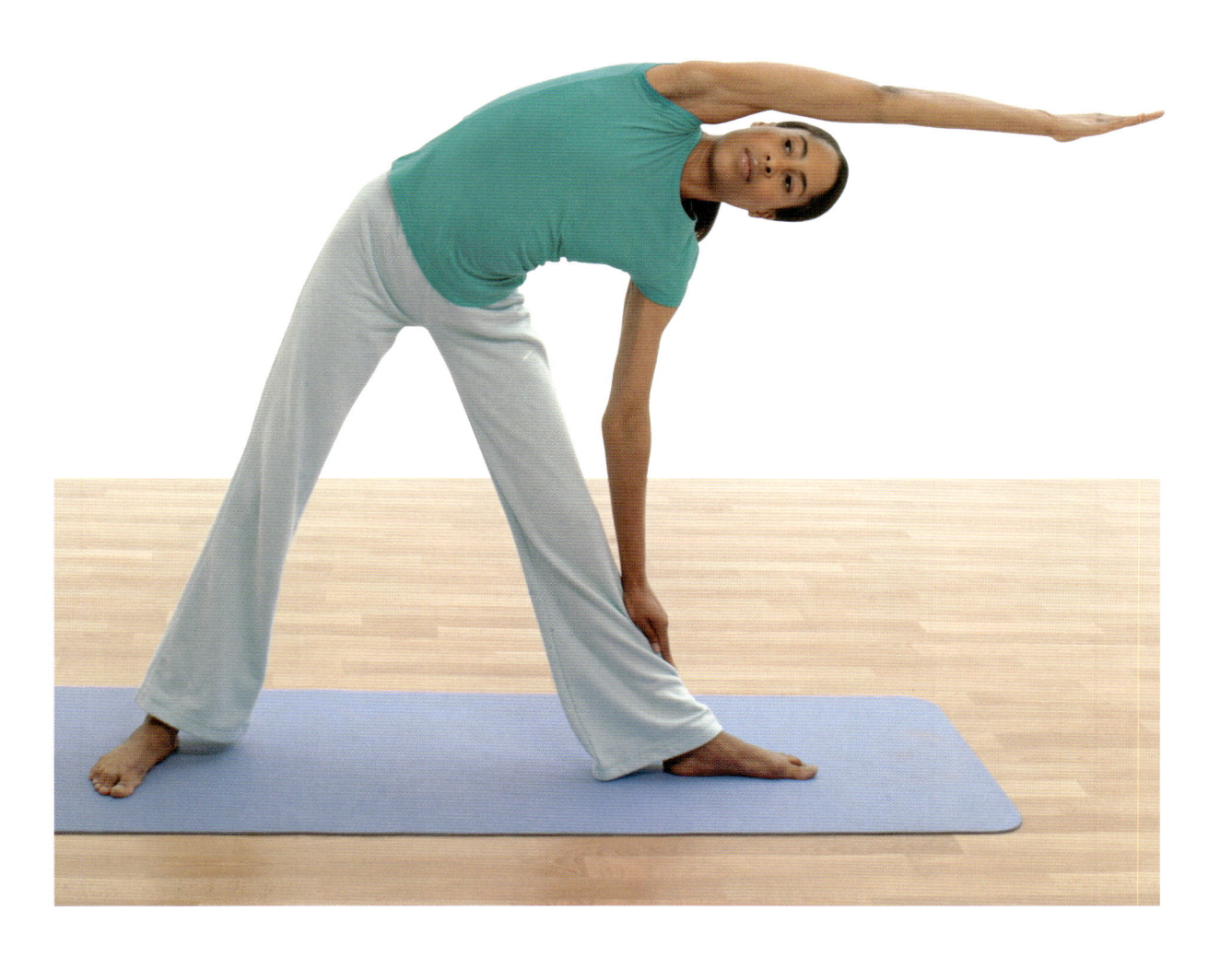

クラス 6

　クラス6へようこそ。この段階までヨーガのクラスを進んできたあなたは、12の基本ポーズのほぼすべてと、そのポーズを意識しながら効果的に行うための主要ツールをすべて学びました。この段階までに、ヨーガのおかげでヨーガをやっている間だけでなく日常生活でも、全身の知覚の状態がよくなることに気づいたことでしょう。歩く、物を運ぶ、はしごを登る、仕事をより手際よくこなす、あらゆる種類の動きを、以前より楽にできるようになっていませんか。

　このクラスでは、新しい強力な呼吸法の手ほどきをします。一連の強い呼気で完全に肺を空にすることで、肺を浄化する方法の勉強です。同時に、吸気は完全にリラックスしていて、エネルギーを再充電します。このクラスではイルカのポーズと呼ばれる動きも指導します。これは、12の基本ポーズのうち、まだあなたが経験していない唯一のポーズ、頭立ちのポーズの準備になります。

　このクラスの仕上げとして、バランス感覚を体系的に鍛えるために、3つのバランスのポーズをお教えします。比較的やさしい木のポーズ、少し難しいカラスのポーズ、さらに上級のクジャクのポーズです。

所要時間
クラスをすべて読むのに10分。
初めての練習で75〜90分。
2回目以降で60〜75分。

時間がない人は2つのセッションに分けてやってください(50〜60分)。
セッションA ●
セッションB ▲

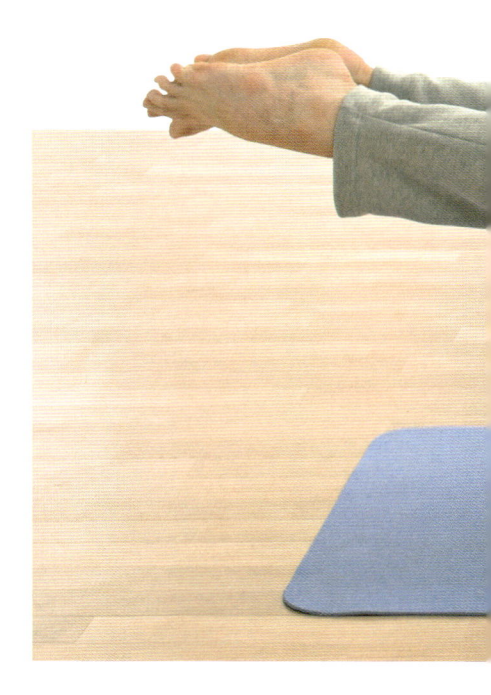

エクササイズ・プラン

＊は新しいエクササイズ

最初のリラクゼーション …2分(28〜29ページ)● ▲
アウン詠唱 …………………3回(30ページ)● ▲
目の運動 ……………………(任意で)(31〜33ページ)
リラクゼーション …………(47ページ)●
首の運動 ……………………(任意で)(34〜35ページ)
リラクゼーション …………(47ページ)
＊肺の浄化 ……………………呼気20回を3ラウンド
　　　　　　　　　　　　　　(110〜111ページ)● ▲
リラクゼーション …………(47ページ)● ▲
交互鼻呼吸法 ………………4：16：8を6回(104ページ)● ▲
リラクゼーション …………(47ページ)● ▲
太陽礼拝 ……………………8回(64〜71ページ)● ▲
リラクゼーション …………(47ページ)● ▲
片脚上げ ……………………各5回(42〜45ページ)●
両脚上げ ……………………5回(48〜49ページ)▲
＊イルカのポーズ ……………10回まで(112〜113ページ)● ▲
子供のポーズ ………………30秒(83ページ)● ▲
肩立ちのポーズ ……………1〜2分(50〜53ページのステップ
　　　　　　　　　　　　　　1〜3)● ▲
鋤のポーズ …………………1分(72〜73ページのステップ
　　　　　　　　　　　　　　4〜6)● ▲
リラクゼーション …………(47ページ)● ▲
魚のポーズ …………………1分(74〜75ページ)● ▲

リラクゼーション …………(47ページ)● ▲
前屈 …………………………1〜2分(76〜78ページ)
斜面のポーズ ………………30秒(79ページ)●
リラクゼーション …………(47ページ)●
コブラのポーズ ……………30秒(80〜82ページ)▲
腹ばいのリラクゼーション (81ページ)▲
半バッタのポーズ …………30秒(90ページ)▲
腹ばいのリラクゼーション 1分(81ページ)▲
完全バッタのポーズ ………30秒(91ページ)▲
腹ばいのリラクゼーション 1分(81ページ)▲
弓のポーズ …………………30秒×2回(96〜97ページ)●
腹ばいのリラクゼーション (81ページ)●
子供のポーズ ………………1分(83と96または
　　　　　　　　　　　　　　97ページ)● ▲
背骨半ねじりのポーズ ……各1分(98〜101ページ)●
子供のポーズ ………………30秒(83ページ)●
＊カラス、木またはクジャクのポーズ
　　　　　　………………30秒(114〜117ページ)▲
子供のポーズ ………………30秒(83ページ)▲
立位の前屈 …………………1分(104〜105ページ)●
三角のポーズ ………………各2回(106〜107ページ)▲
最後のリラクゼーション …10〜15分
　　　　　　　　　　　　　　(54〜57ページ)● ▲

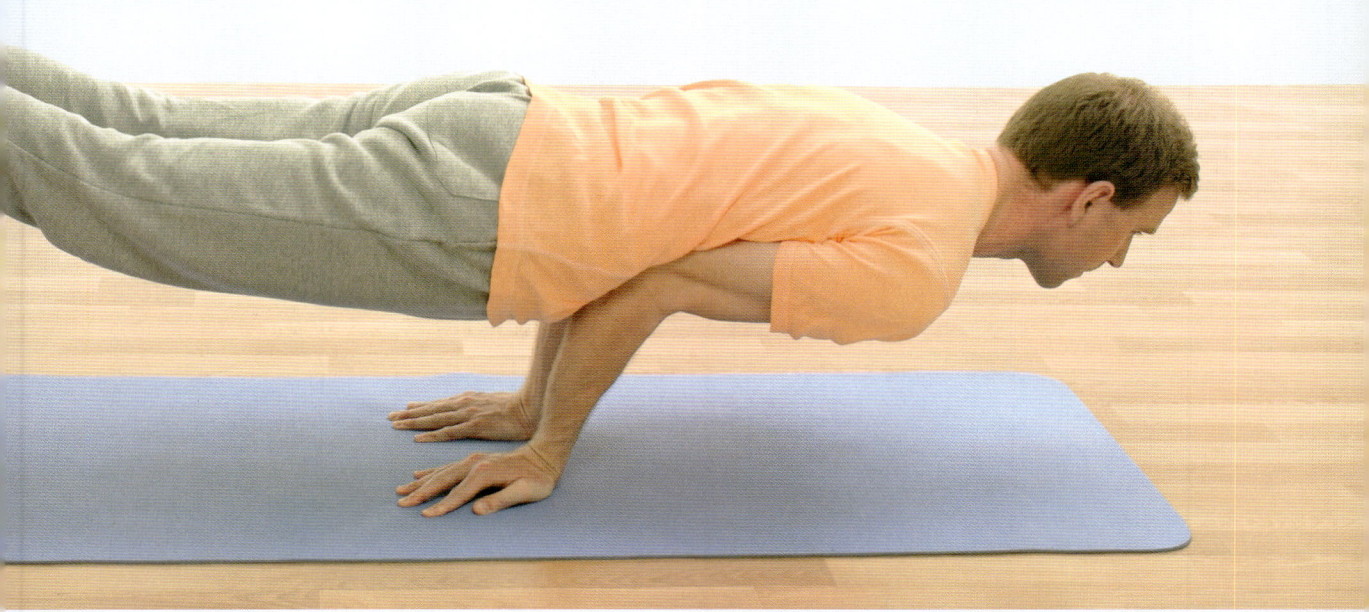

肺の浄化

カパラ・バティ

　カパラ・バティの積極的な呼気は、肺をぎりぎりまで空にして、肺活量を上げるのに役立ちます。規則正しく腹を収縮させることで、腹から心臓への血液の戻りがよくなり、心拍が強くなります。そして腹部の器官すべてが刺激されます。さらに長く息を止めることでプラーナを蓄積することができ、集中力の高まりにつながります。そのうえ、カパラ・バティは禁煙の助けになります。ただし、このエクササイズの刺激効果が睡眠を妨げることがあるので、就寝直前には決してやらないでください。

警告
カパラ・バティを初めてやるとき、やり方が正しくないと目まいや過呼吸が起こるおそれがあるので、息を吸うときも吐くときも、必ず腹だけが動いている（胸や鎖骨ではなく）ようにしてください。少しでも目まいの徴候があったら、すぐにやめて仰向けに横になり、休んでください。

受動的な吸気を身につける

　腹を収縮させると、横隔膜が空気を押し出します。けれども、空気を肺に戻すには必ずしも努力は必要ありません。腹を収縮させたあとにただ弛緩させるだけで、自然に、あるいは受動的に、息を吸い込むことができるのです。以下のエクササイズによってこの吸気に慣れるので、実際の肺の浄化のエクササイズで実行できるようになります。

準備

　あぐらを組んで座り、大きく息を吸い、腹を膨らませます。次にゆっくり息を吐いて、肺がぎりぎり空になるまで腹を収縮させます。その収縮をしばらく保ってから、すばやく完全に腹を弛緩させます。すると、空気が自動的に肺に入り込むのを感じるでしょう。気持ちよく感じられるようになるまで、何度も繰り返します。

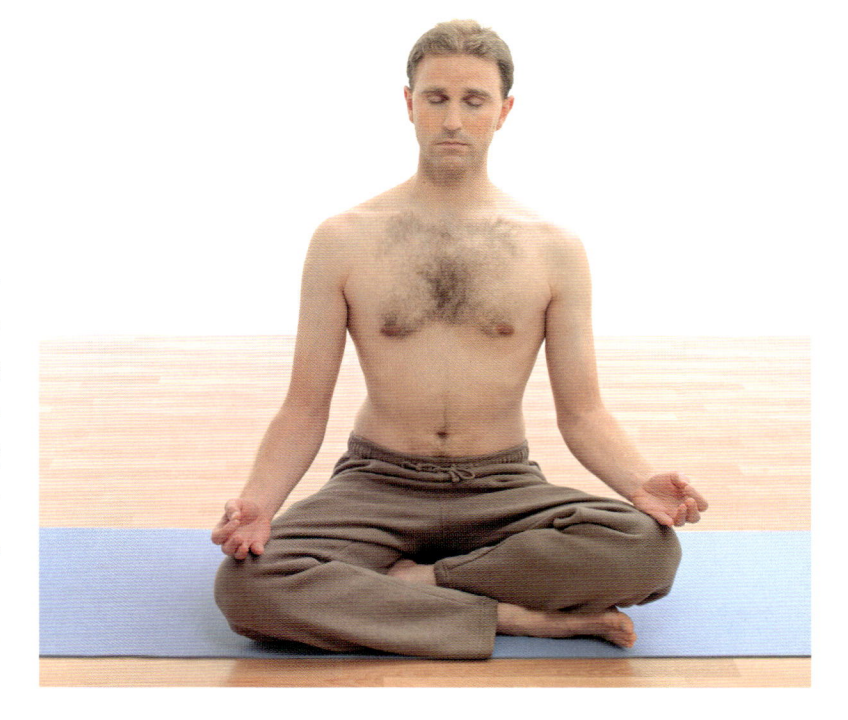

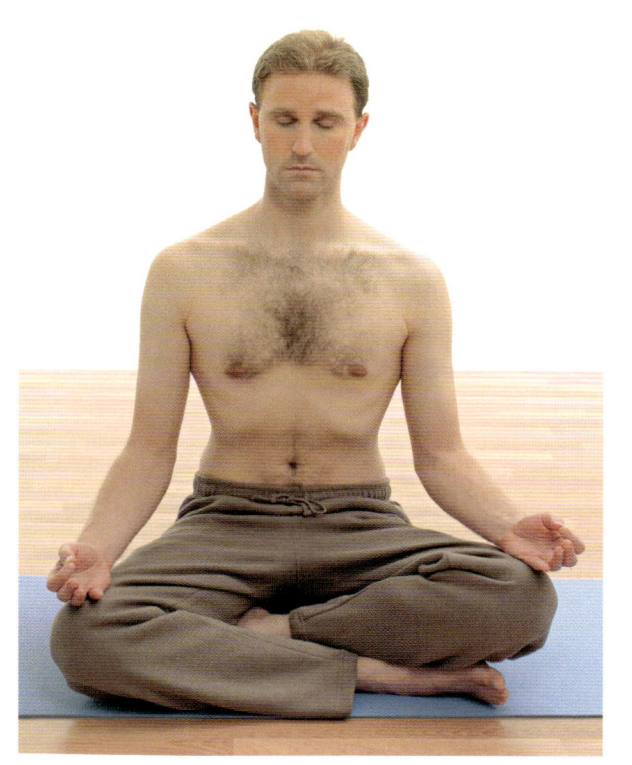

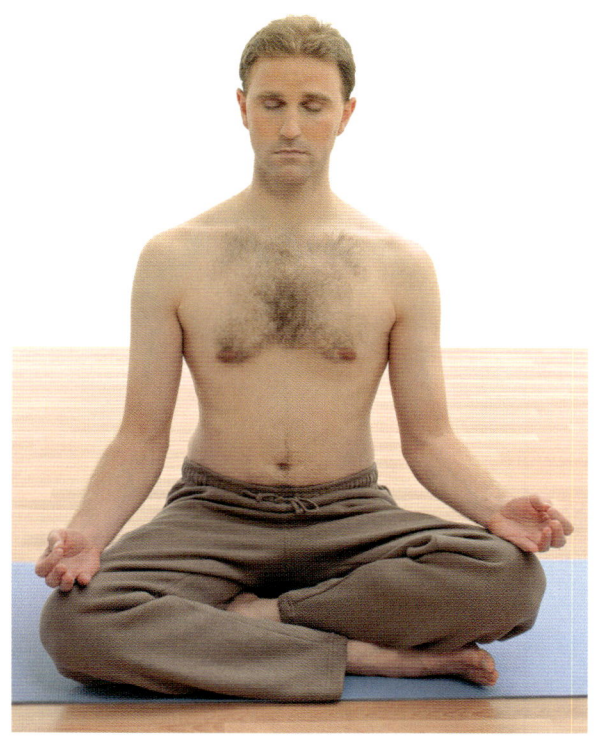

肺の浄化

1 あぐらを組んで座り、両手をチン・ムドラー（86ページ参照）で膝の上に置きます。楽に腹に息を吸い込んだあと、腹の収縮と弛緩を規則正しく20回繰り返して、鼻から20回連続で息を吐いたり吸ったりします。息を吐くときは力強く、できるだけ短くエネルギッシュに、吸うときは自然に1秒くらいかけてください。腹を収縮させると実際に空気が押し出されていること、そして音を立てず自然に息が入ることを確認します。

2 最後に力強く息を吐いてから、2回ゆっくり完全ヨーガ式呼吸（60〜63ページ参照）を行い、そのあと楽に息を吸います。次に目を閉じて、能力に応じて20〜60秒間息を止めます。ゆっくり息を吐きます。もう2ラウンド行います。

最後に仰向けになり、リラクゼーションのポーズ（47ページ参照）で1、2分休みます。

イルカのポーズ

　これは「アーサナの王」と呼ばれる頭立ちのポーズ（126〜127ページ参照）の準備のためだけに行う動作です。イルカのポーズそのものはアーサナではなく、頭立ちのポーズで体重を支えることができるように、腕の力をつけるための運動なのです。頭立ちで頸部脊椎骨に力がかかるのを防ぎ、安全にバランスが取れるようにするには、腕と手でしっかりした三角形の土台をつくらなくてはなりません。

1 マットの上にひざまずき、両肘を反対の手でつかんで、腕を床の上に置きます。体重を両腕と両脚に均等に分けてかけるようにします。

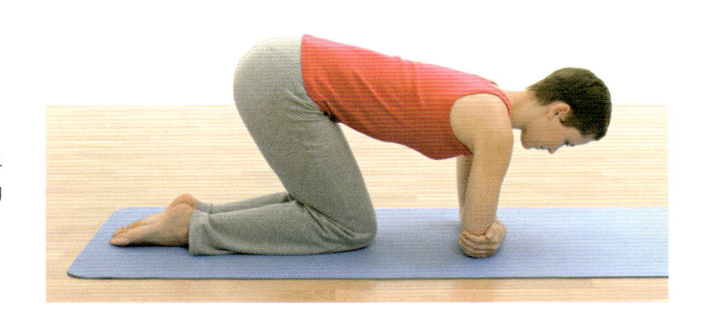

2 肘を動かさずに両手を前に進め、指をしっかり絡ませて、両腕で床の上に正三角形をつくります——これが安定した土台になります。

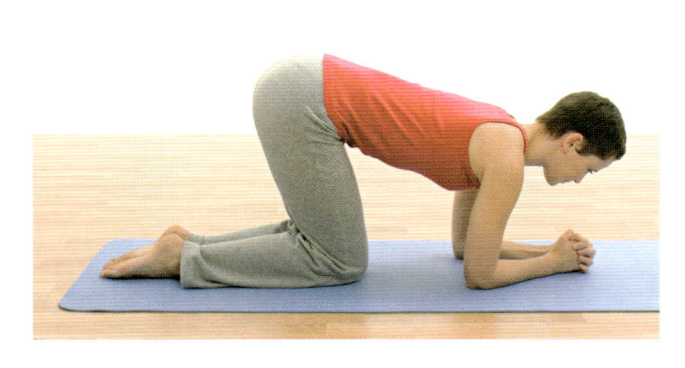

3 息を吸いながらつま先を立て、脚をまっすぐに伸ばして腰を持ち上げます。ゆっくり呼吸をして、三角形の土台に体重がかかるのを感じます。尻を高く上げておくことが大切です。

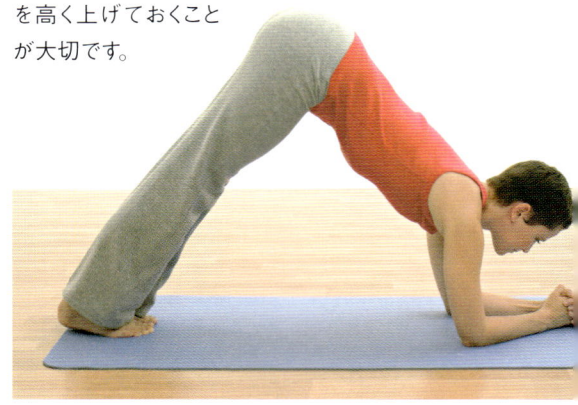

三角形を確かめる

ステップ3から膝をマットに下ろし、両腕でつくった「三角形の土台」はそのままにしておきます。次に両手を開き、肘を動かさずに左右の手を反対側の腕に当てて、肘の間の距離を確認します。エクササイズ中に離れてしまっていたら、次にやるときは三角形を動かさないようにすることに、もっと注意を向けましょう。

4 息を吐きながら、下腕を今の位置から動かさずに、腕と頭と肩を床のほうに下ろしていきます。できれば、尻を上げた状態のまま、額を手の向こうのマットにつけます。この動作がきつすぎる人は、腕の力の範囲内でできるだけ前に動きます。深く息を吸いながら、体をステップ3の姿勢に押し戻します。これで腕の力が強くなり、頭立ちのポーズの間、体重の大部分を支えることができるようになります。ステップ3と4を10回繰り返します。

約1分間、子供のポーズ（83ページ参照）でリラックスします。

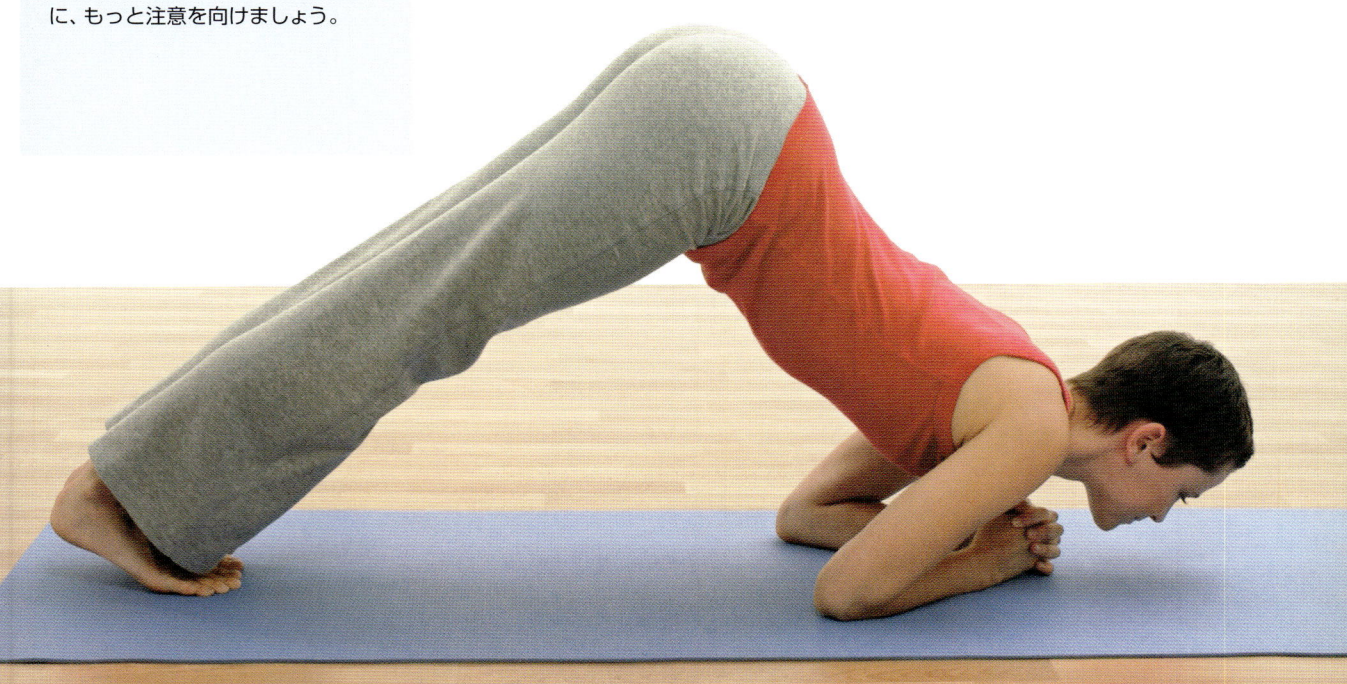

カラスのポーズ ▲

カカーサナ

　これまでのアーサナでは、おもに背骨の強さと柔軟性に重点が置かれていました。けれどもカラスのポーズは、木のポーズやクジャクのポーズとともに、バランスをとるポーズです。初めのうちカラスのポーズは難しく思えるかもしれませんが、これまでの呼吸法やポーズはすべて、実はバランスをとるための準備であることを心に留めておいてください。統御された呼吸によってエネルギーをバランスポイントに集中させることができ、アーサナによって体が筋肉の収縮と弛緩を細かく調整できるように訓練されています。

　カラスのポーズはバランス感覚を高めるだけでなく、手首と腕の力を大幅に強めます。初めのうち難しければ、別のバランスのポーズである木のポーズを試しましょう。木のポーズとカラスのポーズ両方とも楽にできるようになったら、もっと高度なクジャクのポーズに進むことができます。とはいっても、1回のヨーガ・セッションに1つのバランスのポーズで十分だということを忘れないでください。

1 足を少し開いて膝を曲げてしゃがみ、両手を自分の前のマットの上につきます。

2 手を床に平らについて指を広げたまま、上腕を膝の下で少し外に曲げます。前腕を開いて約90度に曲げ、肘のすぐ上に小さな台をつくって、その上に膝をのせます。

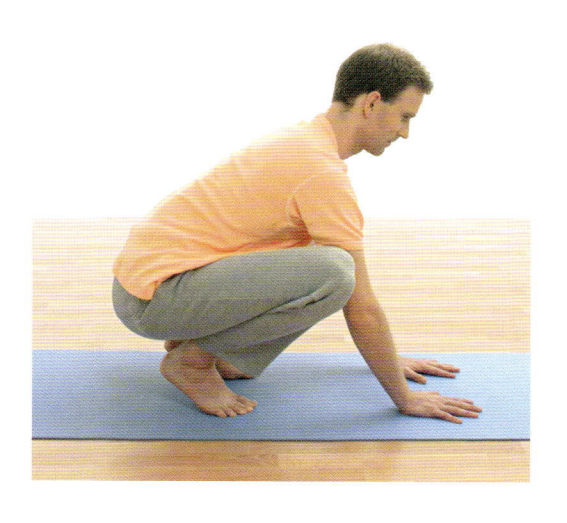

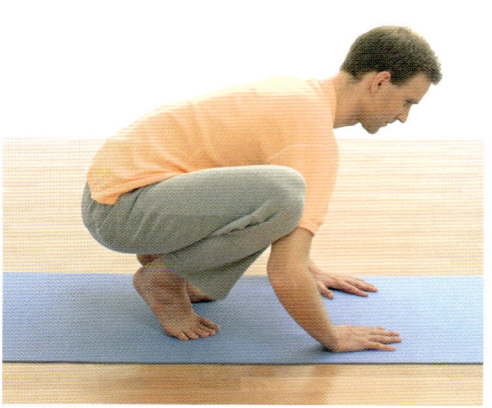

3 つま先を立て、少し視線を上げて、ゆっくり体を前に倒し、体重を手と腕に移していきます。

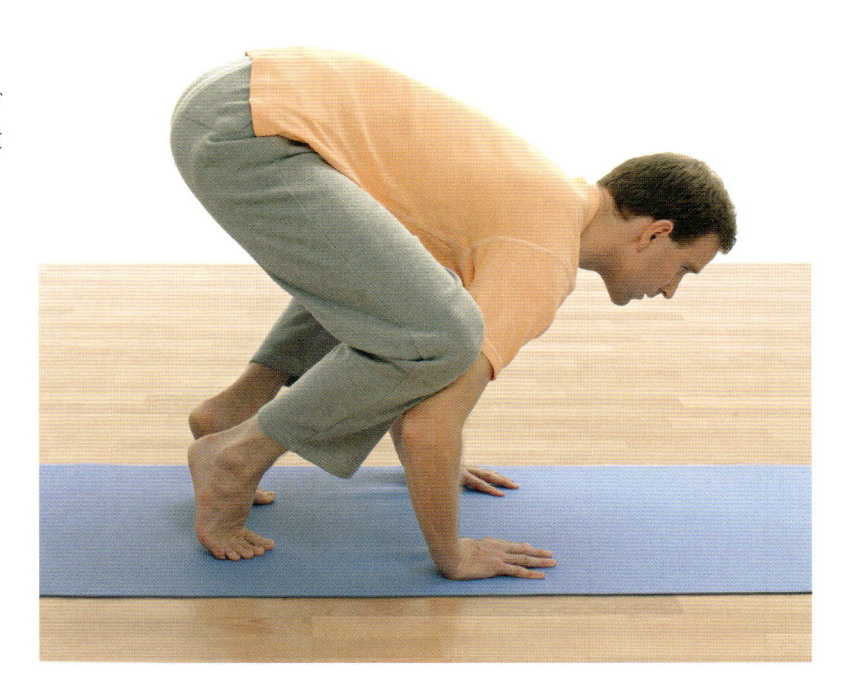

4 深く息を吸いながら、楽にできるようであれば、足が床を離れるまで体を前に傾け続けて、両手だけでバランスをとります。ゆっくり規則正しく呼吸し、目の前の壁または視野の限界の1点に注意を集中して、バランスをとります。

足を元に戻し、子供のポーズ（83ページ参照）で休息し、リラックスします。

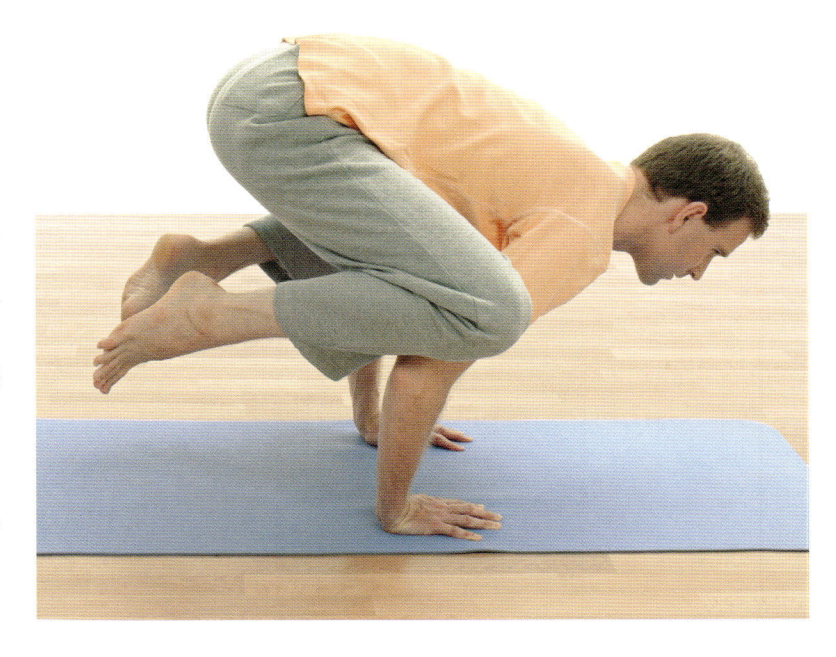

初心者向けのバランス――木のポーズ

数あるバランスのポーズの中で、これがいちばん簡単です。このポーズを練習することで、カラスのポーズができるようになるための集中力と筋力を鍛えることができます。

1 足をそろえ、背骨をまっすぐにして立ちます。右脚を横に曲げて足首をとらえ、左腰が突き出ないように注意しながら、右足を引き上げて左腿にあてます。バランスを保つために規則的に呼吸します。

2 次に手と腕を上げ、胸の前で手のひらをやさしく押し合わせて合掌します。目の前の壁または視野の限界の1点に注意を集中して、バランスをとります。

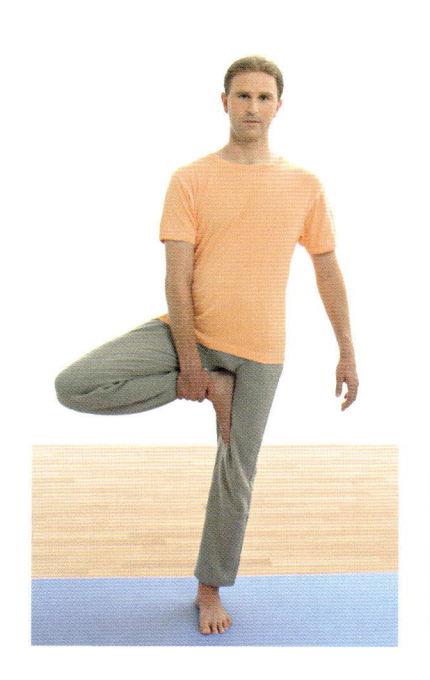

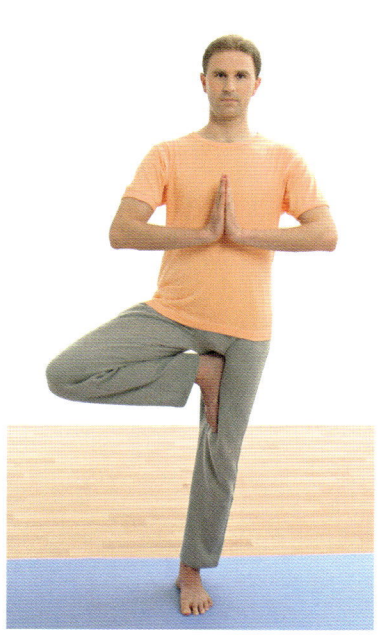

3 腕を頭の上に伸ばします。両手を合わせたまま、両腕をまっすぐにして耳につけます。ゆっくり規則的に呼吸し、ポーズを約30秒間保ちます。立位に戻り、一連の動作を反対の脚で繰り返します。

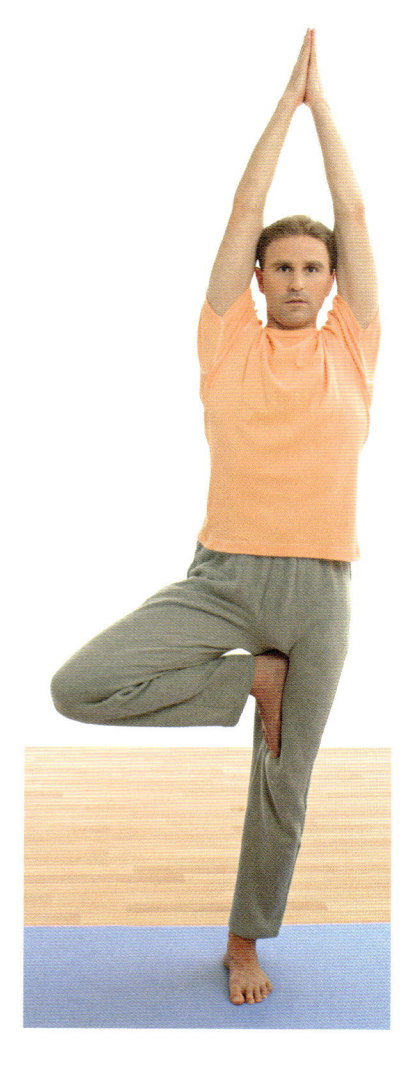

上級者向けのバランス──クジャクのポーズ

　クジャクのポーズは手首と腕を強くするだけでなく、腹部に圧力をかけることで消化器官を強く刺激します。一定期間カラスのポーズを練習して自信がついたら、クジャクのポーズに進みましょう。

1 マットの上にひざまずき、膝を開いて正座します。腕を曲げ、両肘をできるだけ寄せて上腹部に当てて、前腕を前に出して手のひらを上に向けます。

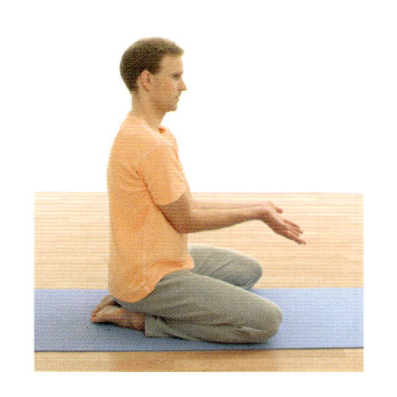

2 肘を体に当てたまま、前屈して手と額をマットの上につきます。

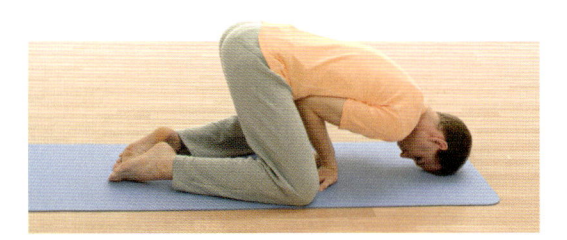

3 片方ずつ両脚を伸ばし、体重を両手に移していきます。

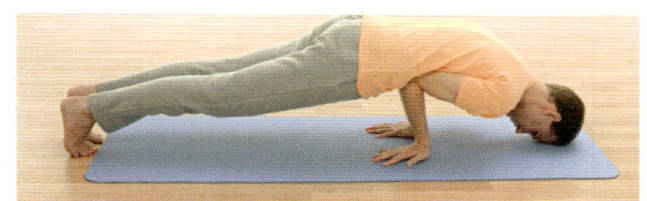

4 深く息を吸って頭を上げ、体を強く引き締めます(硬直させるくらいに)。足が床から離れるまで体を前に進め、バランスのポーズをとります。

息を吐いて足を床の上に戻し、子供のポーズ(83ページ参照)でリラックスします。

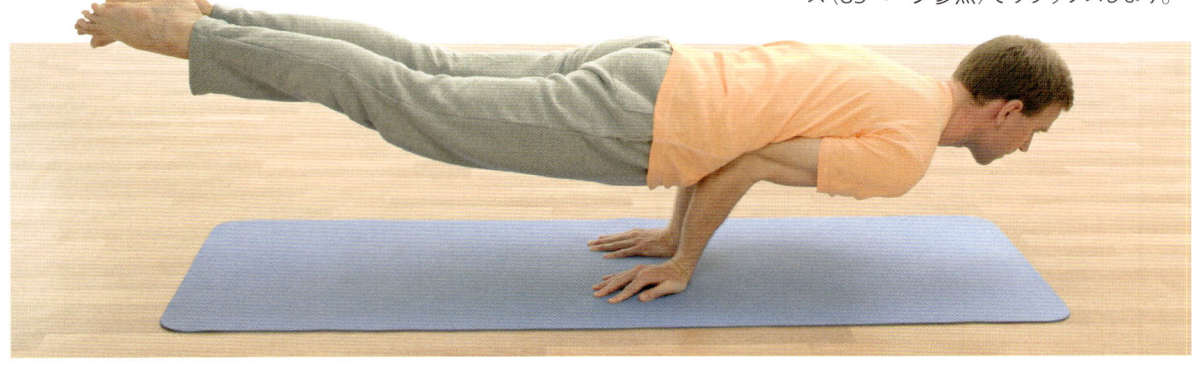

クラス 7

　このクラスで新しく導入するエクササイズは1つだけ——半頭立ちのポーズです。これは12の基本ポーズの最後である完全頭立ちのポーズをクラス8で覚えるための下準備です。ヨーガでは頭立ちのポーズが「アーサナの王」とされています。脳の力、記憶力、そして集中力にめざましいプラス効果をもたらすからです。逆転のバランスを身につけることで自信がぐんと高まりますが、練習には十分に注意して、必ず事前にテクニックと禁忌についての情報をすべて頭に入れてください。

　これまでのクラスと同様、このアーサナのセッションもヨーガの基本5原則をカバーしています。アーサナが背骨とすべての関節の動きを促し(「正しい運動」)、呼吸法が生命エネルギーを循環させ(「正しい呼吸」)、リラクゼーション法が緊張を解き放ち(「正しいリラクゼーション」)、血行の増進によって体の全細胞に栄養が行き渡ると同時にその老廃物が取りのぞかれ(「正しい食事」)、エクササイズとリラクゼーションを交互に行うパターンがポジティブ思考を促し、これらの局面をすべて組み込むのに必要な精神集中によって瞑想状態が生まれます(「ポジティブ思考と瞑想」)。

所要時間
クラスをすべて読むのに10分。
初めての練習で75〜90分。
2回目以降で60〜75分。

時間がない人は2つのセッションに分けてやってください(50〜60分)。
セッションA　●
セッションB　▲

エクササイズ・プラン

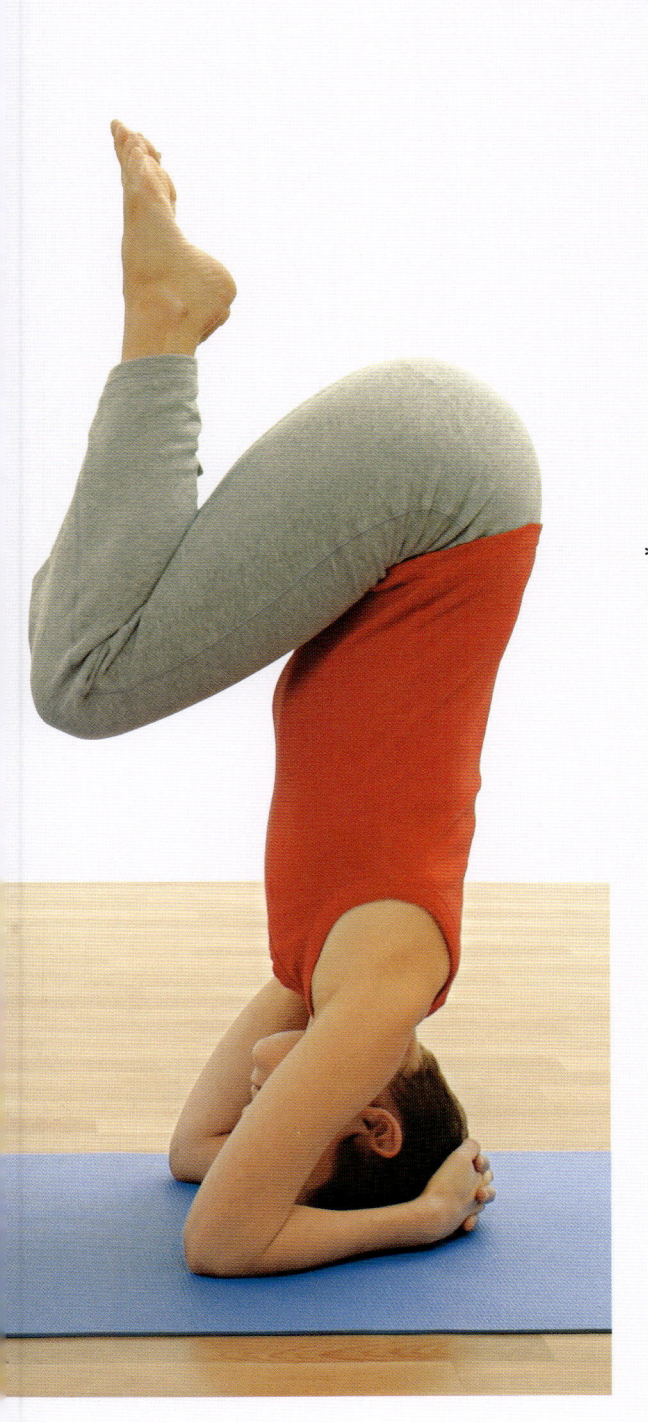

＊は新しいエクササイズ

最初のリラクゼーション …2分(28〜29ページ)● ▲
アウン詠唱 …………………3回(30ページ)● ▲
目の運動 ……………………(任意で)(31〜33ページ)
リラクゼーション …………(任意で)(47ページ)
首の運動 ……………………(任意で)(34〜35ページ)
リラクゼーション …………(任意で)(47ページ)
肺の浄化……呼気30回を3ラウンド(110〜111ページ)●
交互鼻呼吸法3 …………4:16:8を6回(104ページ)▲
リラクゼーション …………(47ページ)▲
太陽礼拝 ……………………10回(64〜71ページ)● ▲
リラクゼーション …………(47ページ)● ▲
片脚上げ ……………………各5回(42〜45ページ)●
両脚上げ ……………………5回(48〜49ページ)▲
リラクゼーション …………(47ページ)●
イルカのポーズ ……………10回まで(112〜113ページ)● ▲
子供のポーズ ………………30秒(83ページ)● ▲
＊半頭立ちのポーズ …………1分まで(120〜123ページ)● ▲
子供のポーズ ………………(83ページ)● ▲
リラクゼーション …………(47ページ)● ▲
肩立ちのポーズ………1〜2分(50〜53ページのステップ1〜3)● ▲
鋤のポーズ …………………1分(72〜73ページのステップ4〜6)▲
リラクゼーション …………(47ページ)● ▲
魚のポーズ …………………1分(74〜75ページ)● ▲
リラクゼーション …………(47ページ)● ▲
前屈……………………………1〜2分(76〜78ページ)●
斜面のポーズ ………………30秒(79ページ)
リラクゼーション …………(47ページ)●
コブラのポーズ ……………30秒(80〜82ページ)▲
腹ばいのリラクゼーション 1分(80、81または82ページ)▲
半バッタのポーズ …………30秒(90ページ)▲
腹ばいのリラクゼーション 30秒(81ページ)▲
完全バッタのポーズ ………30秒(91ページ)▲
腹ばいのリラクゼーション 30秒(81ページ)▲
弓のポーズ …………………30秒×2回(96〜97ページ)●
腹ばいのリラクゼーション 1分(81ページ)●
子供のポーズ ………………1分(83ページ)●
背骨半ねじりのポーズ ……左右各1分(98〜101ページ)●
子供のポーズ ………………30秒(83ページ)●
カラス、木またはクジャクのポーズ…30秒(114〜117ページ)▲
子供のポーズ ………………30秒(83ページ)▲
立位の前屈 …………………1分(104〜105ページ)●
三角のポーズ ………………左右各30秒(106〜107ページ)▲
最後のリラクゼーション …10〜15分(54〜57ページ)● ▲

半頭立ちのポーズ

シールシャーサナの準備

　頭立ちは脳の力と健康な心臓を鍛え、その美しさは年齢にかかわらず誰にでも実現できます。驚く人も多いのですが、頭立ちには特別な力も柔軟性も必要ありません。一定の基本をおさえて、与えられる段階的なガイドラインに従えばよいだけなのです。いったん身についたら、頭で立つのも足で立つのと同じくらい自然に感じられます。

　直立姿勢のときには腰部の大きな脊椎骨にかかっている体重を、頭部の小さな脊椎骨がどうやって支えるのだろうかと思うかもしれません。答えは、支えなくてもよい、です。頭立ちのポーズのとき、実際には体重の半分以上を両腕にかけるべきなのです。残りの体重は、首が背骨ときちんと一直線になっているのであれば、頭にかけてかまいません。右のエクササイズを行うとき、誤ってひっくり返ってしまう場合に備えて、背後のマットの上に毛布といくつか枕を置くのがよいかもしれません。

警告
高血圧、緑内障、網膜はく離、頭部に影響する感染症（耳感染症から頭の風邪まで）、首のけがを患っている人、あるいは生理中または妊娠中の人は、頭立ちのポーズをやってはいけません。この禁忌について疑いがある人は、頭立ちのポーズを試す前に必ず医師に相談してください。姿勢に問題がある人は、頭立ちのポーズを短時間しか保てないかもしれません。首のあたりに少しでも不快感を覚えたら必ず、すぐにポーズを解いてください。

1 マットの上にひざまずき、上体を前に倒して、両手で反対の肘のあたりをつかみ、腕を床の上に押しつけます。肘と肘の間の距離が、だいたい肩幅になるようにします。

2 肘の位置を動かさないようにして、両手を前に進めて指を絡ませます。これで肘と手による安定した三角形の土台ができて、3つの頂点すべてに均等に重みがかかります。この「三脚」にできるだけ体重をかけておけるように、心の中で「腕は脚だ」と言いましょう。

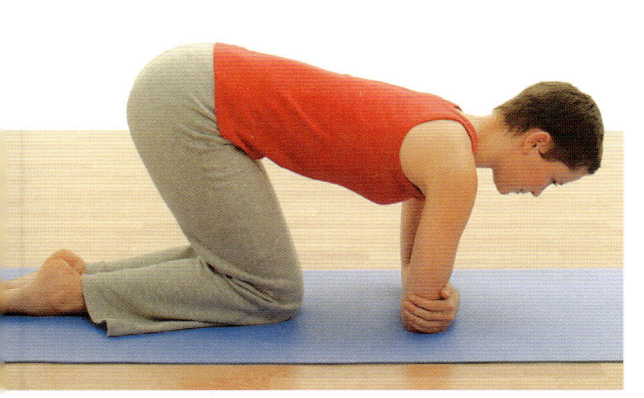

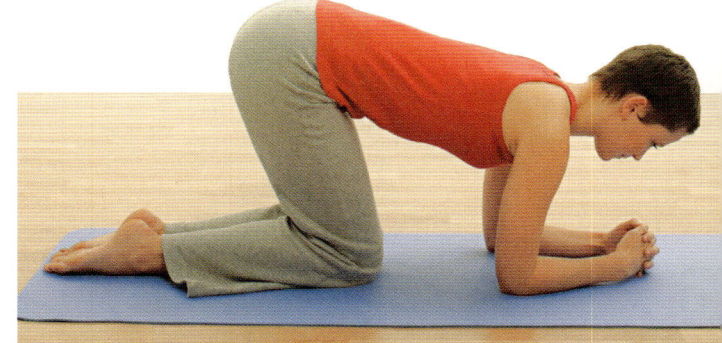

3 頭頂部をマットにつけ、両手で頭の後ろをしっかり支えます。

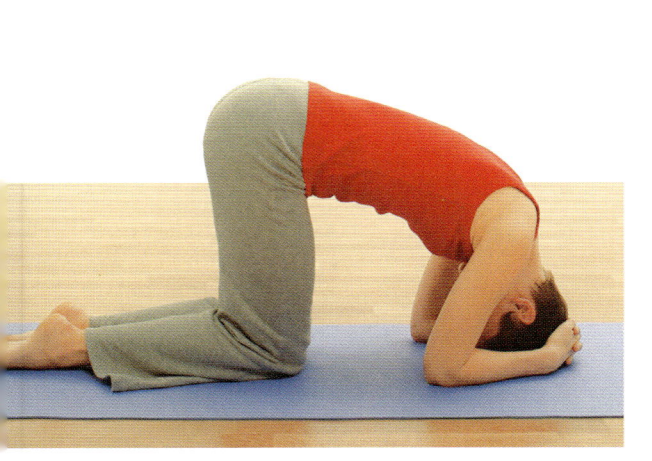

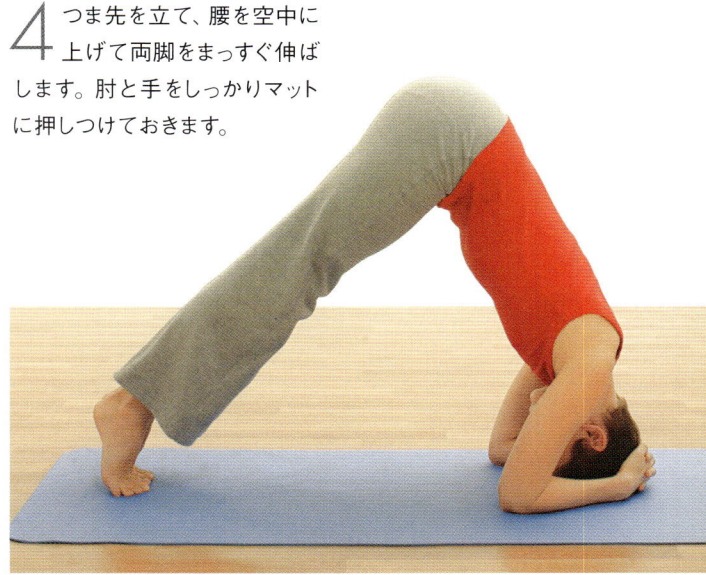

4 つま先を立て、腰を空中に上げて両脚をまっすぐ伸ばします。肘と手をしっかりマットに押しつけておきます。

5 脚をまっすぐに伸ばしたまま、足を頭のほうに進めて、背中をできるだけ垂直にします。体重は引き続き両腕でつくった支えの三脚にかけます。次に、両膝を床に下ろして子供のポーズで2、3呼吸リラックスする(83ページ参照)か、またはステップ6に進みます。ただし、ステップ1から5までを完全に気持ちよくできるようになるまでは、ステップ6に進んではいけません。忘れないでください、どれだけ時間がかかるかは問題ではないのです。急ぐ必要はありません。

6 進んでもよいと思ったら、両脚を曲げてゆっくり足を床から持ち上げます。「ジャンプ」したり「キック」したりしようとしないこと、そして両脚を伸ばそうとしないこと。そうするとバランスを崩しやすく、仰向けにひっくり返ってしまいます。そうではなく、ゆっくり骨盤を傾けていって、下背のバランスがとれるポイントを見つけます。この姿勢では、曲げた脚の重みが腰と尻の重みと釣り合っています。前腕と手でできるだけしっかりと支え続け、規則的に呼吸して、この姿勢を1分まで保ちます。次にごくゆっくりと、上げたのと反対の順序で下ろしていきます──まず足を床に下ろし、その足を体から離していって、ゆっくり膝を床に下ろします。

しばらく子供のポーズ(83ページ参照)をとってから、仰向けで休んでリラックスします(47ページ参照)。

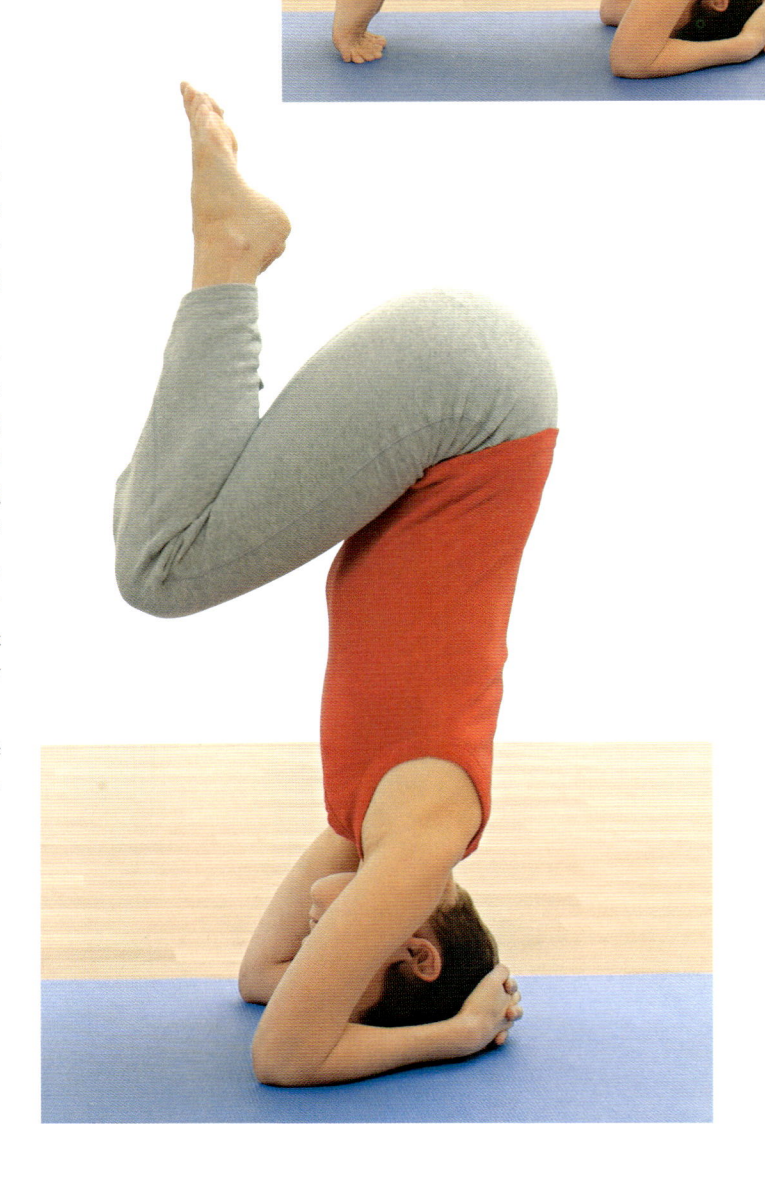

進歩を評価する

ステップ6で足と背中を半頭立ちのポーズに上げられない場合、いちばんありそうな原因は、膝腱と下背の筋肉が硬いため、ステップ5で十分に足を頭の近くまで進められないことです。前屈（76～78ページ参照）での柔軟性を見ることで、どれだけ楽に半頭立ちになれるかどうかを評価することができます。

前屈があまりよくできない場合（下の写真参照）、ステップ5で足を頭の近くまで進められないため（右の写真参照）、足をゆっくりコントロールしながら上げてポーズをとることができないと思われます。その場合、頭立ちのポーズのステップ6を安全にできるように手助けできるベテランの先生がいなければ、このエクササイズをしてはいけません。

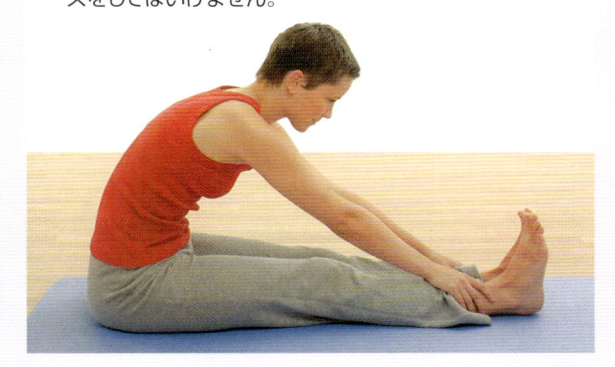

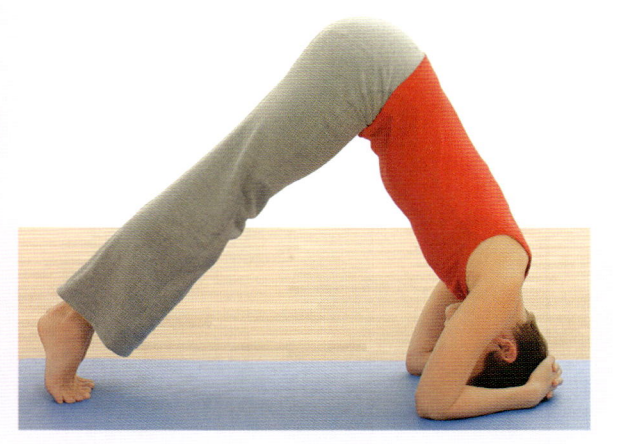

一方、練習を重ねて前屈がよくできるようになれば（下の写真参照）、下背と膝腱の柔軟性が高まるので、ステップ5で背骨を垂直にして、足を頭に近づけることができます（右の写真参照）。そうすれば、片脚ずつ上げて半頭立ちのポーズをとることができます。

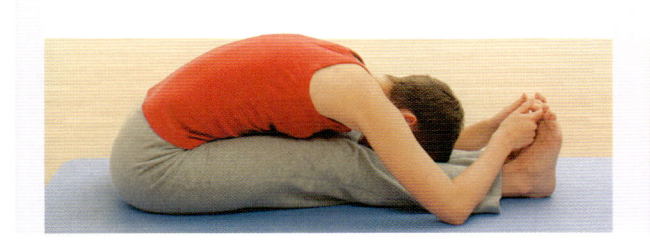

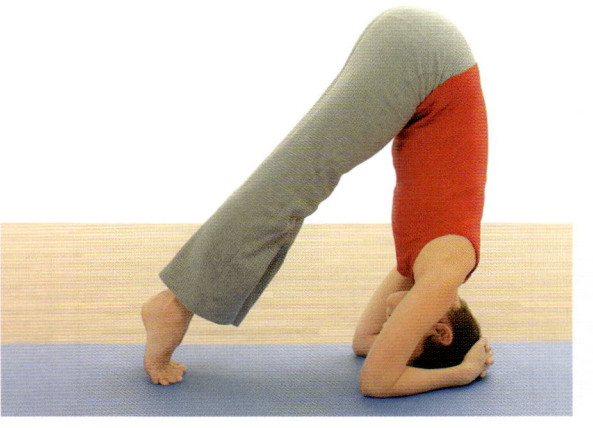

クラス 8

　おめでとうございます！　完全なヨーガ・プログラムを実践するところまできました。12の基本アーサナで構成され、逆ポーズやウォーミングアップ、そして呼吸法と深いリラクゼーションも含まれるこのセッションは、数ある古典的ヨーガ・エクササイズをもとに、ヒマラヤの偉大なヨーガ・マスターによってつくり上げられたものです。スワミ・ヴィシュヌ＝デーヴァナンダ師がこのプログラムを西洋に初めて紹介したのは1957年のことでしたが、それ以来、数世代にわたる世界中のヨーガの生徒たちが、自分の生活の一部に取り込んでいます。

　エクササイズを決められた順序でつなげたこのセッションを行うことの複合的なメリットは、エクササイズ一つひとつの効果をはるかに上回ります。呼吸法（プラーナーヤーマ）は体の全細胞に酸素を送り込み、穏やかに血行を高めます。太陽礼拝は体のほぼすべての筋肉を伸ばし、準備を整えます。完全な頭立ちのポーズを含めた12の基本アーサナは、体系的に筋肉の長さと強さを向上させ、関節の動きを促し、背骨をあらゆる方向に動かします。アーサナは体のさまざまな部位に圧力を加えて内臓をマッサージし、エネルギー・チャネルのナーディとエネルギー・センターのチャクラにあるプラーナ（エネルギー）を放出します。そして最後のリラクゼーションは体のあらゆる系と心を完全に休ませると同時に、私たちを内面の魂が持つ霊的な強さと結びつけます。

所要時間
クラスをすべて読むのに10分。
初めての練習で75〜90分。
2回目以降で60〜75分。

時間がない人は2つのセッションに
分けてやってください（50〜60分）。
セッションA　●
セッションB　▲

　まだ完全な頭立ちのポーズを行う準備ができていないと感じても、心配することはありません。その日が来るまで、半頭立ちのポーズ（120〜123ページ参照）を続けるだけでかまいません。体の反応は日によって違いますから、つねにどのポーズも、その日の自分が心地よいと感じるレベルで行ってください。つまり、必要なら前のクラスの簡単なやり方に戻ってもかまわないのです。数日間セッションをしなかった場合や、散発的にしかヨーガをしていない場合、またはもっと穏やかなペースでならクラス8をフルにできる場合は、とくにそうしたほうがよいでしょう。ただし長期間のブランクがあった場合は、もう一度クラス1から始めて、1クラスずつ段階的に落ち着いて続けるのが望ましいやり方です。

エクササイズ・プラン

＊は新しいエクササイズ

最初のリラクゼーション ……… 2分(28〜29ページ)● ▲
アウン詠唱 ………………… 3回(30ページ)● ▲
目の運動 …………………… (任意で)(31〜33ページ)
リラクゼーション …………… (任意で)(47ページ)
首の運動 …………………… (任意で)(34〜35ページ)
リラクゼーション …………… (任意で)(47ページ)
肺の浄化 …………………… 呼気40回を3ラウンド(110〜111ページ)●
リラクゼーション …………… (47ページ)
交互鼻呼吸法 ……………… 4：16：8を6回(104ページ)▲
リラクゼーション …………… (47ページ)▲
太陽礼拝 …………………… 10回(64〜71ページ)● ▲
リラクゼーション …………… (47ページ)● ▲
片脚上げ …………………… 各5回(42〜45ページ)
両脚上げ …………………… 5回(48〜49ページ)
リラクゼーション …………… (47ページ)▲
イルカのポーズ …………… 5〜10回(112〜113ページ)●
子供のポーズ ……………… 30秒(83ページ)●
半頭立ちのポーズ ………… 1分まで(120〜123ページ)● ▲
＊ 頭立ちのポーズ …………… 30〜60秒×2回(126〜127ページ)● ▲
子供のポーズ ……………… 30秒(83ページ)● ▲
リラクゼーション …………… (47ページ)● ▲
肩立ちのポーズ …………… 1〜2分(50〜53ページのステップ1〜3)● ▲
鋤のポーズ ………………… 1分(72〜73ページのステップ4〜6)▲
リラクゼーション …………… (47ページ)● ▲
魚のポーズ ………………… 1分(74〜75ページ)● ▲
リラクゼーション …………… (47ページ)● ▲
前屈 ………………………… 1〜2分(76〜78ページ)●
斜面のポーズ ……………… 30秒(79ページ)●
リラクゼーション …………… (47ページ)●
コブラのポーズ …………… 30秒(80〜82ページ)▲
腹ばいのリラクゼーション … 1分(81ページ)▲
半バッタのポーズ ………… 30秒(90ページ)▲
腹ばいのリラクゼーション … 30秒(81ページ)▲
完全バッタのポーズ ……… 30秒(91ページ)▲
腹ばいのリラクゼーション … 30秒(81ページ)▲
弓のポーズ ………………… 30秒×2回(96〜97ページ)●
腹ばいのリラクゼーション … 1分(81ページ)●
子供のポーズ ……………… 1分(83ページ)●
背骨半ねじりのポーズ …… 左右各1分(98〜101ページ)●
子供のポーズ ……………… 30秒(83ページ)●
カラス、木またはクジャクのポーズ　30秒(114〜117ページ)●
子供のポーズ ……………… 30秒(83ページ)▲
立位の前屈 ………………… 1分(104〜105ページ)●
三角のポーズ ……………… 左右各30秒(106〜107ページ)▲
最後のリラクゼーション …… 10〜15分(54〜57ページ)● ▲

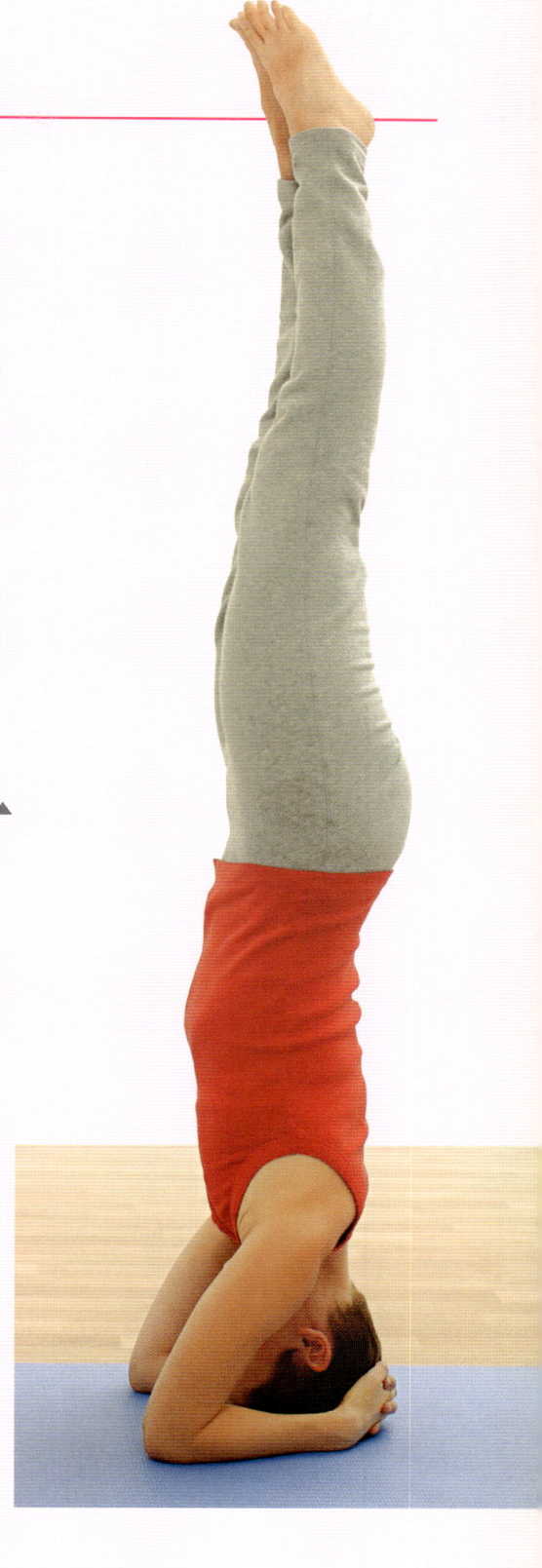

頭立ちのポーズ

シールシャーサナ

　毎日毎日、私たちの体は脳のおかげで、随意と不随意のあらゆる機能を果たすことができるのです。頭立ちのポーズは、働きすぎで十分に報われていないかわいそうな脳に、何かお返しをする絶好の機会になります。この逆転のポーズをとっている間、体は酸素を含んだ血液をたっぷり脳に送り込み、記憶力と集中力をおおいに高めます。そのため、頭立ちのポーズは「アーサナの王」とされています。心臓に戻る静脈血が増えるため、心拍も強くなり、下背にかかるプレッシャーも解き放たれます。

　半頭立ちのポーズ（122ページのステップ6）で安全に体のバランスをとることができるようになったら、以下に示す完全な頭立ちのポーズを試すことができます。ただし、完全な頭立ちのポーズは資格のある有能な先生の助けを借りて覚える人が多いのも事実です。

1　122ページの半頭立ちのポーズで腰をしっかり安定させたまま、上を向くまで膝をゆっくり上げていきます。体が前にも後ろにも崩れ落ちないよう、下背のバランスに集中します。できるだけ体重は腕と手の三脚にかけてください。規則正しく呼吸し、膝は曲げたままにして、背中が反らないように気をつけます。

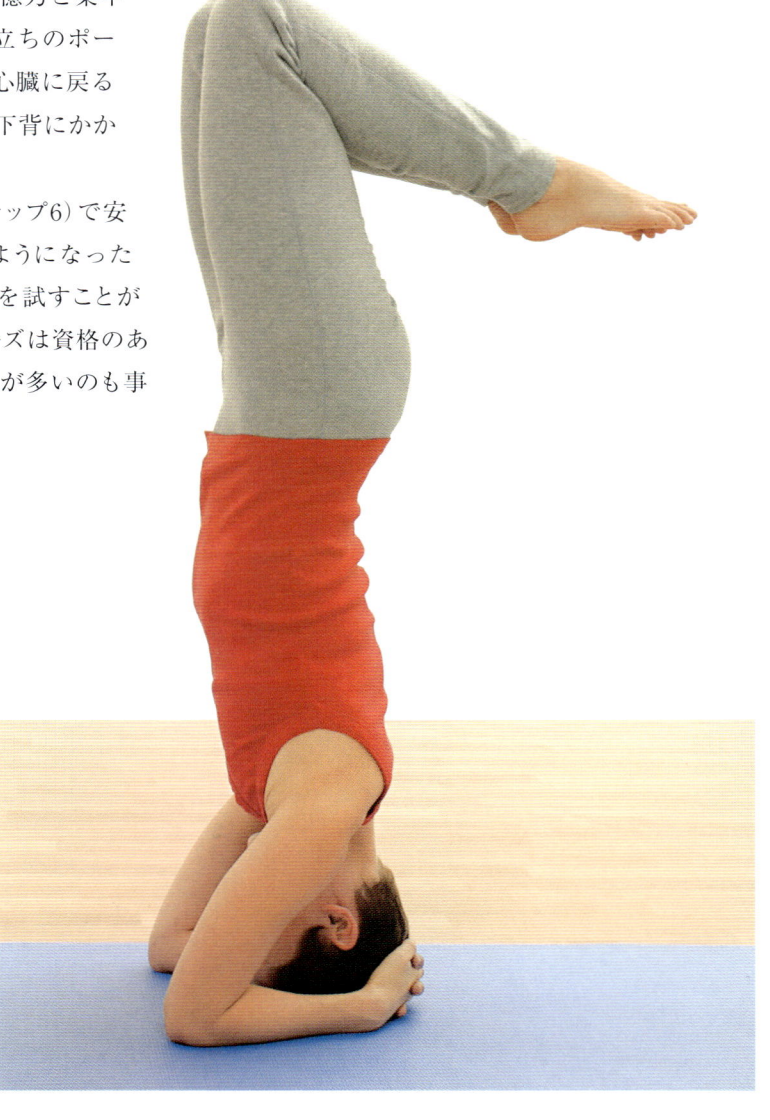

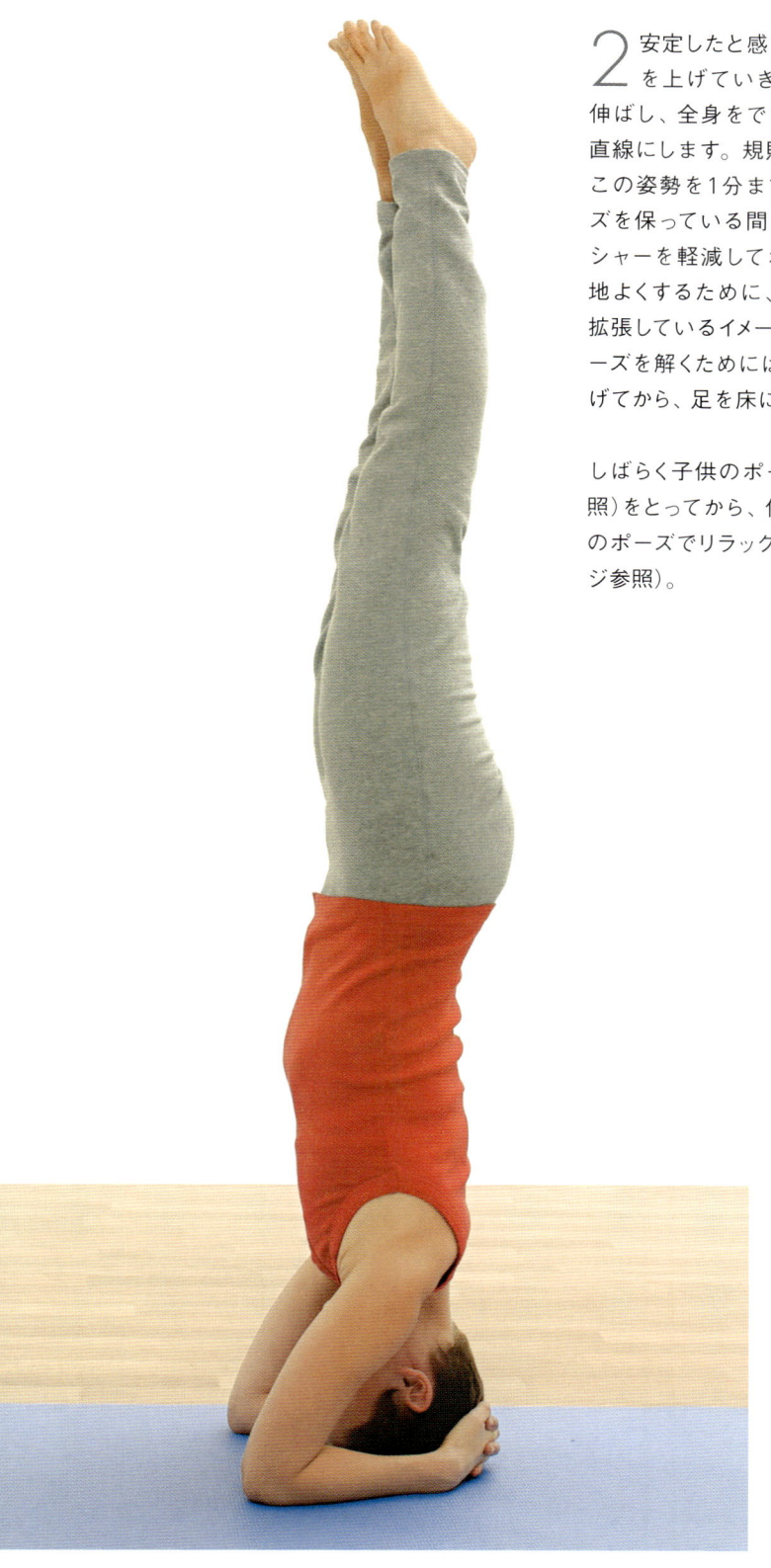

2 安定したと感じたら、ゆっくり足を上げていき、両脚をまっすぐ伸ばし、全身をできるだけ垂直な一直線にします。規則正しく呼吸して、この姿勢を1分まで保ちます。ポーズを保っている間、頭の中のプレッシャーを軽減してポーズをもっと心地よくするために、頭の中の動脈が拡張しているイメージを描きます。ポーズを解くためには、ゆっくり膝を曲げてから、足を床に下ろします。

しばらく子供のポーズ（83ページ参照）をとってから、仰向けになって屍のポーズでリラックスします（47ページ参照）。

なぜ壁を使って頭立ちのポーズをしてはいけないか
壁を使って頭立ちのポーズを練習しないのには、しごくもっともな理由がたくさんあります。

- 足を壁につけると、注意が手と腕から足と脚に移ってしまいます。そうなると頭にかかる重みが増えて、首に害を与えるおそれがあります。

- 足を壁まで持っていくと、下背が過度に反ることになり、正しい姿勢がとれません。

- ひっくり返った場合、首がねじれやすく、体がその上に崩れ落ちてしまいます。

- 壁を使って練習するとそれが習慣になり、一定の期間が過ぎると、壁なしで練習するのが怖くなるかもしれません。

第2章

栄養

「ヨーガ行者は栄養に関する知識と
内面の体験を利用して、
どんな食べ物が最小の摂取量で
最大のプラス効果を心身に与え、
しかも環境へのマイナス影響も、
ほかの生物に与える痛みも最小なのかを考えます」
スワミ・ヴィシュヌ＝デーヴァナンダ

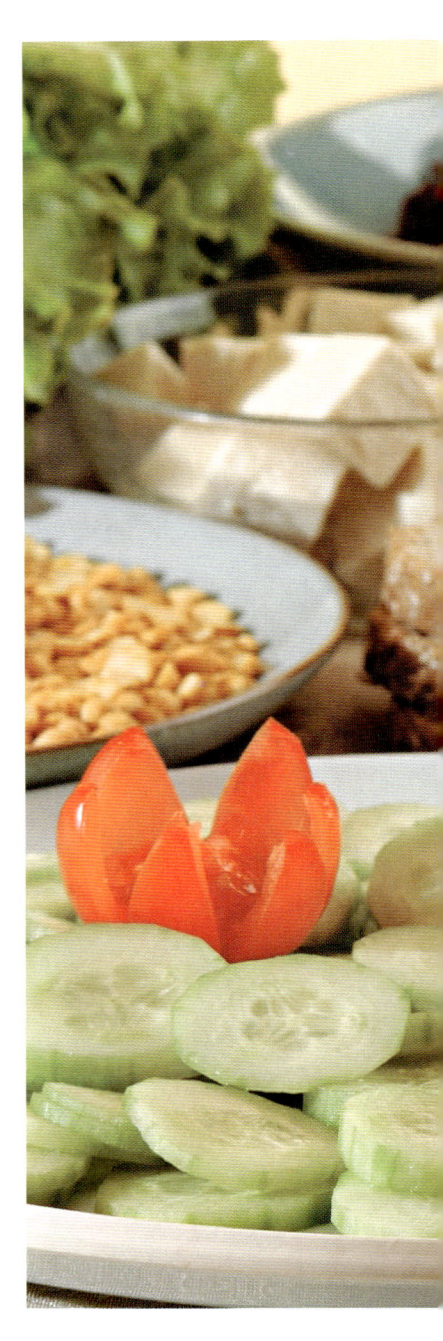

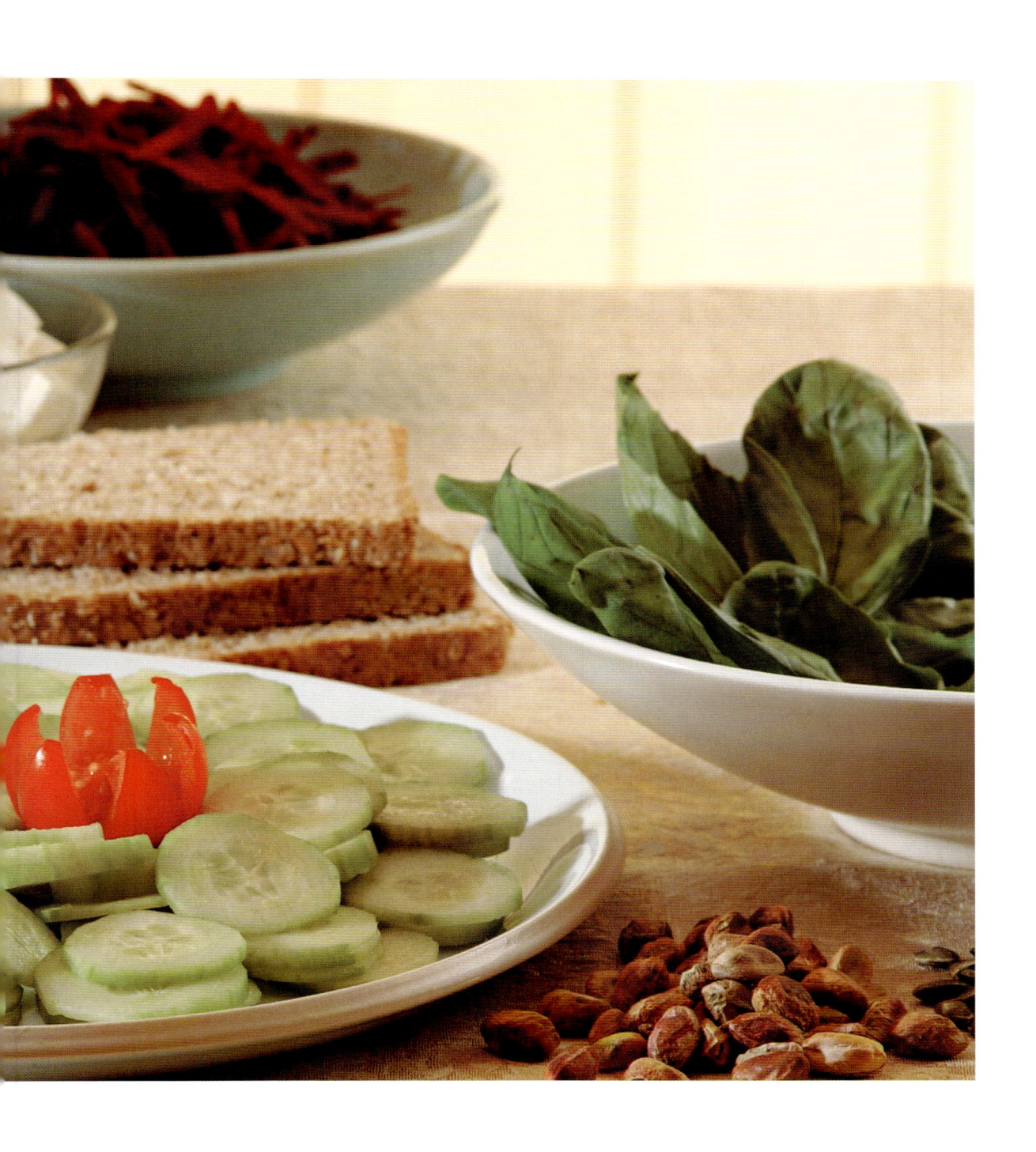

菜食主義のメリット

　ヨーガの伝統は乳摂取菜食主義を提唱しています。魚、卵、肉（赤身も白身も）を食べず、乳製品の摂取を制限する食事です。そのおもな動機は、罪のない動物の命を奪うこと、そして畜産業や乳製品製造の残酷な現状に対する配慮です。この不殺生のアプローチはヨーガの言葉でアヒンサーと呼ばれます。ただし動機はそれだけでなく、バランスのとれた菜食は非常に健康的で、今日よく見られる変性疾患に対する予防効果が高いことも証明されています。

　たとえば高血圧、動脈硬化（脂質などが沈着することによって動脈が硬くなること）、心臓病のリスクは高コレステロール食と関係があり、菜食のライフスタイルなら自然に予防できる問題です。バランスのとれた菜食は、折り紙つきの長期的な肥満解消策でもあります。肥満はそれ自体、糖尿病、痛風、高コレステロール、動脈硬化、高血圧といった機能障害のハイリスク要因です。

　さらに、肉の多い食事を摂っていると、現代の家畜の餌に混合されることの多い殺虫剤、人工の成長ホルモン、大量の抗生剤や、食肉によく使われる合成軟化剤、保存料、着色料から、潜在的に有害な添加物を知らないうちに累積的に吸収することになります。その点でも菜食は健康的です。

　それに加えて、食物繊維やビタミンなどの重要な食物成分は特定の植物性食物にしか含まれていないうえ、乳摂取菜食主義は体によいバランスのとれたエネルギーを供給します。一方、肉を基本とする食事は一般にカロリーが高すぎ、菜食のみの食事はカロリーが極端に低い傾向があります。

肉体的・精神的な効率を高める

　ヨーガのポーズと呼吸法は体のあらゆる系に無数のメリットがあり、瞑想は精神的な強さを生み出します。けれども食習慣がよくないと、ヨーガの実践から得られるメリットが半減するおそれがあります。それに対してバランスのとれた菜食は、ヨーガの効果を大幅に高め、長く持続させることがわかっています。正しい食事はヨーガの5原則（10〜11ページ参照）の重要な柱であり、日常生活で心身が直面する難題にも、たやすく応じることができるようになります。

　ヨーガでは、食べ物の微細な成分が思考過程のためのエネルギーを生むと言われています。この「思考のための食べ物」という考えは、科学的な観点からも完全に理にかなっています。体のほかのあらゆる細胞と同様、脳のニューロンも正しく機能するためには特定の栄養を吸収する必要があります。日光をたっぷり吸収した新鮮な植物性の食べ物は、肉体的・精神的強さの最高の源なのです。

菜食に順応する

　菜食のライフスタイルに変えるときは、現在の食事の習慣的な部分を断つことよりも、まず、手に入るさまざまな体によい食品を見つけることに専念するのがベストです。そうすれば、突然の変化によって生じる心理的プレッシャーや潜在的な欠乏を防ぐことができます。主要な菜食主義食品を探して試してみてください。小麦、玄米、粟、大麦、オート麦、キノア、トウモロコシなどの全粒穀類、レンズ豆、ヒヨコ豆、緑豆、木豆、小豆、大豆製品などの豆類、地元のオーガニック市場に並ぶさまざまな旬の果物と野菜、各種ナッツ、そしてアルファルファやヒマワリの種のようなエネルギー豊富な種子類などがあります。

菜食の低エネルギー摂取に体が順応するまでに、しばらく時間がかかるかもしれません。そのため最初は、こくのあるチーズのような濃厚な乳製品を食べ過ぎたり、むしょうに甘いものが欲しくなったりすることがあります。乳製品も甘いものも最小限の量にとどめるよう注意すると同時に、新しい野菜の組み合わせやレシピを、なるべくたくさん試すことが大切です。

バラエティーに富んだメニューは、栄養の供給にも食事の楽しみにもよい効果をもたらします。

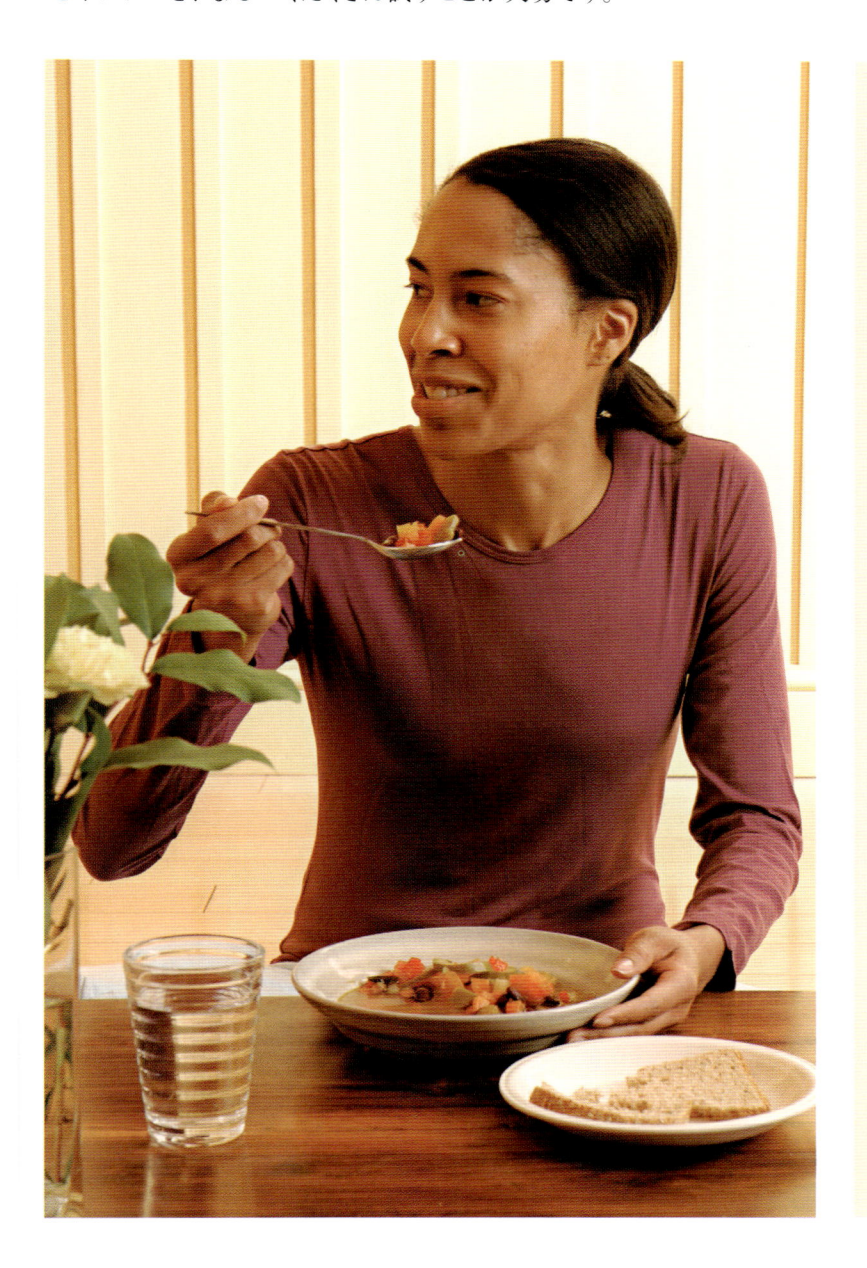

必須要素

多くの研究により、さまざまな植物性食品を少量の乳製品と合わせて食べることで、最適量の基本栄養素をすべて摂取できることが明らかになっています。とはいっても、健康的な生活を促すために適切な割合で植物性食品を組み合わせるためには、いくつかの基本栄養素に関する事実を理解しておく必要があります（栄養素の摂り方に関する詳細は132〜133ページを参照）。

- 炭水化物と脂肪は主要なエネルギー供給源で、体のあらゆる器官と各種システムを機能させます。

- タンパク質とミネラルと水は、細胞と組織がたえず再生するために必要です。

- ビタミンとミネラルは体の各種作用を調整するのに必要で、体内のホルモンと酵素の働きに不可欠です。

菜食の栄養源

　エネルギーの55%を炭水化物から、約30%を脂肪から、約15%をタンパク質から摂取することを、大部分の政府医療機関が推奨しています。以下のガイドラインは、この最適の割合を満たすためにはどんな食べ物を食べるようにすればよいかを示すものです。

炭水化物

　複合糖質は燃焼が遅いため、血糖値とエネルギーレベルを長期間、安定した状態に保ちます。玄米や黒パンなどの全粒穀類、レンズ豆やヒヨコ豆などの豆類、そして野菜に含まれています。吸収の速い糖質のいちばんよい供給源は、生鮮または干した甘い果物です。白砂糖は──直接的にも、加工食品の形で間接的にも──短期間だけエネルギーを急上昇させるため、食べてすぐ空腹を感じやすいうえに体重増加につながりやすいので、避けるのが望ましい食品です。

脂質

　体がとくに必要とするのは、キャノーラ油、オリーブ油、大豆油、ヒマワリ油に含まれる、不飽和脂肪です。揚げ物は不飽和脂肪を破壊し、有害物質を生成します。したがって油は常温絞りのものを買い、軽く蒸したり火を通したりした料理で、あるいは火を通さないサラダドレッシングとして使うのがベストです。肉、バター、ヤシ油、ココナッツ油に大量に含まれる飽和脂肪は高コレステロールの主要原因なので、避けるのがベストです。もう1つ有害な脂肪源であるトランス脂肪は、植物性脂肪を高度に加工したもので、さまざまなジャンクフードに含まれています。

タンパク質

　体はタンパク質をアミノ酸に分解します。アミノ酸は全部で20種類あり、そのうち12種類は体内で生成できます。残りの8種類は必須アミノ酸と呼ばれ、食品によって供給されなくてはなりません。肉と卵には8種類の必須アミノ酸がすべて含まれていますが、1つですべてを含む植物性食品はありません。したがって、乳摂取菜食で8種類をすべて確実に摂取するには、以下のように植物性食品を組み合わせる必要があります。

● **全粒穀類＋豆類＋野菜**

　たとえば、ご飯と豆料理と野菜の取り合わせ、またはサラダ。

● **豆類＋種・ナッツ＋野菜**

　たとえば、ホムス(つぶしたヒヨコ豆)とタヒニ(練りゴマ)と野菜スティック。

● **全粒穀類＋果物＋ナッツ**

　たとえば、ドライフルーツとナッツを加えたオート麦フレーク。

ビタミン

　果物と野菜と乳製品はどれも、ほぼすべてのビタミンの供給源として信頼できます。それでも菜食主義者はとくにビタミンD、B_{12}、そして抗酸化剤──酸化されたときに体内の各種組織に害をおよぼすおそれがある、いわゆる「フリーラジカル」による被害を抑える物質──の十分な摂取を心がける必要があります。このフリーラジカルは通例、タバコの煙や汚染された空気を吸うことで体内に入ります。

　ビタミンDは骨の成長に欠かせません。バターはとくに優れた供給源です。乳製品を食べない場合は、キャベツ、ホウレンソウ、麦芽油を食事に取り入れなく

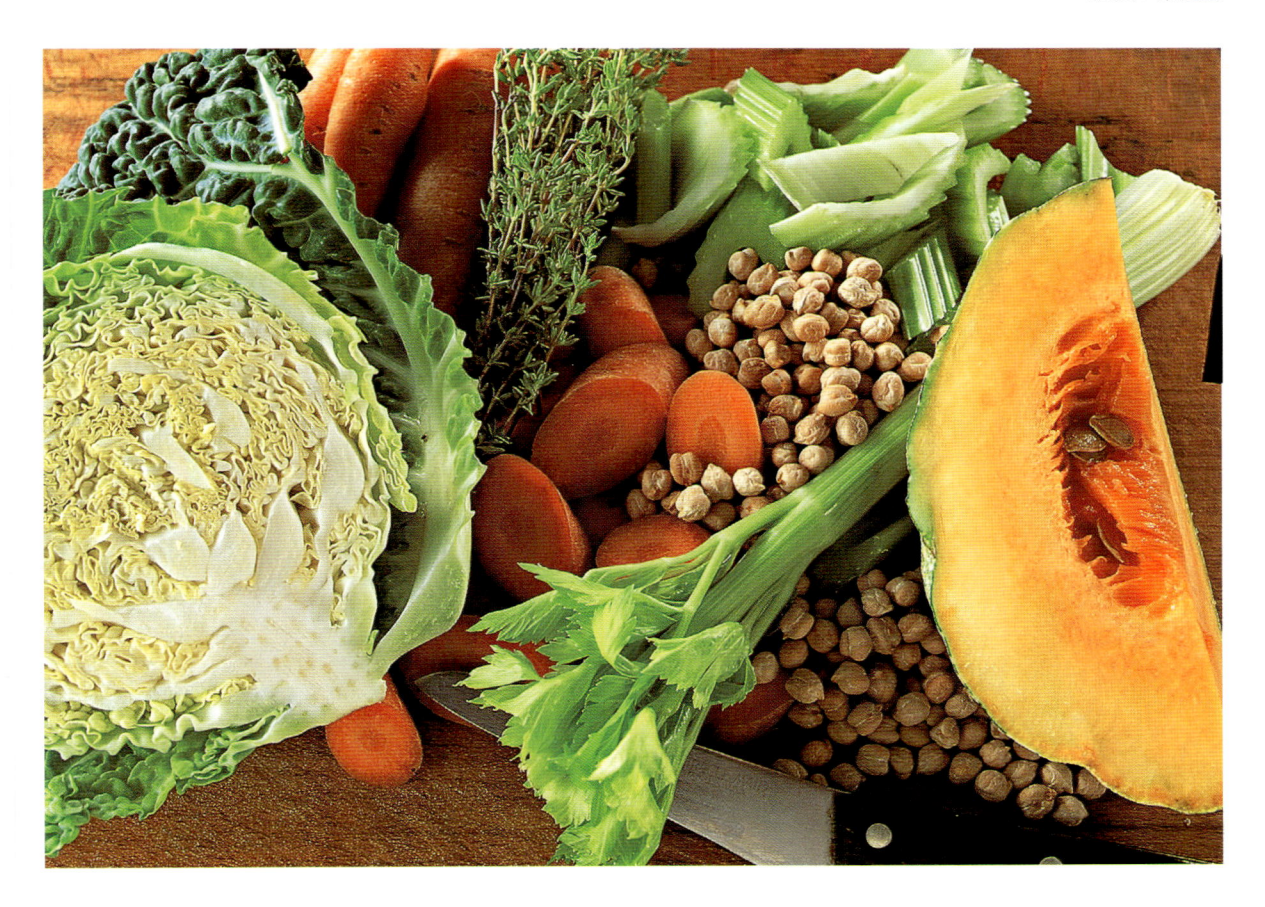

てはなりません。これらの食品に含まれるのはビタミンDの下地であり、それが屋外で皮膚から取り込まれた太陽の紫外線と結びつくことで活性化されます。

ビタミンB12は動物の消化管内の微生物によって生成され、そこから動物の組織や乳製品の中に広がります。牛乳や卵を食べない人は、ザワークラウトや豆乳のような発酵食品を食べることで、一定量のB12を摂取できます。体は余分なビタミンB12を5〜12年間も蓄えるので、ごく少量の卵を含むパンを食べるなど、たまに摂取するだけで十分なB12を供給できます。

ビタミンA、C、Eも抗酸化剤なので重要です。緑黄色野菜、果物、ナッツ、種子はすべて抗酸化剤を含んでいます。

ミネラル

細胞生成にも代謝機能にも欠かせないミネラルは、

- **カルシウム** 乳製品、ウイキョウ、ブロッコリー、緑キャベツに含まれています。強い骨と歯をつくり、心拍を調整します。

- **マグネシウム** 穀類、乳製品、豆類に含まれています。歯と骨を硬くします。

- **鉄** 野菜と全粒穀類に含まれています。酸素を体の各部位に運ぶのに欠かせない赤血球をつくります。

- **ヨウ素** 乳製品とヨード塩(容器に示されている成分をチェックすること)に微量が含まれています。甲状腺の正常な機能に不可欠です。

- **亜鉛** 全粒穀類と乳製品に含まれています。健康な免疫系に必要です。

ヨーガ式食事

　菜食のさまざまな栄養的側面に加えて、ここではバランスのとれた食事がヨーガ・エクササイズのメリットとどう関係しているかに注目します。

　理想を言えば、ヨーガは朝食前か夕食前に行うべきです。ヨーガを行ったあと間をおかずに正しい食事をすることで、エクササイズのリラックス効果と活力増進効果が強まり、長続きします。

3つのグナ

　ヨーガの教えによるとプラーナ(生命エネルギー)の振動周波は3種類あり、グナと呼ばれる自然の性質に対応しています。

　　サットヴァ——純粋、調和
　　ラジャス——活動、情熱
　　タマス——惰性、睡眠

　これらの性質は自然にも、体や心の中にも見られ、必ず3つのうちの1つが自然に優勢になっています。ヨーガのポーズと呼吸法とリラクゼーションは、これら3種類のプラーナ(生命エネルギー)の流れを活性化します。過剰なタマスによる沈滞を少しずつ取り除き、ラジャスの運動過剰傾向を軽減し、サットヴァのバランス効果を促すのです。ヨーガは人間の純粋な内的性質を育てますが、そのプロセスには食事が重要な役割を果たします。

　食べ物もこの3つのカテゴリーにしたがって分類することができます。ラジャスとタマスの食品を避けながらサットヴァの要素を食事に取り入れることで、ヨーガのバランス効果を積極的に高め、持続させると同時に、心を落ち着け、知性を研ぎ澄ますことができます。

サトヴィックな食べ物

　サトヴィックな食べ物は活力とエネルギーと健康と喜びを高め、ヨーガの実践につながります。例としては、トウモロクシ・大麦・小麦・米・オート麦・粟・キノアなどの穀類、豆類、ナッツ、種子、野菜の中でもとくにブロッコリー・ホウレンソウ・トウジシャのような緑葉野菜やキュウリ・カボチャのような種のある野菜、生あるいは干した果物、蜂蜜・糖蜜・メープルシロップなどの自然の甘味料、少量のミルク・バター・軽いチーズ・ヨーグルトなどの乳製品です。

ラジャシックな食べ物

　ラジャシックな食べ物の過剰刺激効果は、体にも心にもストレスになります。ですからこのカテゴリーの食べ物と飲み物は、ほどほどに摂るようにしなくてはなりません。例としては、タマネギ、ニンニク、ラディッシュ、コーヒー、茶、その他の興奮性飲食物(とくに合成タウリンを含むもの)、精製された(白)砂糖、ソフトドリンク、刺激性のスパイス、味の濃い食べ物、辛味・苦味・塩味・酸味が強すぎるものなどが挙げられます。ヨーガを続けていると、このような刺激の強すぎるものに対して感じやすくなっていきます。

タマシックな食べ物

　タマシックな食べ物は人に疲れやだるさを感じさせます。肉、魚、卵、アルコール飲料、ドラッグはすべて本質的にタマスです。

　新鮮でないもの、腐ったもの、発酵したもの、焦げたもの、揚げたもの、再加熱したもの、缶詰のものも、熟れすぎた果物や未熟な果物と同じように、タマシックな効果があります。食事全体からタマシックな食べ物を減らしていき、最終的には排除することが、生活の質を上げるための重要なステップです。

アーユルヴェーダからのアドバイス

人の体はスタイルも大きさもさまざまですが、3つの基本タイプ——細長型、がっちり型、短大型——にある程度分類できます。古代インド医学であるアーユルヴェーダはヨーガの姉妹科学であり、3タイプの体が必要とする食べ物にもとづいた、ユニークな栄養体系を展開しています。ただし、いつどんな食べ物を食べるのがベストかには、体のタイプだけでなく、年齢、職業、住んでいる場所の気候、現在の季節などもすべて関わってきます。

ヴァータ、風タイプ（細長型）

ヴァータ型はやせているのが典型で、骨格が華奢で、筋肉があまり発達せず、髪が細くて皮膚が乾いており、消化の火が弱い、つまり胃と十二指腸の消化液の分泌が少ないので消化が遅いのが特徴です。ヴァータ型の人は食事を1日5回少量ずつ均等に分けるのがよいでしょう。このタイプの人がおもに必要とするのは、スパイスがよく効いていて、常温絞りの植物油のような消化しやすい脂肪を、料理中または卓上でたっぷり加えた温かい食べ物です。揚げ物、あるいは脂肪の多い冷凍食品や電子レンジ調理用食品など、消化の悪い脂肪は避けなくてはなりません。

ピッタ、火タイプ（がっちり型）

典型的なピッタ型の体は、中肉中背で骨の強さも中程度、温かくて柔らかい皮膚、若白髪や薄毛、強い消化の火（消化がよい）、健康的な食欲などの特徴があります。このタイプの人はたいていの食品をよく消化できますが、偏った食事はやはり長期的に退行的な影響をおよぼします。ピッタ型の食事には辛いスパイスを入れてはいけません。

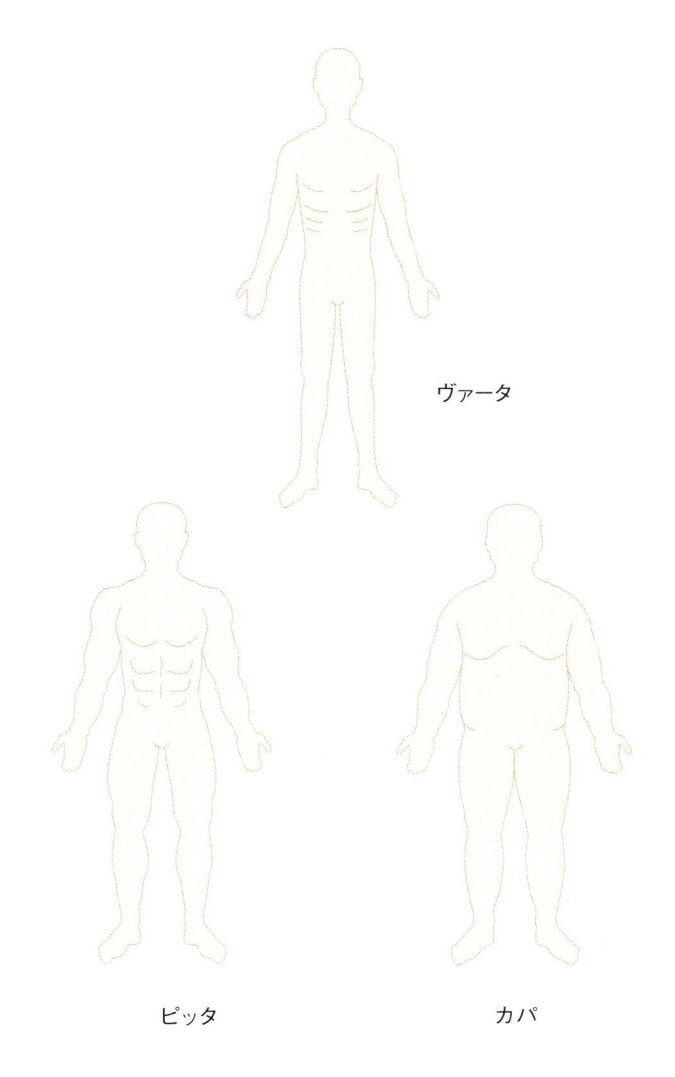

カパ、水と地タイプ（短大型）

カパ型の人は体がよく発達し、大きな胸郭、輪郭のはっきりした筋肉、過体重になりやすい傾向、強くて柔らかい毛髪、油性気味の皮膚といった特徴があります。カパ型の人の食欲は規則正しい傾向にありますが、消化機能の働きが遅いので、食べ物の摂取量はほどほどにしておくのがよいでしょう。スパイスの効いた食べ物やかなりの量の生の食べ物が、このタイプの人には役立ちます。

強い消化力

　食べ物をどれくらいよく消化し、吸収し、排泄しているかに気を配ることは、そもそも体によい食べ物を食べることと同じくらい大切です。今日の私たちのように、せかされてプレッシャーを感じながら生活している人々にとって、これはとくに大事なことなのです。現代人は仕事の合間に移動しながら食べる、あるいは大急ぎで「かき込む」しかないこともしばしばです。どんなに「よい食べ物」を食べても、過労のために実際に体がそれを処理できないのでは、何の役にも立ちません。

消化を改善する

　消化は口の中で食べ物を噛み、唾液と混ぜ合わせるところから始まります。実際的に言えば、口の中に入っているものを徹底的に噛んで（細かくして）のみ込むまでは、次の1口を口に入れることなど考えてはいけないということです。次に胃がブレンダーの役割を果たし、食べ物を酸性の消化液と混ぜ合わせます。胃にものが詰まりすぎていると、あるいは食べ物のかけらが大きすぎると、食べ物はなかなか混ざり合いません。

　ヨーガでは、胃の半分を固形食で、4分の1を水分で満たし、残りの4分の1を空にしておくことを勧めています。胃が自然な満腹感を伝えられるまでに20分かかります。つまり、急いで食事をとると、たとえば10分で食べると、たとえ胃が食事で満たされているはずでも、いっぱいだと感じないのです。ですから胃が正しく機能するためには、ゆっくりリラックスして食べることが必要です。

　消化液の分泌は自律（不随意）神経系によって調整されています。ストレスは消化を遅らせる交感神経インパルスを活性化するのに対し、リラゼーションは消化器官の血行を高めて蠕動運動（食べ物を食道から肛門へと押し出す消化管の一連の筋肉収縮）を促す副交感神経を活性化します。したがってストレス下での食事は避けるべきです。とくに生まれつき消化の火が弱い人（135ページの体のタイプに関する情報を参照）にはそれが言えます。とくに心配やストレスを感じるときは、できるだけ食事の前に5〜10分間、仰向けでリラックスするようにしましょう。

　体が健康的なペースで老廃物──消化作用の副産物──を排泄しているようにすることも大切です。便秘の場合のようにこれが効率的に行われていないと、体

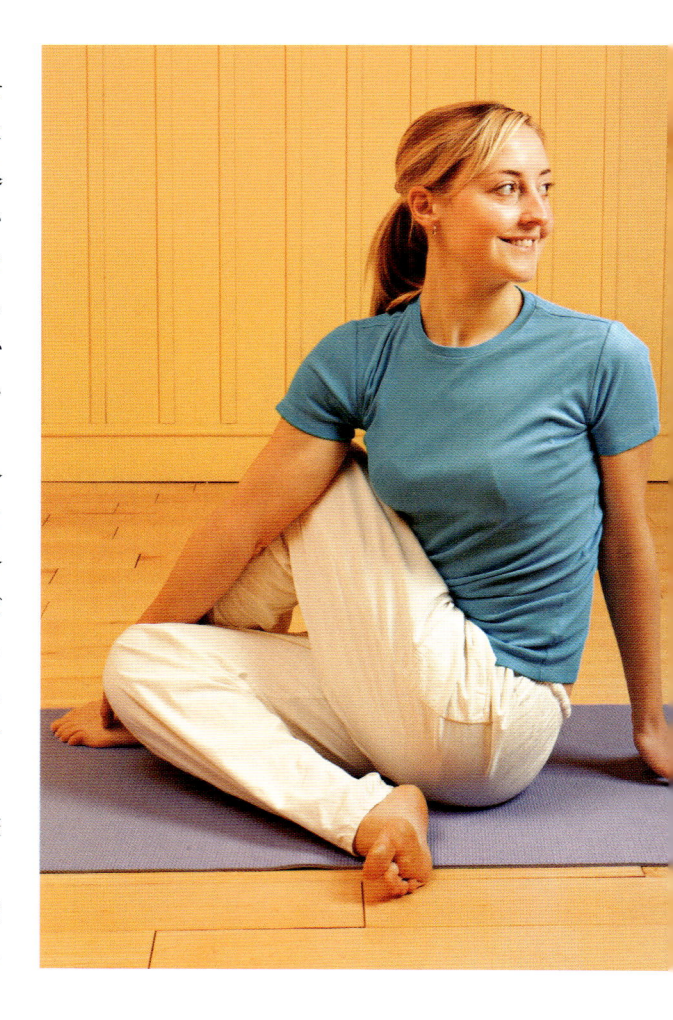

の組織内部に毒素がたまっていき、だるさや眠気を感じたり、場合によっては気分が悪くなったりします。

定期的な運動、食物繊維の多い食事、適切な水分摂取、もどしたイチジクやプルーンを毎朝2、3個食べることが、排泄をよくするための一般的なアドバイスです。鋤のポーズ（72〜73ページ参照）、前屈（76〜77ページ）、弓のポーズ（96〜97ページ）、背骨ねじりのポーズ（98〜99ページ）、クジャクのポーズ（117ページ）のようなアーサナも、蠕動運動を促すのに役立ち、消化管が詰まるのを防ぐはずです。

絶食

絶食は、最適な健康を維持し、さまざまな疾病を克服するための、自然で優れた方法です。絶食の間はいっさい新しい食べ物が入ってこないため、すでに体内にあるものを体が処理して排泄する時間があるので、「有害な老廃物」がたまりません。

簡単で安全な絶食方法は、24時間絶食です。絶食の日にはただのミネラル・ウォーターだけでなく、ウイキョウ、カモミール、リンデンのようなマイルドなハーブティーを、最低2リットルは飲むようにします。ジューサーを持っている人は、ニンジンの生ジュースにオリーブ油を2、3滴加えたものを、大きなコップに4杯飲んでかまいません。これで絶食がやりやすくなります。晩に散歩をしてから、湯たんぽを腹にのせて寝るとよく眠れます。

次の日にこの1日絶食をやめるとき、とくに注意しなくてはならないことはありません。ただし、それから数日間は食べ物をよく噛んで、ふだんより食事の量を少なくすると、絶食後に味わう幸福感と活力の高まりを長く持続させることができます。24時間絶食は、7〜10日に1度行うことができます。

もっと長期間の絶食には専門家の指導が必要です。消化液の生成が止まり、蠕動運動が遅くなるため、適切な排泄を維持するために浣腸と特別な塩が必要になるからです。このような絶食をやめるには、実際の絶食期間の半分以上の時間をかけ、つねに専門家の指示を受ける必要があります。

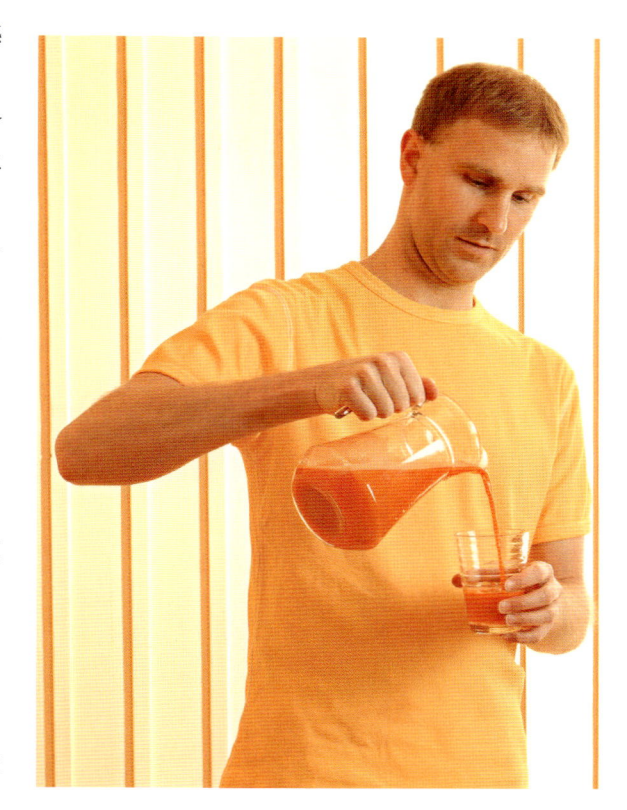

絶食は心と霊性の力をつける伝統的な方法です。機械的な食習慣を中断させることが自制力を鍛え、それが今度は集中力を高めることにつながります。絶食中は感覚が自然に食べ物を見ること、嗅ぐこと、味わうことから引き離されて、プラーナが若返ります。これらの要因すべてが瞑想を深めるでしょう（146〜155ページ参照）。

栄養

ヨーガの浄化法

　生命力、つまりプラーナの吸収には定期的な食物摂取が必要です。食べ物を消化、吸収、排泄するために、体はプラーナの約3分の1を必要とします。排泄作用が正常に行われないと、蓄積した老廃物が体に有害な影響をおよぼし、生命エネルギーの正しい流れをさえぎります。

　多くの体内器官は粘膜で覆われており、たえず新しい粘液を生成しています。この粘液が、呼吸管では汚染物をとらえて空気を湿らせ、消化器系では消化液の強い酸から器官を守って、食べ物がスムーズに移動できるようにします。器官内に過剰な量の粘液がたまると、全身がだるく感じられます。

　クリヤーと呼ばれるヨーガの浄化法は、体がそのような過剰な粘液を排除するのを助けます。クリヤーを行うとさまざまな器官で血行がさかんになるため、多くの組織からの毒素の排除が促されるのです。

ウディーヤーナ・バンダ

　このクリヤー（浄化法）は、消化器官をマッサージして、その部位の血行を促し、機能を高めるものです。朝、胃が空の状態でやるのがベストです。

1　脚を開いて立ち、両手を腿の膝に近いところに置きます。両腕をまっすぐ伸ばしたまま、膝を曲げて少し前に屈みます。深く息を吸ったあと、鼻と口から強く吐き、息を止めます。そして少しずつ腹を収縮させ、上のほうに引っ込めて、内部の器官に最大限の圧力をかけます。

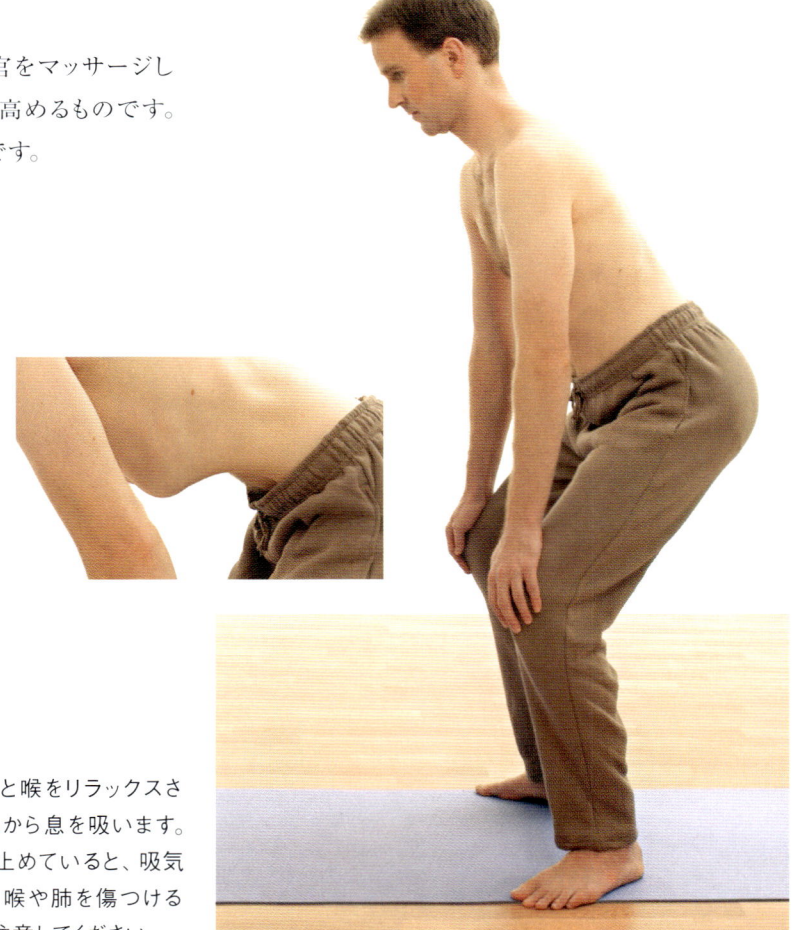

2　2、3秒後、腹と喉をリラックスさせ、ゆっくり鼻から息を吸います。あまり長い間息を止めていると、吸気が強くなりすぎて、喉や肺を傷つけるおそれがあるので注意してください。

ジャーラ・ネーティ

　私たちは毎日歯を磨き、鼻をかみ、うがいをします。けれどもこれらの方法では、風邪のもとになることが多い鼻腔の奥や口腔への通り道には届きません。ジャーラ・ネーティ（水による鼻の浄化）と呼ばれるヨーガの手法では、過剰な粘液を取り除くために、温かい塩水を片方の鼻孔から反対の鼻孔へ、そして鼻から口へと流します。

　このエクササイズにはネーティポットと呼ばれる道具が必要です。たいていの健康食品の店やオンラインショップで手に入ります。これに温めた水道水を満たし、水がほどよい塩味になるまで海塩を加えます。適正量の塩を水に加えると殺菌効果があるだけでなく、ひりひり感が生じるのも防ぎます。

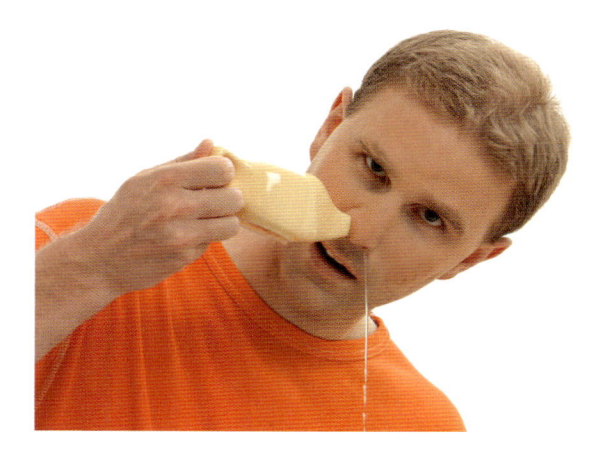

1 シンクの上に屈んで、ネーティポットの注ぎ口を片方の鼻孔に当て、口で自由に呼吸します。次に、水が反対の鼻孔から流れ出るまで、首を横に曲げます。2、3秒したら立位に戻り、鼻をかんでから、反対の鼻孔で同じことを繰り返します。首を横に曲げすぎると、水が口腔から耳に入り込んで不快な思いをするおそれがあるので注意してください。

2 次に、水を鼻から口に流してみます。息を深く吸って、止めます。片手でネーティポットの注ぎ口を片方の鼻孔に当て、反対の手で反対の鼻孔を閉じます。頭を上げて、長く息を吐きながら、がらがらと音を立ててうがいをします。こうやってうがいをすることで、水が鼻から喉に流れ込むときに水が口の中に押し上げられるはずです。息を吐き終わったら、前に屈んで鼻と口の水をシンクに流します。2、3秒したら、立位に戻って鼻をかみ、反対の鼻孔で同じことを繰り返します。頭を上げすぎると、前頭洞（鼻と額の間の空洞）に水が入り、不快な圧力を生じるおそれがあるので注意してください。

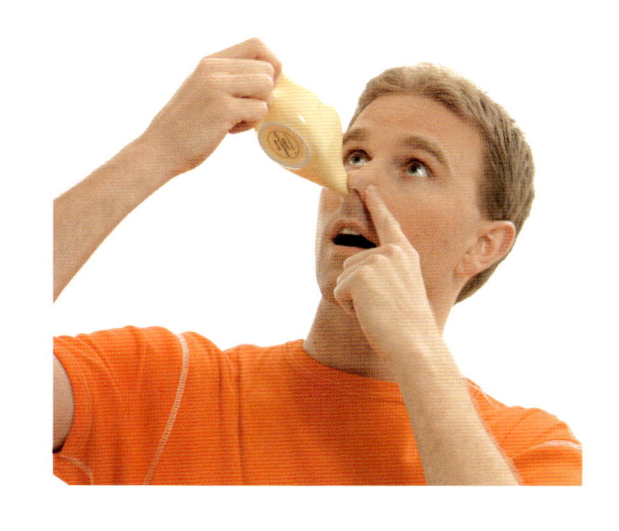

簡単クイックメニュー

　もっと健康的でバランスのとれた食生活に移行するのに役立つ、おいしい菜食レシピをいくつか紹介しましょう。前のページで取り上げた体によい材料をたくさん使った朝食、昼食、夕食のメニューです。

朝食

アーモンドミルク

体力を維持して心を落ち着かせるこの飲み物は、スワミ・ヴィシュヌ＝デーヴァナンダ師がヒマラヤで集中的なサーダナ（ヨーガ修行）を行っていたときに考案したものです。エネルギーをすばやく補給できる消化のよい食べ物が豊富に含まれています。（1人分）

アーモンド　10粒、かぶるくらいの水に一晩浸す
粉末カルダモン　1つまみ
コショウ　1つまみ
温めた牛乳、豆乳、または湯　250mℓ
ハチミツ　小さじ1

1 浸した水は捨てずにアーモンドの水気を切り、皮をむきます。浸した水、カルダモン、コショウとともにアーモンドをフードプロセッサーまたはブレンダーに入れます。高速で5分間混ぜ合わせます。

2 1のアーモンドミックスを温めた牛乳、豆乳、または湯に加えます。ハチミツを加えてかき混ぜ、すぐに飲みます。

フルーツトースト

昔ながらのシナモントーストとは一味違うこのレシピは、少し手間がかかりますが、すばらしく満足できる朝食です。季節の果物なら何でも使えます。（1人分）

バターまたはマーガリン　小さじ1
モモ、ネクタリン、またはリンゴ　1個、
　またはアプリコット　2個、スライスする
無糖・無添加のアプリコットまたはモモのジャム
　小さじ2
レモン汁　小さじ1（お好みで）
ライトライ麦パンまたはヒマワリの種入りパン　1枚、
　軽くトーストする

1 オーブンを200℃に予熱します。大きい厚手のソースパンまたはフライパンにバターまたはマーガリンをとかし、フルーツを柔らかくなってくるまで2〜3分間ソテーします。火を止めて、フルーツジャムとお好みでレモン汁を加えて混ぜます。

2 トーストを天板にのせ、上から1のフルーツミックスをスプーンでかけます。オーブンで5〜10分焼き、できたてを供します。

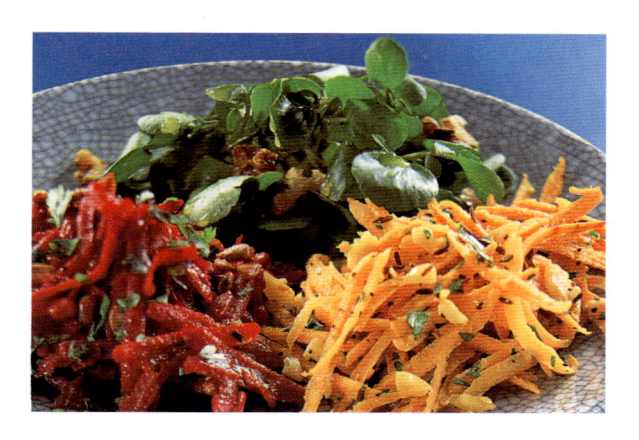

昼食

焼きトマトのスープ

このスープのようなシンプルで健康によい食べ物は、体の健康と心の平静を保つのに役立ちます。最初にトマトを焼くことで、エキゾチックな香りが増します。(4～6人分)

トマト　450g
油　大さじ2
赤ピーマン　1個、種を取って刻む
ニンジン　1本、すりおろす
セロリ　1本、スライスする
刻んだ生のオレガノ大さじ1、または粉末のオレガノ小さじ3/4
ちぎった生のバジル大さじ1、または粉末のバジル小さじ1
熱湯　750ml
塩　小さじ1
コショウ　小さじ1/4
飾りにバジルとオレガノの葉、または刻んだ生のパセリ大さじ2

1 オーブンを200℃に予熱し、丸のままのトマトを皮がはがれるまで、何度も返しながら焼きます(約15分)。少し冷ましてから、皮をむいて刻みます。

2 鍋に油を熱し、ピーマン、ニンジン、セロリを中火で2、3分炒めます。オレガノとバジルを加えてよく混ぜ、さらに2、3分加熱します。

3 熱湯とトマトを加え、塩コショウで味付けし、半分ふたをして約20分間煮ます。フードプロセッサーまたはブレンダーに移して2、3秒混ぜ合わせます。必要ならスープを鍋に戻して温めなおします。皿に盛り、生のバジルとオレガノの葉、または刻みパセリをあしらいます。

三色サラダ

このヘルシーなサラダメニューは、色だけでなく味も互いをみごとに補い合います。(4～6人分)

ビートルートのサラダ
生のビートルート　4本、すりおろす
ヒマワリの種　100g、炒る
刻んだ生のタイムまたはタラゴン　大さじ1
生クリーム　250ml

ミズガラシのサラダ
砕いたクルミ　100g
ミズガラシ　1束、切る
ピーマン　1個、種を取ってスライスする
グレープフルーツ果汁　1個分
オリーブ油　125ml
塩コショウ　適宜

インド風ニンジンのサラダ
ニンジン　2本、千切りにする
塩　小さじ1(お好みで)
塩気のない生のピーナッツ　大さじ1
油　大さじ1
クミンシード　小さじ1/2
クロガラシの種　小さじ1/2
ゴマ　小さじ1
粉末コリアンダー　1つまみ
カイエンヌ　小さじ1/4
レモンまたはライム果汁　小さじ1
刻んだ生のコリアンダー　大さじ2

1 ビートルートのサラダは、すべての材料をただ混ぜ合わせるだけです。

2 ミズガラシのサラダは、まず厚手のフライパンを熱し、クルミを強火で茶色くなるまで炒ります。冷ましてからミズガラシとピーマンと混ぜ合わせます。別のボウルにグレープフルーツ果汁、オリーブ油、塩コショウを混ぜ合わせ、ミズガラシのミックスの上からかけます。

3 ニンジンのサラダは、ニンジンをボウルに入れて塩を振ります。ピーナッツをフライパンで炒り、色づいて豊かな香りが出るまでかき混ぜます。ピーナッツを冷まし、粗くすりつぶします。小さな鍋に油を熱し、シード類をすべて「破裂する」まで炒ります。粉末のコリアンダーとカイエンヌをシードに加え、たえずかき混ぜながら1分間加熱します。これをニンジンに混ぜ込み、ピーナッツ、レモンまたはライム果汁、刻みコリアンダーも加えます。

4 大皿に3種のサラダを盛り付けます。

夕食

ナスとキノアのロースト

高カロリーの穀類であるキノア（南米のアンデス山脈原産）が、この野菜料理に国際色豊かな香りを添えます。グリーンサラダを添えれば栄養は十分です。(4人分)

ゴマ油　大さじ4
ナス　350ｇ、8枚にスライスする
溜り醤油　大さじ2
レモン果汁　50㎖
水　125㎖
すりおろした生の根ショウガ　小さじ1
キノア　200ｇ、洗っておく
赤ピーマン　大1個、種を取ってスライスする
ズッキーニ　2本、粗くすりおろす
飾りにパセリの小枝

1 オーブンを180℃に予熱します。フライパンにゴマ油を熱し、ナスのスライスを焼き色がつくまで加熱します。それを耐熱皿に並べます。溜り醤油、レモン果汁、水、ショウガを混ぜ合わせ、ナスの上からかけます。オーブンで10分焼きます。ナスを裏返し、水気がほとんどなくなるまで10分焼きます。

2 キノアを大きな鍋に入れ、倍量の水を加えます。沸騰させてからふたをして、柔らかくなるまで15分煮ます。必要なら水気を切ります。フライパンに残っているゴマ油に赤ピーマンとズッキーニを加え、柔らかくなるまで炒めます。キノアを加えてよく混ぜ、先ほどのナスの上に移して、よくならします。オーブンに戻して5〜10分加熱します。パセリの小枝を飾って、熱々を供します。

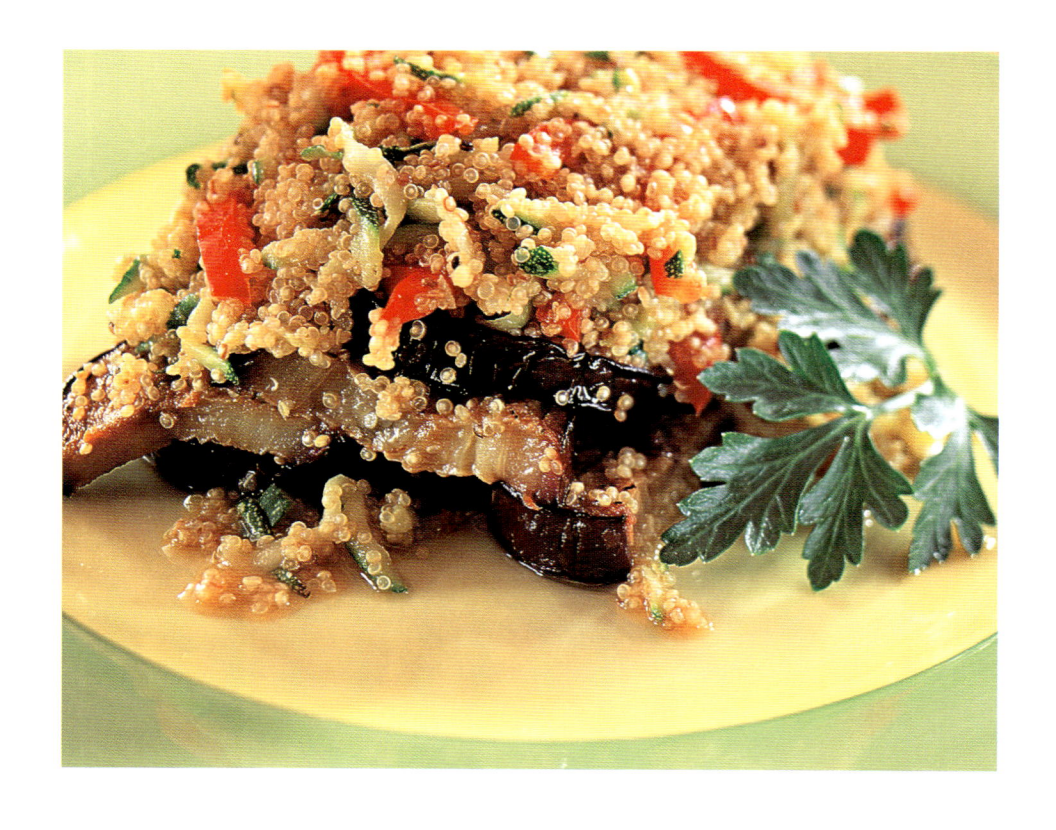

簡単クイックメニュー

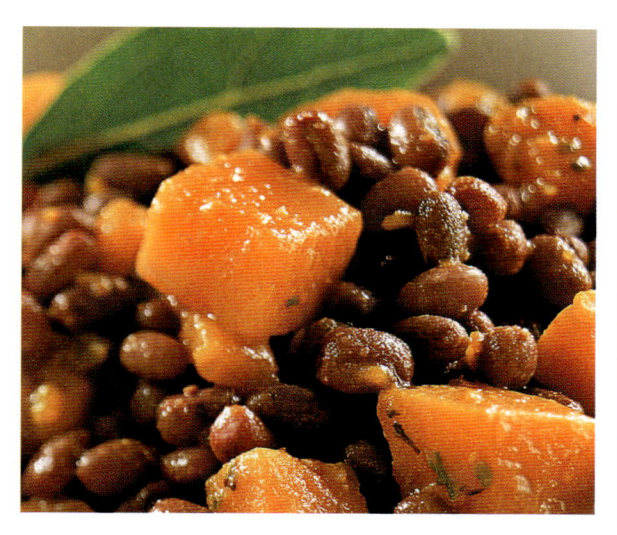

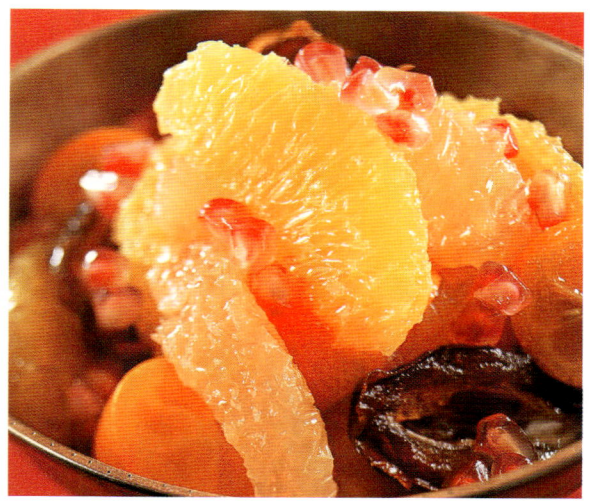

小豆の煮物

小豆は日本料理によく使われます。これは伝統的なマクロビオティック料理で、ご飯や栗とよく合います。(4〜6人分)

小豆　175g、水に浸しておく
ローリエ　2枚(お好みで)
水　900mℓ
ペポカボチャまたはバターナットカボチャ　300g、
　皮をむいて種を取り、さいの目に切る
ニンジン　1本、さいの目または薄く切る
乾燥タイム　小さじ1/2
味噌　大さじ2〜4

1 小豆の水気を切り、鍋に入れてローリエと水を加えます。だいたい柔らかくなるまで、中火で40分間加熱します。必要なら途中で水を少し加えます。

2 カボチャ、ニンジン、タイムを加えます。時々かきまぜながら、材料がすべて柔らかくなるまで、さらに20分ほど煮ます。少しとろみがあるとおいしい煮物です。鍋を火から下ろし、味噌を溶き入れます。できたてを供します。

香りのよいフルーツサラダ

この新鮮な材料を取り合わせたおいしさは、どんな食事にも完璧な締めになり、けっして体のバランスを崩しません。生のイチジクやナツメヤシが手に入らない場合は、干したものを水に30分浸けてもどしてから使ってください。(4〜6人分)

オレンジ　2個
橙花油　小さじ1/2
ハチミツまたはナツメヤシのシロップ　大さじ1〜2
　(お好みで)
ピンク・グレープフルーツ　1個
半分に切ったキンカン　8個、またはチェリー16個
生のナツメヤシまたはイチジク　100g、
　半分にして縦に切っておく
ザクロの種

1 オレンジ1個の果汁を絞り、橙花油、お好みでハチミツまたはナツメヤシのシロップを混ぜ合わせ、シロップを作ります。もう1つのオレンジとグレープフルーツの皮と髄を取り、小房に分けます。

2 フルーツをボウルに盛りつけ、シロップをかけます。ザクロの種を散らし、冷たくして供します。

第3章

瞑想

「定期的に瞑想していると、心がいっそう澄みわたり、
動機はいっそう純粋になってきます。
潜在意識によって隠れた智慧が解き放たれることで、
各人が自らをどうやって日常的な習慣に
縛りつけているかがわかります。
宇宙に対する、そして宇宙と自分との関係に対する、
より広い意識に集中することで、
エゴがゆっくり消えていきます。
最終的には超意識、つまり直観力が解き放たれ、
賢明で平和な生活へと導いてくれます」

スワミ・ヴィシュヌ゠デーヴァナンダ

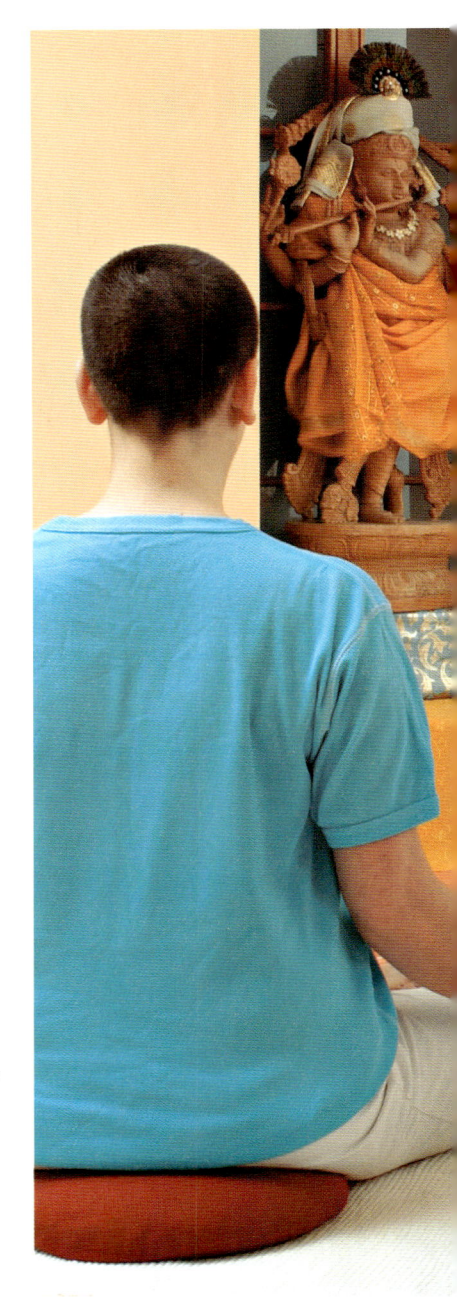

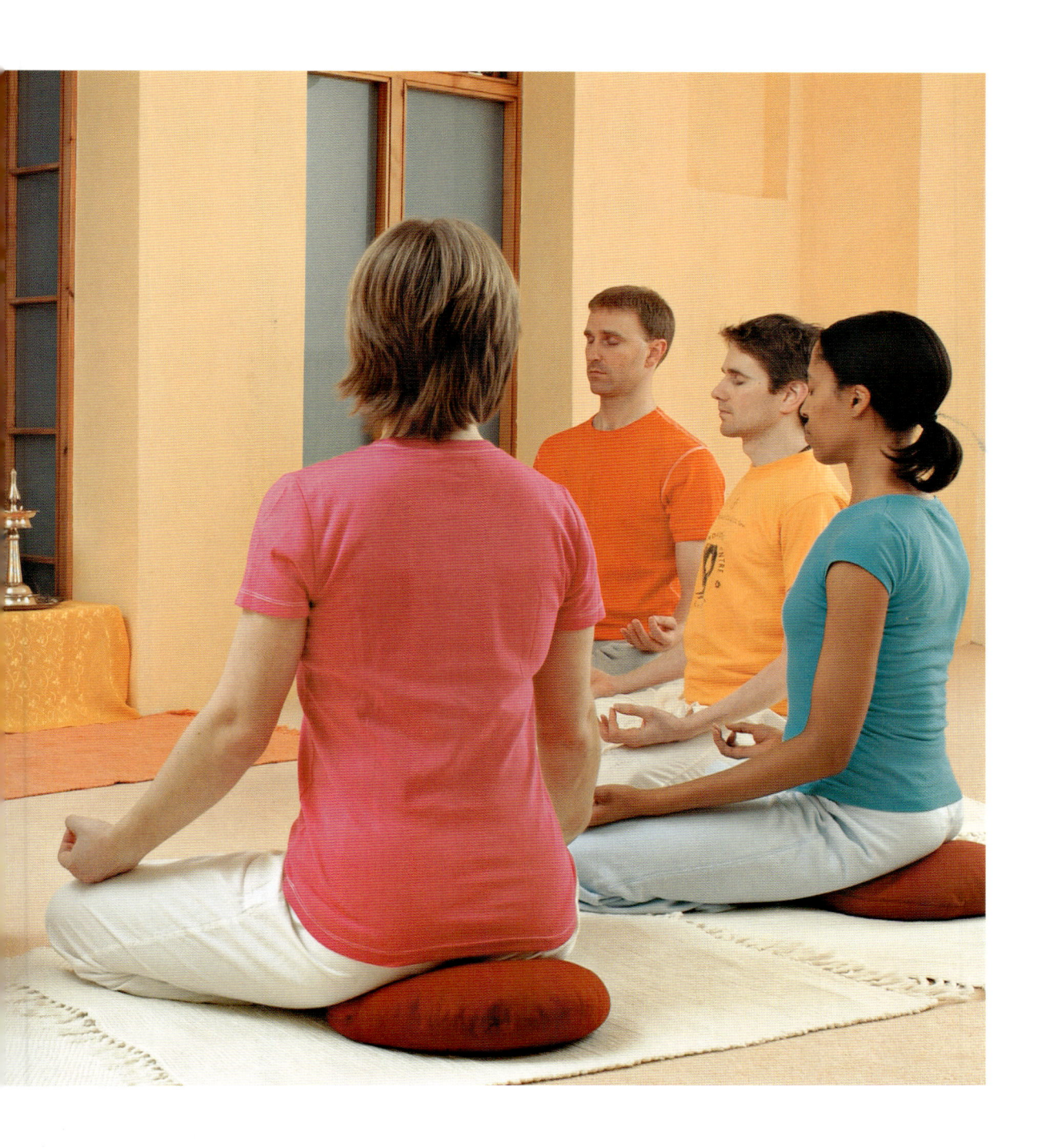

心の働き

　心は目で見ることも触れることもできません。ヨーガによると、心は微細なエネルギーであるプラーナからできていますが、そのプラーナは人の周囲にある一般的な大気だけでなく、物理的環境や交流する人々によっても、たえず影響を受けています。

たえず動いている心

　自分の心がつねに動いていることに気づいていないと、あらゆる種類の妄想が生じます。このように自分自身の思考を意識的にコントロールしないのは、初めは心地よく思えるかもしれません。けれども次々と疑念が生じ、表面的な欲望が心を占めるようになると（自分では気づかないこともしばしばですが）、人生が厄介なものになってくるかもしれません。今日は贅沢だったものが明日には必需品になり、「ほかの人たちは私のことをどう思っているのだろう？」「この人は私よりたくさん稼いでいるから私より幸せに違いない」「あの人は私より才能があるから私より優れているに違いない」などと考えて、心は不安になります。心を湖にたとえるなら、このような考えは水面を乱す波のようなもので、その波のせいで湖底の穏やかな水が見えません。湖のほんとうの姿、つまり私たちの魂の本質的な平和を覆い隠しているのです。ヨーガ——とくに瞑想——の目的は、この平和を見出せるようになるために、そのような考え、衝動、感情、気分を静めることです。

視覚化、注意、集中

　人間が本来持っている視覚化、注意、集中の能力は、ある程度自然に日常生活の中で使われています。たとえばファッションデザイナーは、まず新しいドレスを視覚化します。次にそのアイデアに関係するさまざまなステップ、たとえば素材、生産技術、販売方法などに注意を払います。そして最後に、その新作を実現するために記憶力、意志力、説得力、情熱、信頼などの精神的能力を、集中して発揮するのです。

　ヨーガの教えによると、新しくデザインする過程と、それを首尾よく完了させた時点の両方で経験する満足感は、実際には外面的な成果とは関係ありません。幸福とは、心そのものが集中した状態の結果であって、水面の波が静まったときに湖の底が見えてくるのと同じなのです。つまり、経験の質は外的な客体にあるのではなく、私たち自身（主体）の内にあるのです。

心を静める

　瞑想を行うと視覚化、注意、集中の能力を意識的に鍛えることができます。自分自身の心の内面的な働きをもっと意識し、内なる平和という微細な経験に注意を払うことができるようになると、深い満足感を得られます。しかも心がより柔軟になるので、日常生活のあらゆる状況にもっと容易に順応できるようになります。

　瞑想には、体と心についての新しい見方、つまり考える人と考えは別物であるという認識を、積極的に受け入れる態度が必要です。あなたの心は、あなたの手足や着ている服や住んでいる家と同じように、あなたの「持ち物」であり、あなたの外にあるものです。瞑想の間は心の中にわき上がる感情や気分や考えを、

- 第1に分類できます——どんな種類の考えが生じているのか。
- 第2に丁寧に調べられます——この考えの下にほんとうは何が隠されているのか。
- 第3に分析できます——この考えの誘因は何で、影響は何か。

そうすることで心の各側面が落ち着いて、穏やかになるのです。

内面の静けさ——内面の強さ

　静かに眠っている間、体は自らを再生させます。夢を見ているとき、心は覚醒状態のときの印象を追体験し、覚醒状態のときに満たされなかった欲望を満足させます。いわゆる「よい睡眠」とは実際は真我、つまり主体と一体になる深い眠りです。そして全身の健康のためには、毎日この静かな再生を経験する必要があるのです。

　夢と深い眠りが無意識の働きであるのに対し、瞑想はこの平和と再生を意識的に実現する方法です。神経系を完全に休め、心を澄みわたらせ、人を内面の霊的強さに結びつけるのです。0は1を加えなければ、どれだけたくさんあっても無価値であるのと同じように、真の幸福は内面の真我、つまり主体との結びつきがなければ実現しません。瞑想は、肉体と心と魂を爽快にして元気づける水浴びのようなものです。人が持てる最も貴重な宝、すなわち直観的な智慧への鍵なのです。瞑想の平和は人生に深い目的を与え、多くの複雑な状況を単純明快にする手段となります。

ポジティブ思考

　日常生活で内面的な強さを維持するためには、ポジティブ思考の素地をつくり、生き方の理想を持つ必要があります。それができるかどうかは、さまざまなタイプの思考がおよぼす影響の違いをきちんと理解するかどうかにかかっています。ネガティブ思考の破壊的な影響を自覚することが必要不可欠です。

　ヨーガのポーズ、優れた呼吸法、そしてリラクゼーション法(第1章参照)だけでなく、瞑想のセッション(152〜155ページ参照)を定期的に行うことで、ふさわしい「理想」を見つけて維持する内面的能力が刺激されます。何といっても、ポジティブ思考と瞑想はヨーガの基本5原則(10〜11ページ参照)の1つなのです。筋力が体のエクササイズで鍛えられるのと同じで、精神の強さは心のエクササイズで鍛えることができます。

思考力を伸ばす

　めざす心の強さのいちばんの源は、誠実さや真剣さなどのポジティブな性質です。集中力も伸ばすべき貴重な資質です。日常生活の中で集中力を養えれば養えるほど、1点に多くの力を集めることができます。自制力の育成も重要です。私たちは日常の些細な慰めを渇望することに多大な時間とエネルギーを費やしているので、たった1つ習慣的な欲望を克服するだけでも、自制力の高まりに気づくでしょう。

　平静な心の状態、朗らかさ、内面的な強さ、あらゆる企ての成功、人々に影響を与える力、魅力的で力強い人格、きらきら輝く目、しっかりした視線、力あふれる声、意志の固い性格、恐れを知らない態度、これらは内面的な強さが成長していることを示す徴候の一部にすぎません。

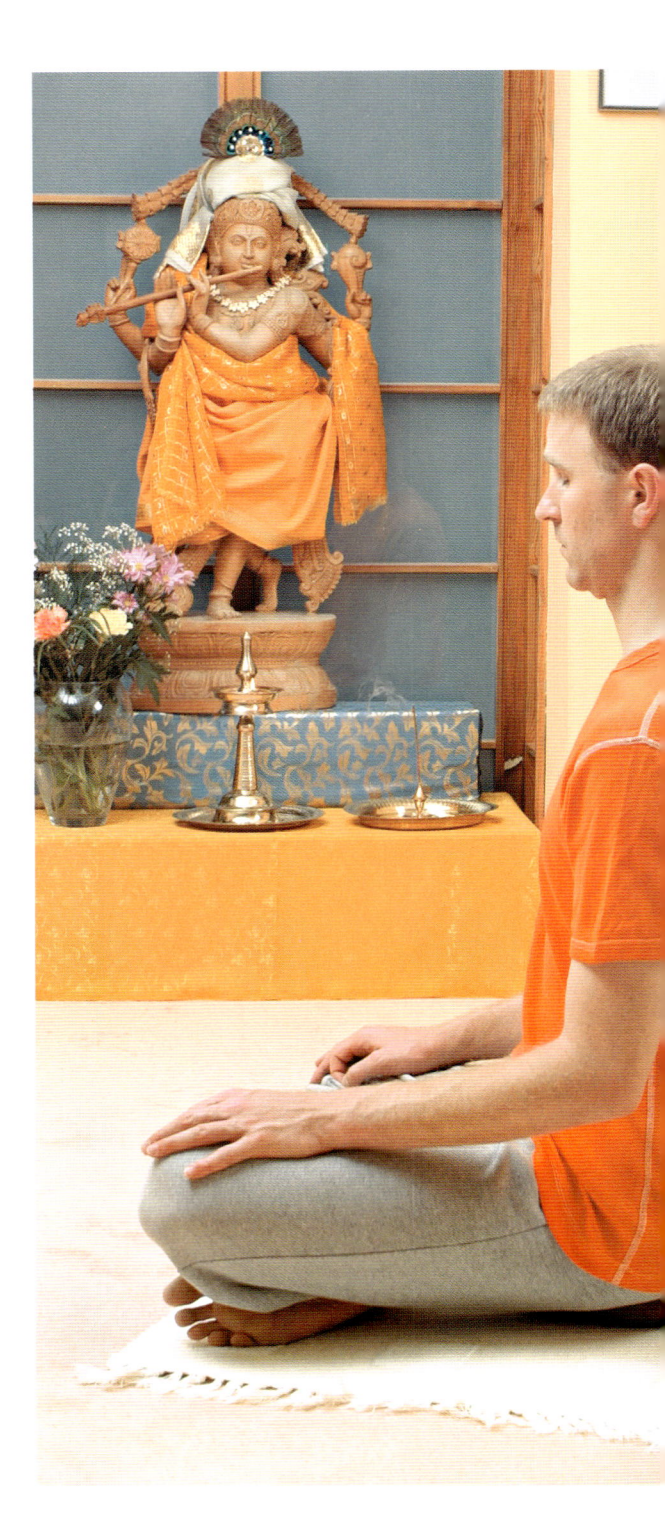

肉体と心の健康

健康な肉体は健康な心をつくります。逆に、健全な思考と感情は健全な肉体の維持を助けますが、ネガティブな思考や感情は病気のもとになります。たとえば、かんしゃくや激情、激しい嫉妬、心をむしばむ不安などは、脳細胞に深刻なダメージを与え、血液中に有害な化学物質を放出し、全身にショックを与えるので、活力が奪われて老化が早まります。一方、朗らかさと笑いは体の強壮剤です。血行を促し、「幸せホルモン」と呼ばれるエンドルフィンを放出し、さまざまな想像上の病気に対抗します。実際に何か健康上の問題を抱えている場合でも、その問題についてたえず考えていても症状を悪化させるだけです。いったん適切な医学的診断と処置を受けたのなら、最良の治療薬はポジティブ思考を実践することです。人は考えたとおりになるのです。

そのための強力なツールはセルフ・アファメーション、つまりもっと前向きな気持ちになるために、必要なら自分自身についてポジティブな言葉を繰り返すことです。たとえば「私は心身ともに健康だ。私は健康と強さと元気と活力の倉庫だ。私は病気と無縁の真我、魂だ。私はあらゆることについて、日に日によくなっている」。自分なりのセルフ・アファメーションをつくってもかまいません。

ネガティブ性の鎖を断ち切る

恐怖、怒り、嫉妬、いら立ちなどのネガティブな感情的衝動を、どうしようもできないと感じるときがあるかもしれません。ネガティブな感情的反応を、周囲の環境のせいであるかのように、正当化してしまうかもしれません。「彼女が私を怒ったような目で見るから怖いのだ」、「彼の無礼な振る舞いのせいでいらいらする」等々。こういう心中のネガティブな会話は何時間も何日も続く場合があります。鎖となって、避けられないように思える状況にあなたを縛りつけます。

けれども、ポジティブ思考によって思考エネルギー

互いに引き合う思考
類は友を呼びます。似たような考えの人は互いを引きつけ合う傾向があります。人は何か新しいものを求めて、国から国へと何ヵ月も旅することができます。しかし無意識のうちに、自分自身の思考の顕著な特徴と一致するものばかり自分のほうに引き寄せる可能性はつねにあります。したがって、自分の考えを決められるのはほかでもない自分であるのと同じように、誰を引きつけるかはまったく自分次第なのです。瞑想の静けさは、よりポジティブな新しい思考パターンを生み出すのに役立つでしょう。

の波長を高めると、外部からのネガティブな影響に縛られなくなります。そうなれば外部の状況がどうであれ、勇気、愛情、満足といったもっと楽しい感情を表現することができます。「こんないらつく人を私はどれだけよく我慢していることか」などと心の中でつぶやくこともなくなります。ポジティブ思考は戦略ではありません。内面の精神的強さの自然な表れであって、真に自由な思考への道を開いてくれます。

ネガティブ思考には3倍の災い——思考者の心身にダメージを与え、その思考が向けられる人をネガティブにし、思考者を同じようなネガティブ思考集団に結びつけます。

ポジティブ思考には3倍の恵み——思考者を心身ともに力強く健康にして、他人の幸福も増進し、ポジティブ思考エネルギーを持った集団からポジティブな反応を引き出します。

思考から運命へ

　原因と結果、あるいは作用と反作用の法則は、心身のあらゆるレベルを支配しています。この法則にしたがって思考、行動、そして習慣が複雑に絡み合い、一般に運命あるいは宿命と考えられているものをつくっています。瞑想を定期的に行うことで、自分の思考過程をもっと自覚し、はっきりさせることができるだけでなく、変えられる可能性もあります。ですから最終的に、自分の運命を明らかにして変えることもできるのです。

「思考という種から行動という実がなる」

　人間社会の法律では、行動だけでなくその背後にある動機、つまり「思考」も考慮されます。たとえば、計画的犯罪は衝動的犯罪より厳しく罰せられます。したがってどんな行動の影響も、その行動の背後にある思考の明確さと強さで決まります。周囲の混乱に影響されることなく、純粋でポジティブで平穏な考えを内面で育てるのに、瞑想はとても役立ちます。

「行動という種から習慣という実がなる」

　たいていの日常的行動は習慣になっています。車の運転、階段の上り下り、食事などの活動は、毎回意識してプログラムし直す必要はありません。これは実際的な観点からはとても有益なことですが、知らないうちに「悪い習慣」ができて、生活の質を落とすおそれもあります。たとえば、タバコやアルコール、糖分、テレビなど何に対するものであれ、中毒はすべて習慣の力が土台になっています。ヨーガはそのようなネガティブな習慣を少しずつコントロールすることを勧めています。心をリラックスさせ、再充電し、集中させる新しい方法――たとえば瞑想――を与えられれば、以前の習慣は自然に消えていくものです。

「習慣という種から性格という実がなる」

　人の性格には生まれつきのものや子供のときの教育に依存するものが多いかもしれませんが、ヨーガの教えでは継続的な自己教育が提唱されています。ネガティブな性格の特徴が表に出て何らかのトラブルを引き起こしているのなら、その特徴があらわになっている習慣的な行動――ひいては思考――を突き止める努力をしましょう。ある種の言葉を習慣的かつ無意識に使うのも、ネガティブな行動の一例です。そういう行動がネガティブな性格につながり、心がより高次な思考を展開するのを妨げます。選び抜いた言葉で自分の考えや感情を日記に書きとめると、習慣的な言葉のもやを晴らすことができるでしょう。

「性格という種から運命という実がなる」

　ネガティブな出来事は自分の人生にだけ起こっているように思えて、周囲の人々の人生にはなぜ起こらないのかと思ったことがありますか。思考、行動、習慣、そして性格の本質を理解すればするほど、そのようなネガティブな考え――自分の人生に対する責任をすべて放棄するような考え――から離れて、自分は自分の運命の主人であり、自分の将来の設計者であることを認めるようになるでしょう。現在のポジティブな思考と行動が、だんだんに過去の行動のネガティブな影響を乗り越えていきます。

現代生活に生きる
古代の智慧

　ヨーガの哲学によると、人間の存在には4つの目的があります。それは正義（ダルマ）、経済的自立（アルタ）、感情的満足（カーマ）、そして霊的悟り（モークシャ）です。ほかのヨーガの原則（10〜11ページ参照）も実践されているかぎり、瞑想はモークシャにつながるもっとも重要な道です。

　ダルマは宇宙を律している法であり、肉体、心、その他のあらゆるものを、調和と統合の状態に保っています。ダルマ、つまり道徳的価値を尊重するということは、個々の真我は個々の実在すべてを調和させている包括的なネットワークの一部だと考えることです。

　アルタと呼ばれる体の物質的ニーズもまた、非常に重要です。暑さ寒さからの防護、食べ物や飲み物、太陽や雨、といった基本的要求を無視できる人はいません。

　そしてカーマと呼ばれる、人間の自我の耽美的願望があります。人間は食べたり飲んだり、服を着たり、住む家を所有するだけでは幸福にはなれません。耽美的願望には五感の表現や欲望の満足が含まれます。そのような願望にふけりすぎるのはよくありませんが、まったく無視しようとする人は強い怒りや絶え間ないいら立ちに悩まされるでしょう。ヨーガは何ごとにも中庸を勧めています。

　最後にモークシャ、すなわち霊的な成就へのあこがれがあります。この永遠の価値は人生のほかのあらゆるものに影響するので、慎重に考慮する必要があります。人は深い眠りによる無意識の満足を必要とするように、内なる平和を無意識に経験したいという内面の衝動があるのです。

　これら4つの人間の存在の目的について、よく考えてください。そうすればすぐに、自分の日常生活のアンバランスに気づくでしょう。鍋のどこが漏れているのかがわかります。そうでなければ、実践しているヨーガの大部分が無駄になってしまいます。漏れ鍋を満たそうとするのと同じです。

　ヨーガによるさまざまな精神修養は、目的に向かう動きを促します。次ページ以降に示す瞑想は、より深いレベルの意識と内なる平和への旅路を歩き始めるのに理想的な方法です。

肉体の瞑想

瞑想はたんなる心のエクササイズではなく、特別な座り方、呼吸の調整法、そして感覚の集中方法から始まります。以下のガイドラインにしたがって、神経系と全身の代謝の両方を精神集中にいちばんよいコンディションに整えましょう。ただし、瞑想を正しく行うには少なくともクラス1と2（26〜83ページ参照）を終了していなくてはなりません。

コップに入った液体が静止するためにはコップそのものが安定しなくてはならないように、心を穏やかにするには肉体が安定してリラックスした姿勢をとる必要があります。以下に示す瞑想の姿勢をとるには、力と柔軟性とリラクゼーションとバランスを微妙に調整する必要があります。ヨーガ・セッションの基本アーサナ（第1章22〜127ページ参照）を練習することで、これらの特質を身につけることができます。

あぐらを組んだ姿勢の三角形——頭と両膝が3つの頂点——が安定したポーズを実現し、背骨を伸ばしてリラックスさせた姿勢が神経系からストレスを取り除きます。

下背が疲れてきたり、脚に張りを感じたり、膝にプレッシャーがたまってきた場合には、固い枕か畳んだ毛布——もっと楽に姿勢を保てる高さ——の上に座ってみましょう。

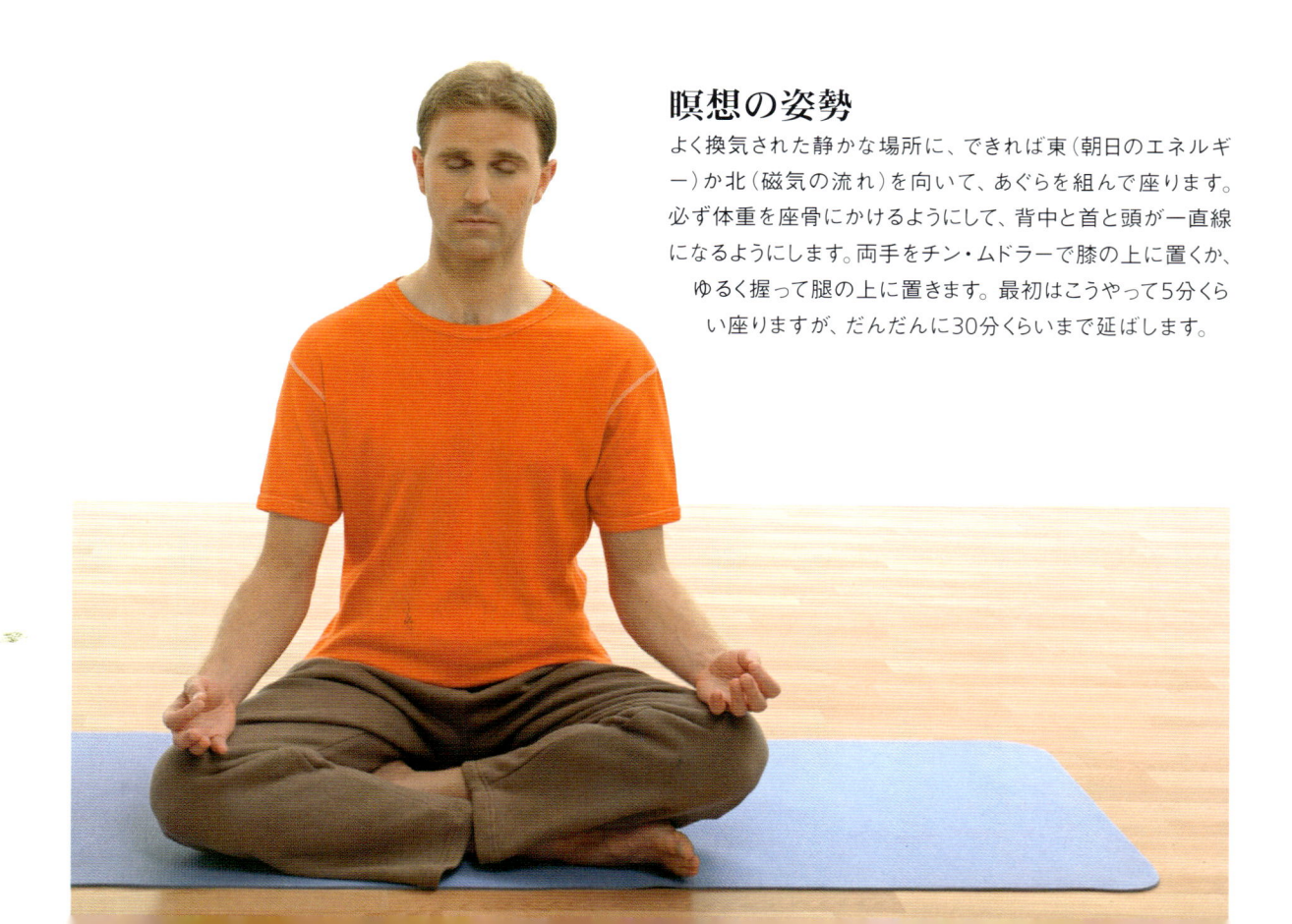

瞑想の姿勢

よく換気された静かな場所に、できれば東（朝日のエネルギー）か北（磁気の流れ）を向いて、あぐらを組んで座ります。必ず体重を座骨にかけるようにして、背中と首と頭が一直線になるようにします。両手をチン・ムドラーで膝の上に置くか、ゆるく握って腿の上に置きます。最初はこうやって5分くらい座りますが、だんだんに30分くらいまで延ばします。

瞑想の呼吸

呼吸は瞑想に不可欠の要素です。深い安定した呼吸は脳に十分な酸素を確実に供給し、集中したリラクゼーションを促すと同時に、バランスのとれたプラーナ（生命エネルギー）の流れを可能にします。

1 瞑想の姿勢であぐらを組んで座り、目を閉じて、完全ヨーガ式呼吸を2、3回して（60〜63ページ参照）酸素を脳に送ります。腹から胸までの呼吸器の全筋肉が積極的に動くことで、背骨が自然にまっすぐになります。

2 次に腹式呼吸を行います（38〜41ページ参照）。鼻から約3秒間息を吸い、また鼻から同じ時間だけ息を吐きます。足から頭までのすべての筋肉に、リラックスするよう意識的にメッセージを送ります。これは自己暗示と呼ばれるプロセスです（54〜57ページ参照）

3 次に、鼻孔の空気の流れをできるだけゆっくり、スムーズにしてみます。初めは空気の圧力の高下を感じるかもしれませんが、腹筋と横隔膜の調整がうまくできるようになるにつれ、空気の流れが滑らかになります。これをサンスクリット語でケヴァラ・クンバカと言います。初めは5分だけ練習し、最終的には30分までやってください。

瞑想の集中

これはヨーガ・セッションの最後のリラクゼーション（54〜57ページ）のあとにやるのがベストです。そのほか朝か晩の静かな時間ならいつでもかまいませんが、必ず瞑想の姿勢で正しい呼吸を2、3分間してから、集中する練習を始めてください。

あぐらを組んで座り、規則正しく呼吸しながら、第3の目（眉間）または心臓のチャクラ（心臓の高さの胸の真ん中）、どちらか自然な焦点を探します。どちらのほうが自分に合っているかわかるまで、セッションごとに焦点を変えてもかまいませんが、いったんわかったら変えないのがベストです。つねに目を完全にリラックスさせておくようにします。息を吸ったり吐いたりしながら、空気の流れが実際に自分の焦点を通って動いているところを想像します。何度も集中を失う可能性はありますが、それについては心配ありません。静かに集中に戻るよう自分を訓練することが肝心なのです。このプロセスを最初は5分間続け、だんだんに30分まで延ばしていきます。

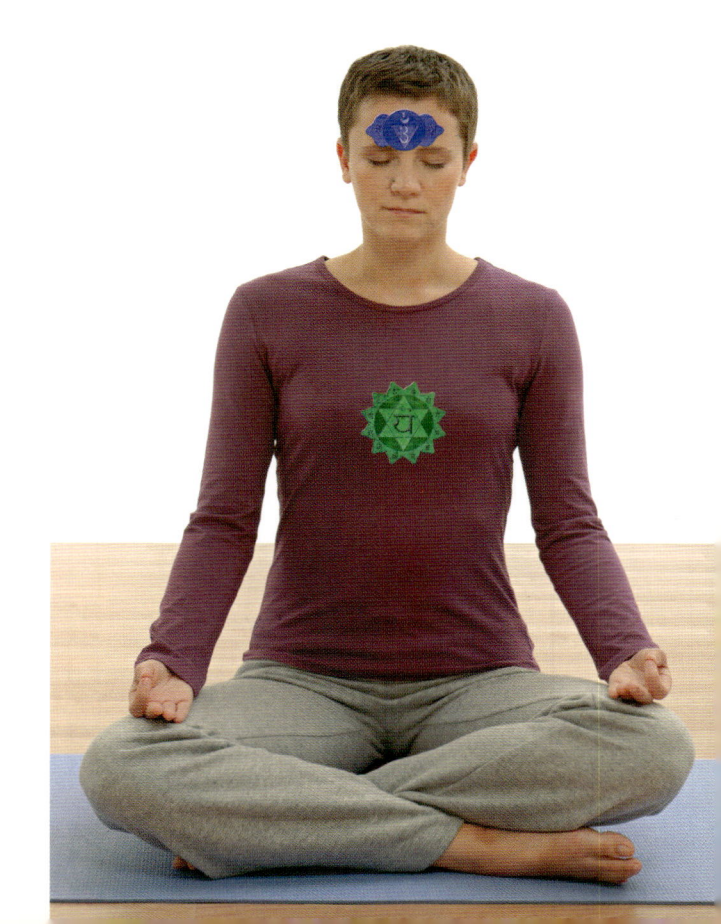

瞑想法

肉体の瞑想（152〜153ページ参照）が楽に思えるようになったら、特定の瞑想対象を加えることができます。以下に示すさまざまな方法から、自分の好みに合ったものを選んでください。すべてのエクササイズの目的は同じ——心を穏やかにして、湖底の水のようにあなたにとっての本質である、内なる平和を経験することです。したがって、自分にいちばん合っているものを、長期間にわたって繰り返し実践してください。

トラータカ——凝視

このエクササイズでは涙が出るかもしれませんが、それが目を洗うことになり、クリヤーの働きをします。実際の視覚と心の中での視覚化の両方を使うことで、瞑想がさらに力強いものになります。

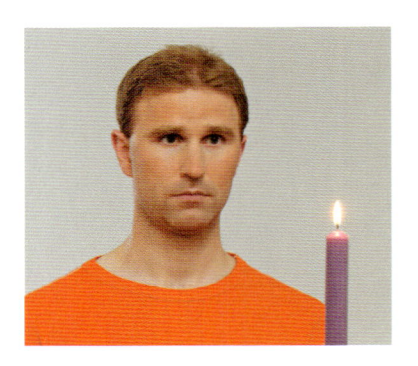

あぐらを組んで座り、火を灯したロウソクを自分の前の目の高さに置きます。ゆっくり規則正しく呼吸し、1分間まばたきをしないで、炎のいちばん明るい部分をじっと見つめます。次に1分間目を閉じ、眉間に炎のイメージを視覚化します。1分間目を開けて、1分間目を閉じるのを繰り返し、10分までトラータカを練習します。

自然瞑想

この瞑想では、霊感の源として自然を視覚化します。ただし、焦点を合わせることに決めた自然の対象との感情的なつながりはいっさい排除することが重要です。

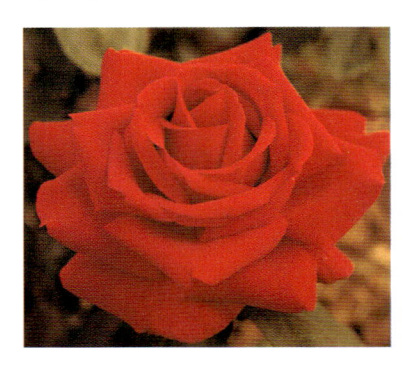

肉体の瞑想を数分間行ったあと、バラなどの霊感を与える自然のアイテムを、自分が選んだ焦点に視覚化します。色や形、そして花びらや茎のようなさまざまな部分のことを考えましょう。さまざまな種類、さまざまな色のバラを視覚化し、バラ水やバラの香水のようなさまざまな調合剤を思い浮かべ、花束や花輪や庭に咲いているものなど、さまざまなバラを視覚化します。

マントラ瞑想

ヨーガでもっとも直接的な集中の練習は、ジャパと呼ばれるマントラ瞑想です。聖なる言葉または言葉の組み合わせを心の中で、あるいは声に出して繰り返します。通常、単語はその意味との関係においてのみ考えられます。たとえば、「リンゴ」という言葉は食べ物としてのリンゴの心象と結びついてはじめて意味をなします。けれどもマントラは、音の振動の構成が独立したイメージや意味を喚起するようにはなっていません。

最初は普遍の創造の音である「アウン(オーム／オーン)」マントラで瞑想するのがベストです(28ページも参照)。

1. 楽なテンポで5分間「アウン」と声に出して繰り返します。詠唱している音と自分の体の各部位がどう共鳴しているかに注意してください。次に呼気が自然に続く間、「ン」の振動を続けます。

2. さらに10分間「アウン(オーム)」を静かに繰り返し続け、その音を集中や呼吸と同期させます。「オーム」を吸い、「オーム」を吐きましょう。

観念的瞑想

以下に示す普遍のアファメーションのいずれかをオーム瞑想に加えることで、ポジティブで発展した意識の状態になることができます。心がとりとめなくさまよってしまわないように、観念的瞑想を行う前に肉体の瞑想(152〜153ページ参照)をしっかり行うことが重要です。

あぐらを組んで座り、深く規則正しく呼吸しながら、心の中で「オーン(ム)」の繰り返しと自分が選んだアファメーションの繰り返しを交互に行います。最初は5分だけにしますが、だんだんに30分まで延ばしていきます。

私は全宇宙。	オーム、オーム、オーム……
私は不滅の真我。	オーム、オーム、オーム……
私は光の光。	オーム、オーム、オーム……
私は太陽の太陽。	オーム、オーム、オーム……
私は純粋。	オーム、オーム、オーム……
私は無上の幸福。	オーム、オーム、オーム……
純粋な意識。	オーム、オーム、オーム……

索引

あ

アーサナ（ポーズ） 10-11
   基本のの 24, 124
アーユルヴェーダ 135
愛着しないこと, リラクゼーションと 19
   →菜食の項も参照
アウン（オーン／オーム）詠唱 17, 27, 30
   精神のリラクゼーションと 57
   瞑想と 155
アクティブなリラクゼーション 27, 35, 36-7, 54
脚上げエクササイズ
   片脚上げ 27, 42-5, 59, 85, 93, 103, 109, 119, 125
   両脚上げ 27, 48-9, 59, 85, 93, 103, 109
脚ストレッチのバリエーション 42, 44
足のこむら返り 79
脚を曲げるアダプテーション 42, 43, 49
小豆の煮物 143
頭立ちのポーズ 17, 24, 48, 112
   壁を使って練習しない理由 127
   完全 118, 124, 126-7
   半 48, 118, 119, 120-3, 124, 125
アダプテーション 24
   脚を曲げる 42, 43, 49
   肩立ちのポーズ 52-3
   コブラのポーズ 82
   鋤のポーズ 73
   弓のポーズ 97
   両脚上げ 49
      安定させる 49
アヌロマ・ヴィロマ →交互鼻呼吸の項を参照
アルダ・マッツェーンドラーサナ（背骨半ねじりのポーズ） 24, 93, 98-101
安定させるアダプテーション, 両脚上げ 49
イルカのポーズ 108, 109, 112-13, 125
ウディーヤーナ・バンダ（ヨーガの浄化法） 138

栄養 128-43
   アーユルヴェーダと 135
   食事とストレス 15
   正しい食事 11, 118
   強い消化力 136-7
   ヨーガ式食事 134
   ヨーガ式浄化法 17, 138-9
   →菜食の項も参照
エクササイズ間のリラクゼーション 27, 43, 46-7, 48
エネルギー →プラーナ（生命エネルギー）の項を参照
エンドルフィン 149

か

香りのよいフルーツサラダ 143
カカーサナ（カラスのポーズ） 17, 108, 109, 114-15
片脚上げ 27, 42-5, 59, 85, 93, 103, 109, 119, 125
   脚ストレッチのバリエーション 44
   脚を曲げるアダプテーション 42, 43
   単純片脚上げ 42
片側鼻呼吸 87
肩立ちのポーズ 17, 24, 27, 50-3, 85, 93, 109, 119, 125
   アダプテーション 52-3
   基本 50-1
   魚のポーズと 74, 75
   鋤のポーズと 92, 93, 95
カパラ・バティ（肺の浄化） 108, 109, 110-11, 119
カラスのポーズ 7, 108, 109, 114-15, 119, 125
カルマ・ヨーガ 8
感情
   愛着しないことと 19
   ポジティブ思考と 11
完全ヨーガ式呼吸 58, 60-3
   応用 63
   鎖骨呼吸 63
   太陽礼拝と 69
   肺の浄化と 111
   腹式呼吸 61
   胸呼吸 62
   瞑想の呼吸と 153

観念的瞑想 155
キノア, ナスとキノアのロースト 142
木のポーズ 17, 108, 109, 114, 116, 119, 125
筋肉のストレッチ 45
クジャクのポーズ 17, 24, 108, 109, 114, 117, 119, 125, 137
首の運動 27, 34-5, 49, 85, 93, 125
   ぐるりと回す 35
   左右に傾ける 34
   左右に回す 35
   前後 34
クラス1のエクササイズ 26-57
クラス2のエクササイズ 58-83
クラス3のエクササイズ 84-91
クラス4のエクササイズ 92-101
クラス5のエクササイズ 102-7
クラス6のエクササイズ 108-17
クラス7のエクササイズ 118-23
クラス8のエクササイズ 124-7
クリヤー（ヨーガ式浄化法） 17, 138-9
グルコース濃度, ストレスと 13
健康, 肉体と心の 149
健康上のメリット
   菜食の 130
   ヨーガの 9
月経 25
交互鼻呼吸 84, 85, 86-9, 92, 93, 94, 104
   息を止めない鼻呼吸 87
   息を止める 88
   片側鼻呼吸 87
   ムドラーと 86
   よくない呼吸の癖を正す 89
呼吸法 124
   完全ヨーガ式呼吸法 58, 60-3, 111
   ストレスと呼吸速度の上昇 13
   太陽礼拝と 71
   正しい呼吸の原理 11
   肺の浄化 108, 109, 110-11
   瞑想の呼吸 153
   よくない呼吸の癖を正す 89
   →腹式呼吸, 交互鼻呼吸の項も参照
骨格筋, ストレスと 13

索引

子供のポーズ　58, 59, 83, 85, 93, 103, 109, 119, 125
コブラのポーズ　15, 24, 58, 59, 80-2, 83, 93, 109, 119, 125
　アダプテーション　82
　基本の完全コブラのポーズ　81
　半コブラのポーズ　80
　弓のポーズと　96
五感，プラーナと　16-17

さ
最後のリラクゼーション　11, 13, 17, 27, 51, 54-7
　体のリラクゼーション　54-5
　心のリラクゼーション　56
　精神のリラクゼーション　57
　瞑想の集中と153
菜食　11, 130-1, 140-3
　栄養源　131, 132-3
最初のリラクゼーション27, 28-9
　屍のポーズ　17, 28, 33
　シャヴァーサナ　28
　バリエーション　29
魚のポーズ　24, 74-5, 85, 93, 109, 119, 125
鎖骨呼吸38, 39
　完全ヨーガ式呼吸63
サラダ, 三色　141
サルヴァーンガーサナ
　→肩立ちのポーズの項を参照
三角のポーズ　24, 103, 106-7, 109, 119, 125
三色サラダ　141
サンスクリット文字, アウン詠唱と　30
酸素, 完全ヨーガ式呼吸と　60
シールシャーサナ
　→頭立ちのポーズの項を参照
「幸せホルモン」　149
屍のポーズ　17, 28, 33, 34
　アクティブなリラクゼーションと　36-7
　エクササイズ間のリラクゼーション　27, 43, 46-7, 48
　完全ヨーガ式呼吸と　61-3
　筋肉のストレッチと　45
　最後のリラクゼーションと11, 13, 17, 27, 51, 54-7
　魚のポーズと　75
　斜面のポーズと　79
　消化と　136
　鋤のポーズと　73, 95

太陽礼拝と　69
　バリエーション　29
　腹式呼吸と39, 41
姿勢の問題　48
自然瞑想　154
斜面のポーズ　58, 59, 79, 85, 93, 103, 109, 125
シャラバーサナ（バッタのポーズ）　15, 24, 90-1
シャヴァーサナ　28
集中, プラーナと　17
消化　136-7
　ストレスと　12
　ヨーガ式浄化法と　138
食事　→栄養，菜食の項を参照
真我（至高の魂）　20
神経系, ストレスと　12, 13, 15
シヴァナンダ, H・H・スワミ　8-9, 20, 26
ジニャーナ・ヨーガ　8
ジャーラ・ネーティ　17, 139
浄化法　17, 138-9
女性, ヨーガと　9, 25
スープ, 焼きトマトの　141
スーリヤ・ナマスカーラ
　→太陽礼拝の項を参照
鋤のポーズ　24, 59, 72-3, 109, 119, 137
　アダプテーション　73
　肩立ちから鋤のポーズへ　92, 93, 95
　魚のポーズと　74
　メリット　72
ストレス　12-15
　運動で解消　13
　消化と　136
　症状　12-13
　ストレッチで解消　14-15
　太陽礼拝と　71
　「闘争か逃走」反応　12, 13
　内省と　15
　腹式呼吸と　39
　ヨーガのアプローチ　15
　リラックスで解消　15
ストレッチ
　ストレス解消　14-15
　メリット　45
脊柱前弯症　48
背骨半ねじりのポーズ　24, 93, 98-101, 109, 119, 125, 137
　準備　98-9

潜在意識, リラクゼーションと　18-19
絶食　137
前屈　24, 58, 59, 76-8, 85, 93, 109, 125, 137
　移行　76
　ストレッチを強めるバリエーション　78
　精神的抵抗を克服する　78

た
太陽礼拝　13, 58, 59, 64-71, 85, 93, 103, 125
　合掌のポーズ　64, 69
　効用　71
　リラクゼーションと　69, 71
正しい運動　10-11, 24, 118
正しい呼吸　11, 24, 118
正しい食事　11, 118
正しいリラクゼーション　11, 24, 118
第3の目のチャクラ, アウン詠唱と　30
ダヌラーサナ（弓のポーズ）　15, 24, 92, 93, 96-7
昼食　141
朝食　140
チンムドラー, 交互鼻呼吸と　86
トマト, 焼きトマトのスープ　141
トラータカ（凝視）　17, 154
トリコナーサナ（三角のポーズ）　24, 103, 106-7

な
ナスとキノアのロースト　142
斜めの目の運動　32
ネガティブ思考　149, 150
脳
　栄養と　130
　交互鼻呼吸　86
　酸素と　60

は
背筋
　前屈と　78
　バッタのポーズと84, 90
肺の浄化　108, 109, 110-11, 119
ハタ（ラージャ）ヨーガ　8
ハラーサナ　→鋤のポーズの項を参照
腹ばいのリラクゼーション　81, 85, 93, 103, 109, 125

半頭立ちのポーズ　48, 118, 119, 120-3, 124, 125
半バッタのポーズ　85, 90, 93, 104
バッタのポーズ　15, 24, 85, 90-1, 93
　完全バッタのポーズ　85, 91, 93, 109
　半バッタのポーズ　85, 90, 93
　弓のポーズと　96
バリエーション　24
　脚ストレッチ　42, 44
　交互鼻呼吸　87-8
　屍のポーズ　29
　前屈　78
パーダ・ハスターサナ（立位の前屈）　24, 103, 105, 119, 125
パシチモッターナーサナ
　→前屈の項を参照
肥満, 菜食と　130
ビタミン　131, 132-3
腹腔神経叢, ストレスの影響と　13
腹式呼吸　27, 38-41
　エクササイズ間のリラクゼーションと　47
　覚えなおす　38-9
　完全ヨーガ式呼吸と　61
　準備　40-1
　鋤のポーズと　72
　前屈と　78
　方法　39
　瞑想の呼吸と　153
ブジャンガーサナ（コブラのポーズ）　15, 24, 58, 59, 80-2
プラーナ（生命エネルギー）　9
　アーサナ（ポーズ）と　11
　グナと　134
　呼吸と　84
　五感と　16-17
　絶食と　137
　ヨーガ・プログラムと　24
プラーナーヤーマ（調気法）　17, 84, 86, 124
　→呼吸法の項も参照
ポジティブ思考　11, 118, 148-9
　ヨーガの実践と　148

ま
マット　24
マツヤーサナ（魚のポーズ）　24, 74-5, 85, 93, 109, 119, 125
マントラ瞑想　155
ムドラー, 交互鼻呼吸と　86

胸呼吸　38, 39
　完全ヨーガ式呼吸　62
瞑想　144-55
　アウン詠唱と　30, 155
　心を静める　147
　視覚化, 注意, 集中と　146
　思考から運命へ　150
　絶食と　137
　内面の強さと　147
　人間の存在の4つの目的と　151
　方法　154-5
　ポジティブ思考と　11, 118, 148-9
　瞑想の呼吸　153
　瞑想の姿勢　152
　瞑想の集中　153
目の運動　17, 27, 31-3, 59, 93, 103, 109, 125
　左右　31
　仕上げ　32
　上下　31
　徐々に目の焦点を合わせる　33
　斜め　32
　回す　32
　目の焦点を変える　33
目の焦点を変える　33
目の焦点を徐々に合わせる　33

や
夕食　42-3
弓のポーズ　15, 24, 92, 93, 96-7, 103, 109, 125, 137
　半弓のアダプテーション　97
ヨーガ
　今やる理由　9
　言葉の意味　8
　目的　8
ヨーガ式浄化法　17
ヨーガの5つの基本原理　10-11, 118
　菜食と　130
　正しい運動　10-11, 24, 118
　正しい呼吸　11, 24, 118
　正しい食事　11, 118
　正しいリラクゼーション　11, 24, 118
　ポジティブ思考と瞑想　11, 118, 148
ヨーガ・プログラム　22-127
　アダプテーション　24
　自然な上達　24
　所要時間　25

事前準備　24-5
実習スペース　24-5
ストレスと　14-15
定期的実習　24
バリエーション　24

ら
立位の前屈　24, 103, 105, 119, 125
両脚上げ　27, 48-9, 59, 85, 93, 103, 109
　アダプテーション　49
リラクゼーション
　愛着しないことと　19
　アクティブな　27, 35, 36-7, 54
　子供のポーズと　83
　すべを見につける　18-19
　太陽礼拝と　69, 71
　正しいリラクゼーション　11, 24, 118
　眠ってしまわないために　56
　腹ばいの　81, 85, 93, 103, 109, 125
　→屍のポーズ, 最後のリラクゼーション, 最初のリラクゼーションの項も参照

わ
ヴィシュヌ=デーヴァナンダ, スワミ　9, 10, 22, 84, 124, 128
ヴィシュヌ・ムドラー, 交互鼻呼吸と　86

シヴァナンダ・ヨーガ・センター

アシュラム

Sivananda Yoga Retreat House
Bichlach 40
A-6370 Reith bei Kitzbuhel
AUSTRIA
Tel: +43 5356 67 404
tyrol@sivananda.net

Sivananda Ashram Yoga Retreat
P.O. Box N7550
Paradise Island, Nassau
BAHAMAS
Tel: +1 242 363 2902
Nassau@sivananda.org

Sivananda Ashram Yoga Camp
673, 8th Avenue
Val Morin
Quebec J0T 2R0
CANADA
Tel: +1 819 322 3226
HQ@sivananda.org

Chateau du Yoga Sivananda
26 Impasse du Bignon
45170 Neuville aux Bois
FRANCE
Tel: +33 2 38 91 88 82
orleans@sivananda.net

Sivananda Yoga Vedanta
Dhanwantari Ashram
P.O.Neyyar Dam
Thiruvananthapuram Dt.
Kerala, 695 572
INDIA
Tel: +91 471 2273 093
YogaIndia@sivananda.org

Sivananda Yoga Vedanta
Meenakshi Ashram
Kalloothu, Saramthangi Village
Vellayampatti P.O., Palamedu (via)
Vadippatti Taluk, Madurai Dist.
625 503 Tamil Nadu
INDIA
Tel: +91 452 209 0662
madurai@sivananda.org

Sivananda Kutir
P.O. Netala, Uttara Kashi Dt
(near Siror Bridge)
Uttaranchal, Himalayas, 249 193
INDIA
Tel: +91 1374 222624
Tel: +91 1374 236296
himalayas@sivananda.org

Sivananda Ashram Yoga Farm
14651 Ballantree Lane, Comp. 8 Grass Valley, CA 95949
USA
Tel: +1 530 272 9322
Tel: 1-800-469-9642
YogaFarm@sivananda.org

Sivananda Ashram Yoga Ranch
P.O. Box 195, Budd Road
Woodbourne, NY 12788
USA
Tel: +1 845 436 6492
YogaRanch@sivananda.org

センター

Centro Internacional de Yoga Sivananda
Julian Alvarez 2201
CP 1425 Buenos Aires
ARGENTINA
Tel: +54 11 4827 9269
Tel: +54 11 4827 9566
BuenosAires@sivananda.org

Sivananda Yoga Vedanta Zentrum
Prinz-Eugenstrasse 18
A-1040 Vienna
AUSTRIA
Tel: +43 1 586 3453
Vienna@sivananda.net

Sivananda Yoga Vedanta Centre
5178 St Lawrence Blvd
Montreal, Quebec H2T 1R8,
CANADA
Tel: +1 514 279 3545
Montreal@sivananda.org

Sivananda Yoga Vedanta Centre
77 Harbord Street
Toronto, Ontario M5S 1G4,
CANADA
Tel: +1 416 966 9642
Toronto@sivananda.org

Centre Sivananda de Yoga Vedanta
123 Boulevard de Sebastopol
F-75002 Paris
FRANCE
Tel: +33 1 40 26 77 49
Tel: +33 1 42 33 51 97
Paris@sivananda.net

Sivananda Yoga Vedanta Zentrum
Steinheilstrasse 1
D-80333 Munich
GERMANY
Tel: +49 89 52 44 76
Munich@sivananda.net

Sivananda Yoga Vedanta Zentrum
Schmiljanstrasse 24
D-12161 Berlin
GERMANY
Tel: +49 30 85 99 97 98
Berlin@sivananda.net

Sivananda Yoga Vedanta Zentrum (affiliated)
Kleiner Kielort 8
20144 Hamburg
GERMANY
Tel: +49 40 41 42 45 46
post@artyoga.de

Sivananda Yoga Vedanta Nataraja Centre
A-41 Kailash Colony
New Delhi 110 048
INDIA
Tel: +91 11 2648 0869
Tel: +91 11 2645 3962
Delhi@sivananda.org

Sivananda Yoga Vedanta Centre
House No.18, TC 36/1238
Subhash Nagar
Vallakkadavu PO, Perunthanni,
Trivandrum,
695 008, Kerala
INDIA
Tel: +91 471 245 1398
Tel: +91 471 245 0942
Trivandrum@sivananda.org

Sivananda Yoga Vedanta Centre
3/655 (Plot No. 131) Kaveri Nagar
Kuppam Road
Kottivakkam, Chennai (Madras) 600 041
INDIA
Tel: +91 44 2451 1626
Tel: +91 44 2451 2546
e-mail: Madras@sivananda.org

Sivananda Yoga Vedanta Centre
Plot # 23, Dr Sathar Road
Anna Nagar, Madurai 625 025
Tamil Nadu
INDIA
Tel: +91 452 252 1170
maduraicentre@sivananda.org

Sivananda Yoga Vedanta Centre
6 Lateris St., Tel Aviv 64166,
ISRAEL
Tel: +972 3 691 6793
TelAviv@sivananda.org

Centro Yoga Vedanta Sivananda
Via Oreste Tommasini, 7
00162 Roma
ITALY
tel: + 39 06 45 49 65 28
rome@sivananda.org

Centro de Yoga Sivananda Vedanta
Calle Eraso 4, E-28028 Madrid
SPAIN
Tel: +34 91 361 5150
Madrid@sivananda.net

Centre Sivananda de Yoga Vedanta
1 Rue des Minoteries
CH-1205 Geneva,
SWITZERLAND
Tel: +41 22 328 03 28
Geneva@sivananda.net

Asociacion de Yoga Sivananda
Acevedo Diaz 1523
11200 Montevideo
URUGUAY
Tel: +598 2 401 09 29
Tel: +598 2 401 66 85
Montevideo@sivananda.org

Sivananda Yoga Vedanta Centre
51 Felsham Road
London SW15 1AZ
UNITED KINGDOM
Tel: +44 20 8780 0160
London@sivananda.net

Sivananda Yoga Vedanta Center
1246 Bryn Mawr
Chicago, IL 60660
USA
Tel: +1 773 878 7771
Chicago@sivananda.org

Sivananda Yoga Vedanta Centre
243 West 24th Street
New York, NY 10011
USA
Tel: +1 212 255 4560
NewYork@sivananda.org

Sivananda Yoga Vedanta Center
1200 Arguello Blvd
San Francisco, CA 94122
USA
Tel: +1 415 681 2731
SanFrancisco@sivananda.org

Sivananda Yoga Vedanta Center
13325 Beach Avenue
Marina del Rey, CA 90292
USA
Tel: +1 310 822 9642
LosAngeles@sivananda.org

産調出版の本

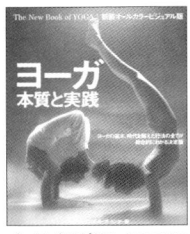

新装オールカラービジュアル版
ヨーガ 本質と実践
心とからだと魂のバランスを
保ち自然治癒力を高める

シヴァーナンダ・ヨーガ・センター 編

わかりやすい指示と信頼できる教義解説で、時代を超えたヨーガの行法のすべてがわかる。初心者から熟練者まで刺激になる一冊。

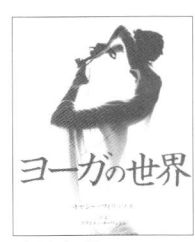

本体価格3,100円

ヨーガの世界
ヨーガの本質と神髄、自然と生命とのかかわりをもつ本物のヨーガとは

キャシー・フィリップス 著

ヨーガは心身の教鞭さ、柔軟性、平穏などを習得するための手段として数千年にわたって行なわれてきた。本書は、初心者にとって充実した入門書。またヨーガが生活の一部になっている人にもインスピレーションを与え、その流派の違いも明らかにする。

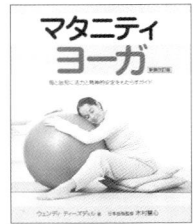

本体価格2,300円

新装改訂版
マタニティ・ヨーガ
赤ちゃんとお母さんに
健康と幸せをもたらすガイド

ウェンディ・ティーズディル 著
木村慧心 日本語版監修

妊娠最初の3ヶ月間から出産後数週間までをカバーした、初のオールカラーのヨーガ・ガイドブック。ヨーガのベテランだけでなく初心者でもOK。あなたと赤ちゃんの幸せを促進する安全なポーズを多数紹介。

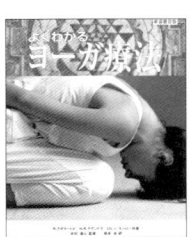

本体価格2,600円

よくわかるヨーガ療法
肉体と精神の健康を
実現するヨーガ・セラピー

R・ナガラートナ他 著
木村慧心 日本語版監修

呼吸をゆっくりとさせる、各種の筋肉をリラックスさせる、心の働きを鎮める、という三種類のヨーガ行法が病気治療に役立つ。

本体価格2,000円

SIVANANDA beginner's guide to yoga
シヴァナンダ・ヨーガ入門

発　　　行　2007年3月10日
本体価格　2,200円
発　行　者　平野　陽三
発　行　所　産調出版株式会社
〒169-0074 東京都新宿区北新宿3-14-8
TEL.03(3363)9221　FAX.03(3366)3503
http://www.gaiajapan.co.jp

Copyright SUNCHOH SHUPPAN INC. JAPAN2007
ISBN 978-4-88282-606-4 C0077

落丁本・乱丁本はお取り替えいたします。
本書を許可なく複製することは、かたくお断わりします。
Printed and bound in China

著　者：シヴァナンダ・ヨーガ・センター
　　　　(The Sivananda Yoga Centre)

日本語版監修：木村 慧心（きむら けいしん）
東京教育大学理学部を卒業後、京都大学、カイヴァルヤダーマ・ヨーガ大学に学ぶ。日本ヨーガ・ニケタン代表、日本ヨーガ療法学会理事長、日本ヴィヴェーカナンダ・ヨーガ・ケンドラ代表。日本アーユルヴェーダ学会理事。『よくわかるヨーガ療法』『マタニティヨーガ』『ハタ・ヨーガ』(いずれも産調出版)などを監修。

翻訳者：大田 直子（おおた なおこ）
東京大学文学部社会心理学科卒業。訳書に『ヨーガの哲学』『アーユルヴェーダ＆マルマ療法』『ナチュラルな暮らし百科』(いずれも産調出版)など。